U0120082

華志文化

華志文化

華志文化

華志文化

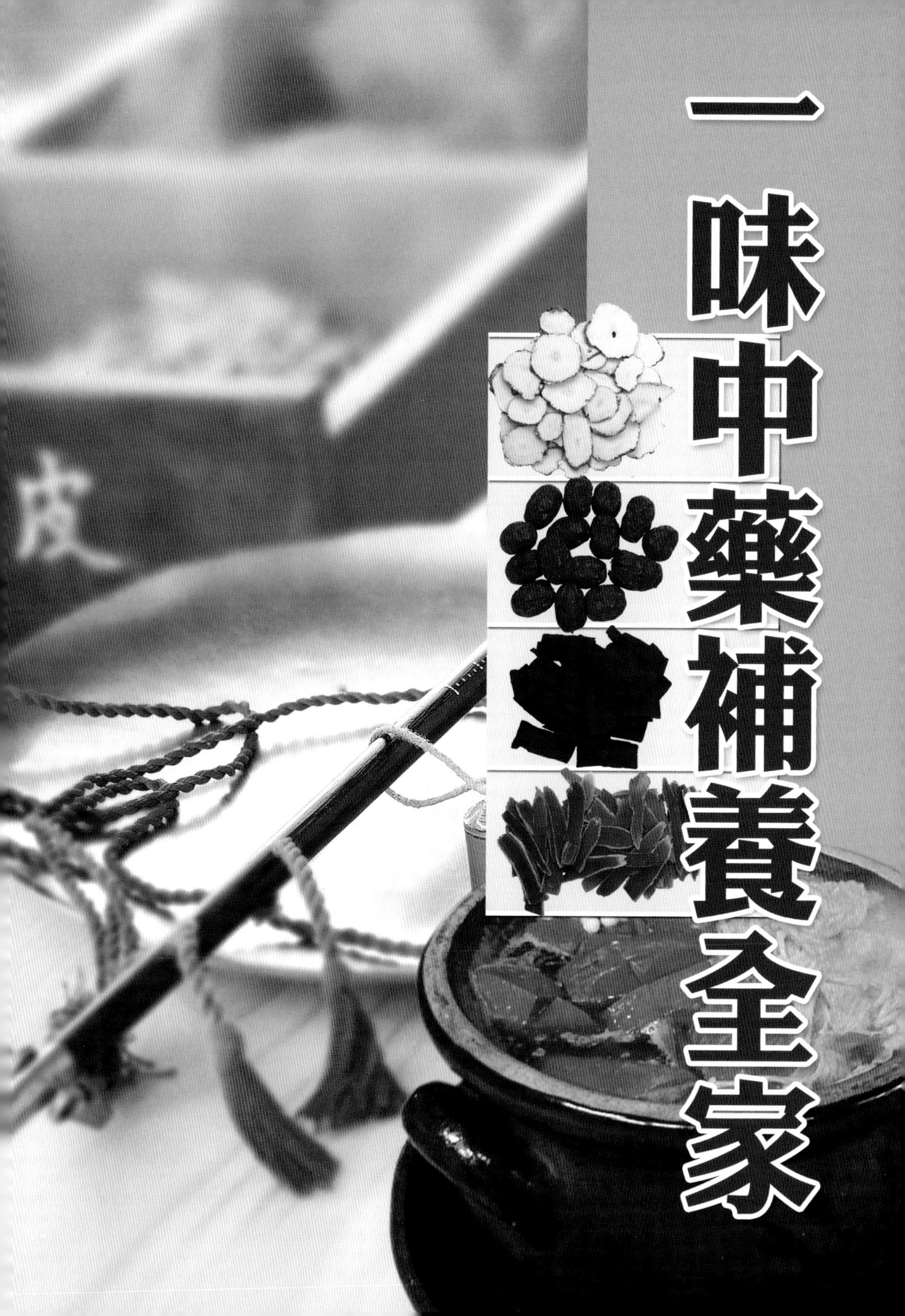

一味中藥補養全家

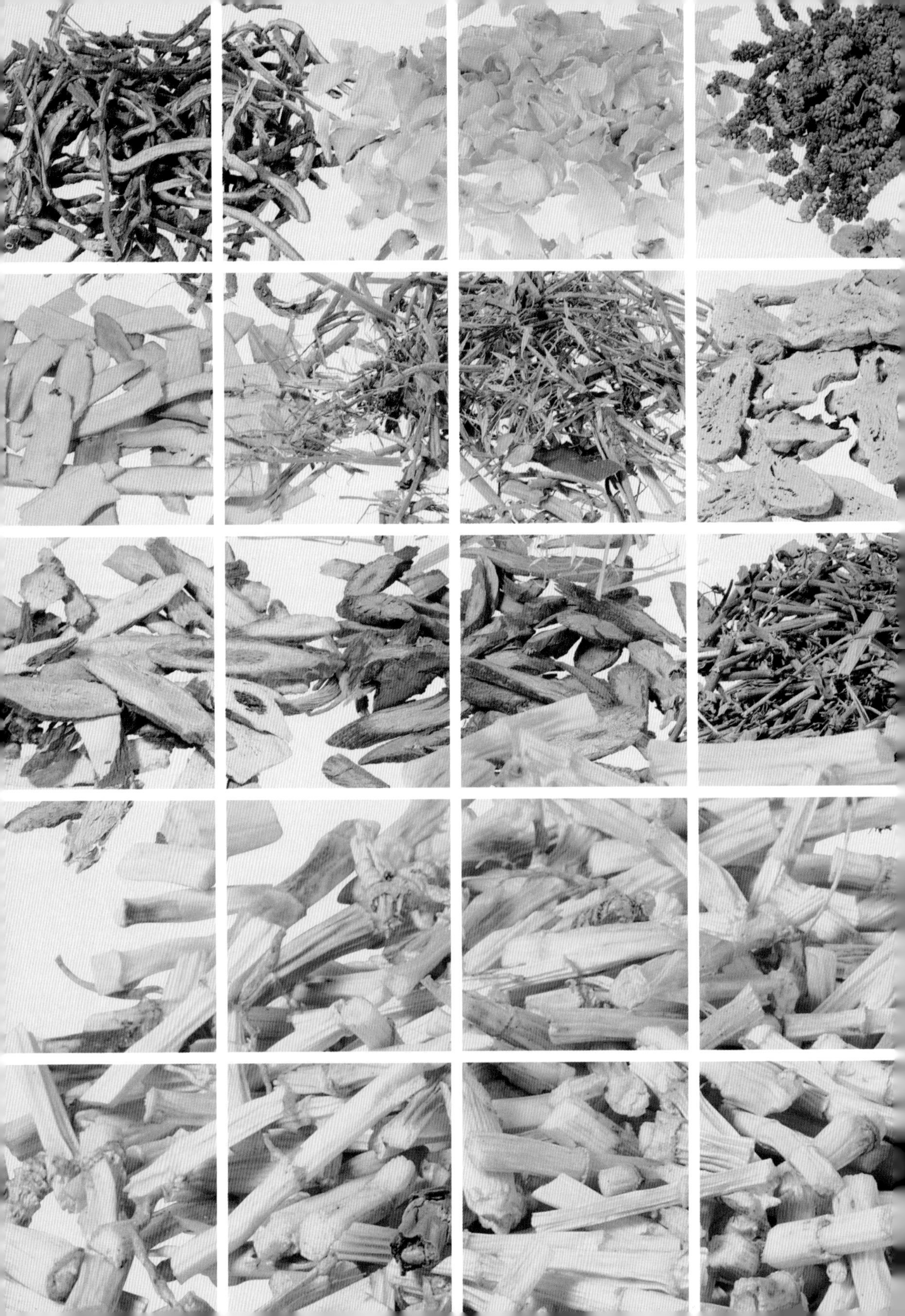

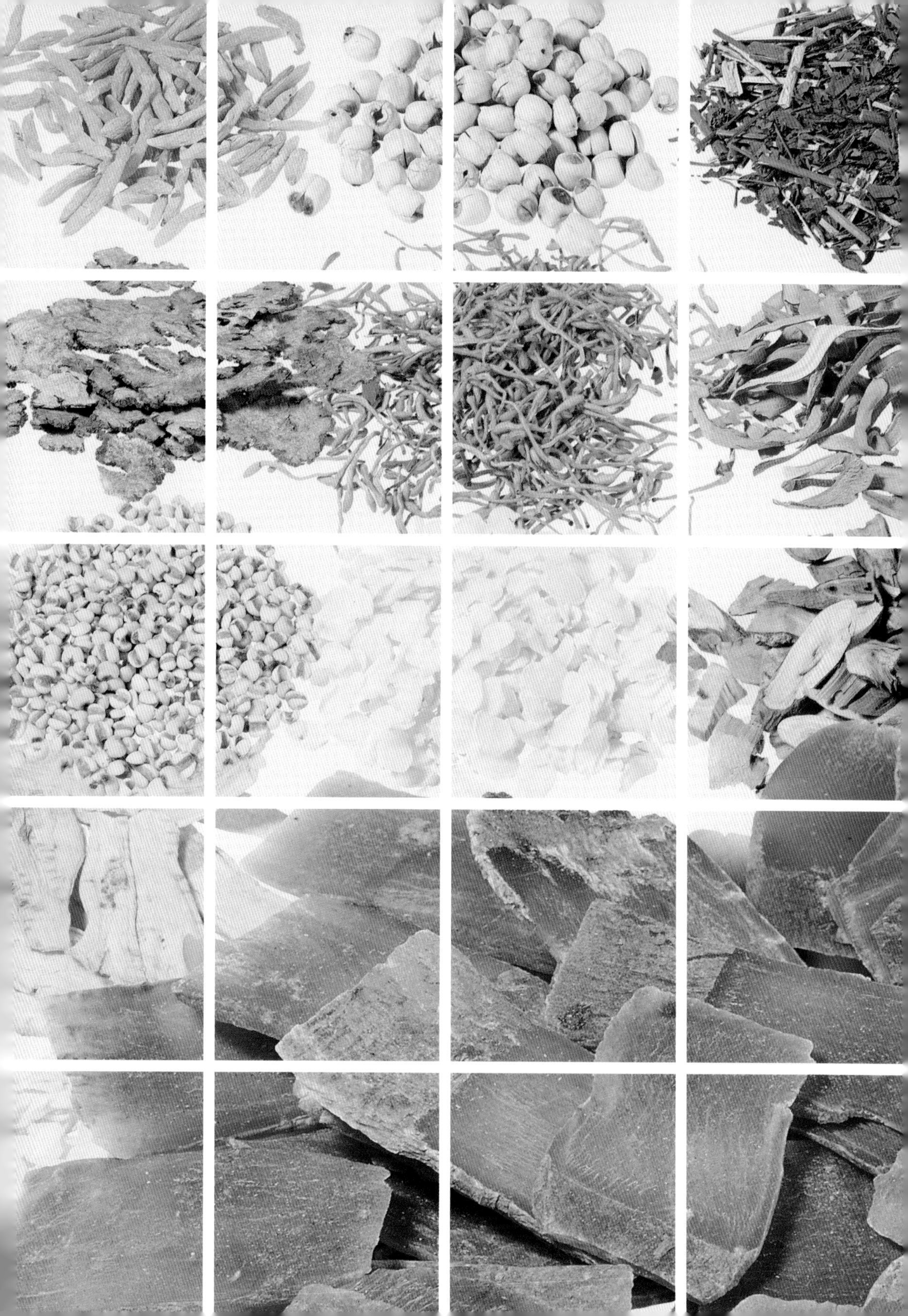

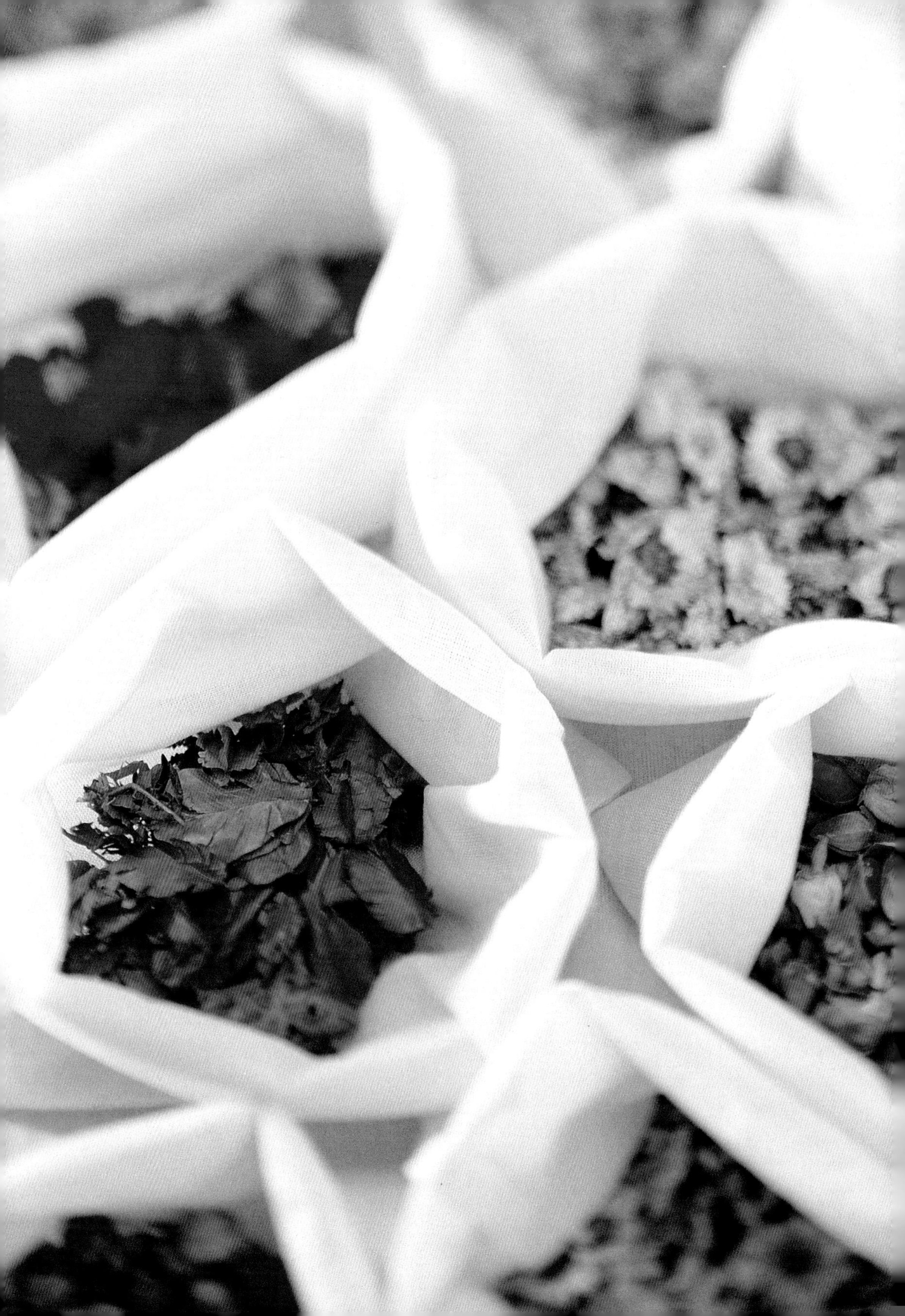

前言

中華民族自古以來就是注重養生保健的民族。我國自古即有「藥食同源」之說，認為有些食物不僅能充饑，更具有治療疾病的作用。在我們的日常飲食生活中，就有不少食物是藥食兩用之品，如能多瞭解一些這方面的相關知識，靈活運用，既可利用飲食養生的方式達到強身健體的目的，更能透過飲食療法治療一些輕微和慢性的疾病。如綠豆性寒，清熱消暑，在炎熱的夏天喝些綠豆湯有預防中暑的作用；羊肉性溫，溫中益氣，在寒冷的冬天吃些羊肉則有增溫禦寒的效果。科學合理地進行飲食安排，順應自然規律，符合傳統養生學「天人合一」的觀點，將使健康常伴您的左右。

日常飲食中的蔥、薑、蒜也是治病良藥，如淋了雨後微感風寒，喝些薑糖水，出點汗，很快就能康復。此外，在夏天時於食物中多加些生蒜，不但能夠添加食物的美味，還能預防腸道傳染病。所以，將傳統中醫藥用於日常養生，普及傳統的養生保健知識，對促進人體健康、預防疾病是有益的。本書為您悉心奉上日常家庭生活中適用的中藥養生方法以及一些食療及藥膳方。希望對您瞭解中藥養生和提高您的生活品質有所裨益。由於成書匆忙，書中難免有不足之處，懇請廣大讀者見諒並提出寶貴意見，以便修正，謝謝。

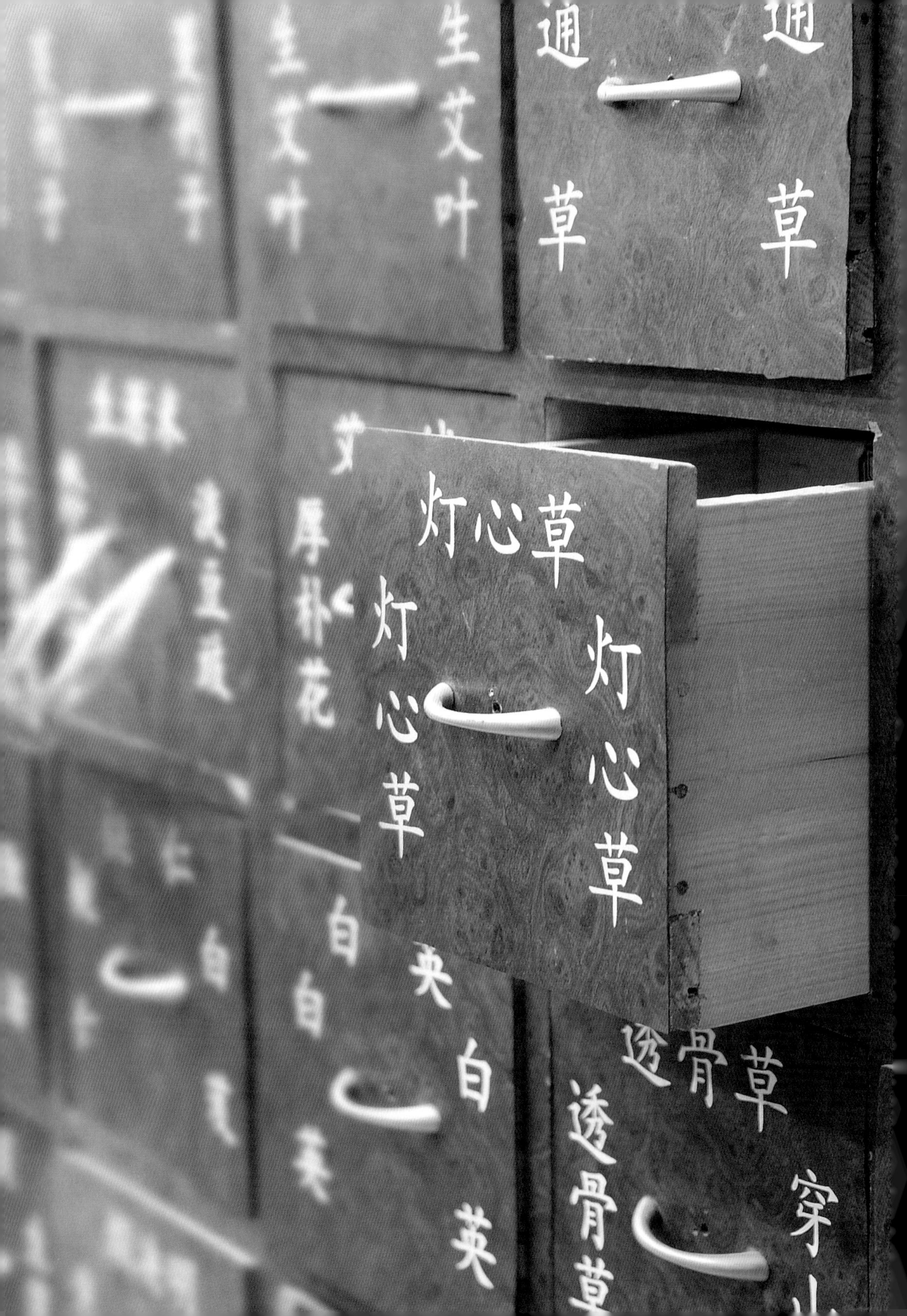
通草
生艾叶
灯心草
灯心草
灯心草
厚朴花
透骨草
透骨草

目錄

中藥養生速查

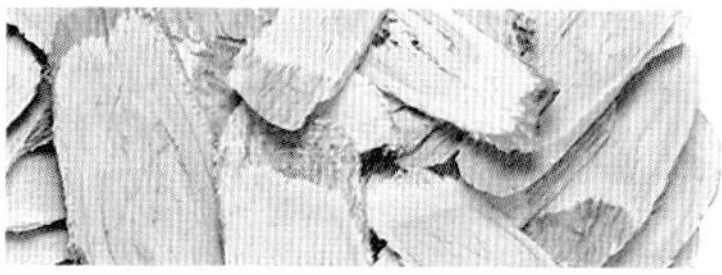

黃耆
補氣升陽，益衛固表

第一章　補益養生

補氣中藥

預防和治療精神萎靡、疲倦無力、食欲不振、消化不良等氣虛證

補血中藥

預防和治療面色蒼白或萎黃、心悸失眠、手足發麻等血虛證

補陽中藥

預防和治療腰膝痠軟，倦怠無力，畏寒肢冷，性功能低下等陽虛證

補陰中藥

預防和治療五心煩熱，口燥咽乾，潮熱盜汗等陰虛證

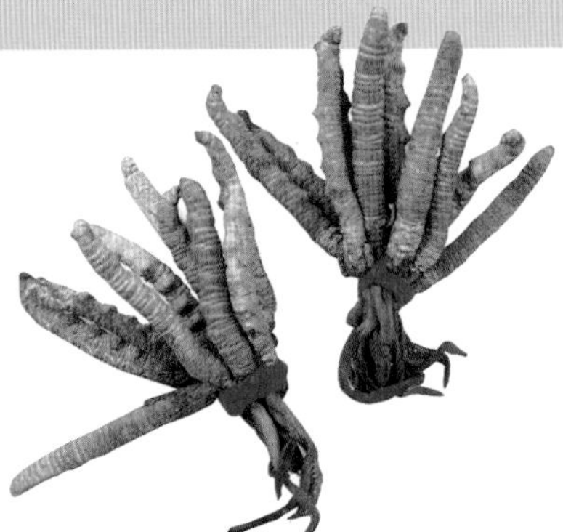

第二章　排毒養生

消除濕毒中藥

預防和治療因水濕或痰濕之毒而引起的水腫、肥胖及風濕性關節疼痛

清除熱毒中藥

預防和治療因火熱之毒而引起的咽喉腫痛、面部痤瘡及肝陽上亢

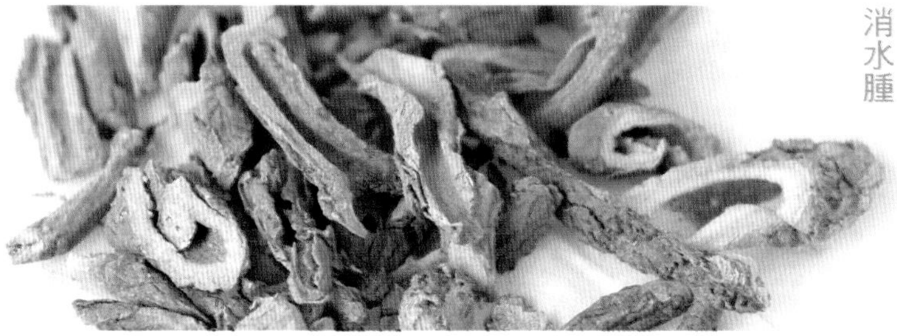

五加皮

祛風濕，強筋骨，消水腫

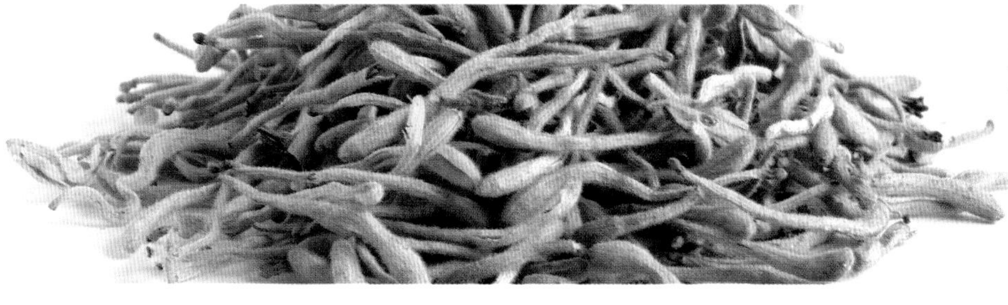

金銀花

清熱解毒

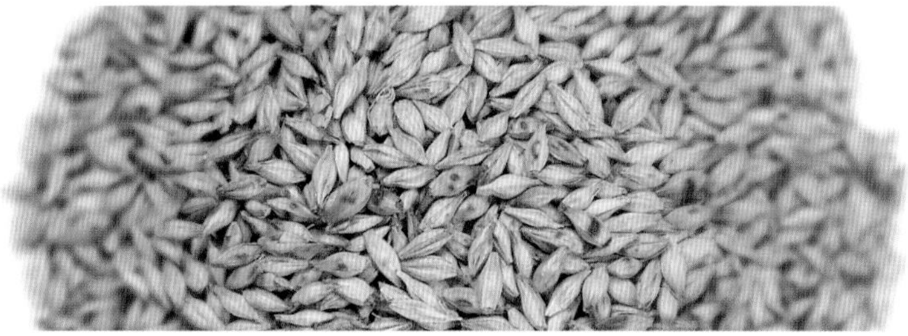

麥芽
消食和中，回乳

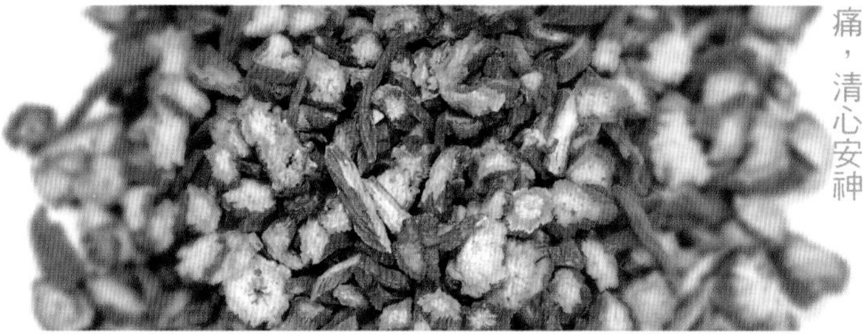

丹參
活血化瘀，涼血止痛，清心安神

清除腸道積滯中藥

預防和治療因宿食積滯而引起的消化不良、腹脹、便祕及口臭

活血化瘀中藥

預防和治療心腦血管疾病及婦科疾病

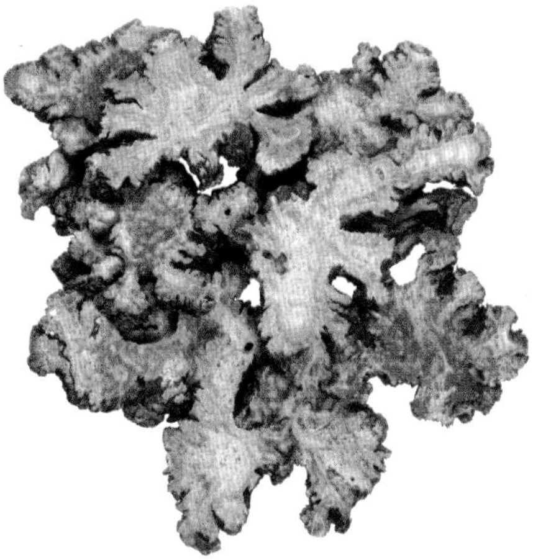

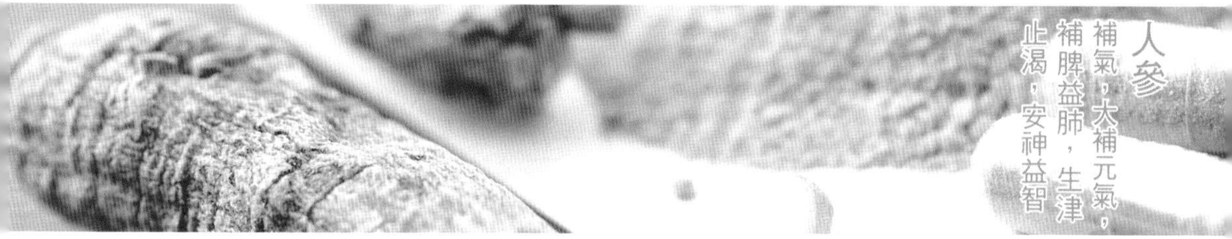
人參
補氣，大補元氣，
補脾益肺，生津
止渴，安神益智

第三章　其他養生

安神中藥　預防和治療失眠多夢

收斂固精中藥　預防和治療自汗、盜汗及遺精滑泄、帶下過多

其他藥食同用的補益中藥

附錄

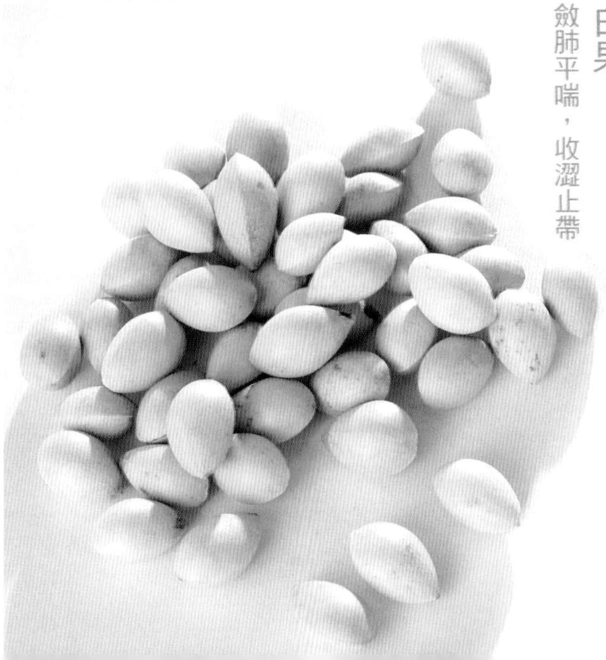

白果
斂肺平喘，收澀止帶

中藥養生速查

常見疾病用藥速查表

病名	病症型	用藥	

心血管系統疾病

病名	病症型	用藥	
高血壓	肝陽上亢型	1.白芍、牛膝、決明子、牡蠣	2.杜仲、夏枯草
		3.杜仲、白菊花	4.女貞子、夏枯草、白菊花
		5.天麻、鉤騰、杜仲	
	肝腎陰虛型	1.杜仲、決明子、何首烏	2.地黃、何首烏
		3.牛膝、夏枯草、地黃	4.銀耳、黑木耳
	腎陽虛衰型	1.淫羊藿、杜仲	2.淫羊藿、三七
		3.淫羊藿、夏枯草、川芎	4.枸杞、杜仲、決明子
	氣滯血瘀型	1.杜仲、山楂、川芎	2.杜仲、銀杏
		3.山楂、菊花、夏枯草、銀杏	4.三七、川芎、山楂、丹參
		5.銀杏、決明子、丹參	
冠心病	氣虛血瘀型	1.紅參、元胡、三七	2.西洋參、三七
		3.刺五加、丹參、川芎	4.靈芝、丹參
		5.山楂、元胡、生曬參	6.丹參、紅參、三七
	心陽虧虛型	1.淫羊藿、丹參、生曬參	2.鹿茸
		3.淫羊藿、山楂、川芎	4.紅參、乾薑、桂枝、甘草
	心陰不足型	1.西洋參、丹參、白芍、麥冬、大棗	
		2.麥冬、赤芍、丹參、葛根	
		3.西洋參、麥冬、五味子、川芎	
	瘀血痺阻型	1.三七	2.三七、川芎、丹參
		3.丹參、山楂	
	血瘀型合併血脂異常症	1.山楂、三七	2.山楂、葛根
		3.山楂、川芎(或丹參)、元胡	

腦血管疾病

病名	病症型	用藥	
中風及後遺症	預防中風	1.丹參	2.丹參、川芎
		3.丹參、山楂	
	氣虛血瘀型	1.黃耆、川芎、紅花、當歸	
		2.丹參、黃耆、紅參、川芎、水蛭	
		3.黃耆、桃仁、紅花、三七	
		4.丹參、三七、生曬參	

續表

病名	病症型	用藥
中風及後遺症	瘀血痺阻型	1.三七、川芎、水蛭　2.當歸、川芎、丹參 3.桃仁、紅花、三七、地龍、雞血藤
	肝陽上亢型	1.三七、川芎、天麻、鉤藤 2.菊花、夏枯草、牡丹皮、牛膝、川芎 3.牛膝、天麻、川芎、地龍
	陰虛風動型	1.生地、玄參、女貞子、丹參、桃仁、紅花、甘草 2.鉤藤、麥冬、牛膝、川芎、丹參 3.女貞子、牛膝、銀杏
頭痛	外感風寒型	1.白芷、荊芥、防風、川芎、生薑、大棗 2.羌活、防風、細辛、生薑、大棗 3.白芷、川芎、防風
	外感風熱型	1.柴胡、蔓荊子、葛根　2.菊花、柴胡、白芷、荊芥 3.柴胡、升麻、白芷、細辛
	肝陽上亢型	1.天麻、鉤藤、白芍、菊花　2.決明子、珍珠母、牛膝 3.天麻、桑寄生、女貞子、白芍
	肝火上炎型	龍膽草、菊花、桑葉、柴胡、薄荷
	氣虛型	1.黨參、黃耆、白芷、川芎、白朮、大棗 2.黃耆、升麻、柴胡、薄荷 3.生曬參、白朮、白芷、羌活、甘草
	血虛型	1.當歸、白芍、白芷、川芎、甘草 2.當歸、元胡、升麻、薄荷
	陽虛型	1.杜仲、仙茅、白芷、菊花 2.杜仲、淫羊藿、制附子、甘草 3.補骨脂、肉桂、制附子、甘草
	陰虛型	1.何首烏、熟地、白芷、川芎、薄荷 2.枸杞、女貞子、菊花、升麻
	血瘀型	1.三七、元胡、川芎、當歸 2.當歸、川芎、桃仁、羌活、獨活 3.黃耆、白芷、川芎、元胡、細辛 4.當歸、川芎、白芷、升麻、薄荷

續表

病名	病症型	用藥
呼吸系統疾病		
氣管炎及慢性氣管炎	風寒型	1.麻黃、杏仁、甘草、生薑 2.荊芥、白前、百部、杏仁、甘草 3.當歸、白芍、麻黃、乾薑、五味子、甘草
	風熱型	1.桑葉、菊花、杏仁、連翹、桔梗、甘草 2.桑葉、柴胡、黃耆、百部、甘草
	風燥咳嗽	1.川貝、梨、蜂蜜 2.川貝、雪梨 3.桑葉、杏仁、桑白皮、薄荷 4.桑葉、麥冬、枇杷
	氣虛型	1.靈芝、黨參、川貝、大棗 2.紅參、五味子、杏仁、大棗 3.黨參、黃耆、百部、杏仁、甘草
	陽虛型	1.冬蟲夏草、紅參、杏仁、五味子、大棗 2.淫羊藿、杏仁、貝母 3.黨參、百合、杏仁、豬肺
	陰虛型	1.百合、杏仁 2.百合、川貝、豬肺 3.百合
消化系統疾病		
消化不良	脾胃氣虛型	1.紅參、白朮、茯苓、甘草、生薑、大棗 2.黃耆、黨參、豬肚 3.黨參、白朮、山楂、麥芽、大棗 4.山藥、羊肉、大棗、白米 5.蓮子、扁豆、大棗、白米
	老年人脾虛型	1.山藥、蓮子、芡實、薏米、白米 2.薏米、山藥、芡實、白米 3.白蓮、芡實、糯米、大棗
慢性胃炎	胃氣壅滯型	1.蘇梗、陳皮、香附、佛手、枳殼 2.陳皮、木香、枳殼、甘草、大棗
	肝胃不和型	1.佛手、枳殼、青皮、香櫞、甘草 2.柴胡、白芍、陳皮、香附、元胡 3.香附、木香、元胡、甘草、大棗
	胃熱內蘊型	1.黃芩、黃連、生石膏、香附、枳殼、甘草 2.黃連、茱萸、白芍、甘草、大棗

病名	病症型	用藥
慢性胃炎	溫熱中阻型	1.黃連、厚朴、茯苓、半夏、蒼朮、甘草 2.薏米、黃芩、黃連、蒼朮、甘草 3.蒼朮、白朮、黃芩、黃連、甘草
	瘀血阻絡型	1.元胡、香附、白芍、赤芍、甘草 2.大黃、當歸、白朮、甘草、大棗 3.三七、黨參、白朮、香附、甘草
	脾胃氣虛型	1.人參、白朮、茯苓、甘草、生薑、大棗 2.黨參、白朮、黃耆、香附、陳皮、甘草
	脾胃虛寒型	1.黃耆、桂枝、白朮、陳皮、香附、甘草 2.黨參、白朮、白豆蔻、乾薑、甘草 3.山藥、白朮、高良薑、木香、甘草
	胃陰不足型	1.北沙參、麥冬、生地、佛手、甘草 2.石斛、玉竹、香櫞、天花粉、甘草、大棗 3.麥冬、天冬、白芍、太子參、甘草、大棗
腹瀉	寒濕型	1.蒼朮、厚朴、陳皮、茯苓、木香
	濕熱型	1.黃連、黃芩、木香、葛根、甘草
	傷食型	1.木香、半夏、陳皮、神曲、黃連
	肝脾不和型	1.白朮、白芍、陳皮、柴胡、甘草 2.青皮、陳皮、白朮、木香、白芍
	脾虛型	1.黨參、白朮、茯苓、山藥、甘草 2.扁豆、蓮子、芡實、薏米、白米
	腎虛型	1.補骨脂、肉豆蔻、五味子、茱萸、肉桂 2.益智仁、補骨脂、白朮、神曲、甘草
口臭		1.茱萸、青皮、半支蓮、蘇梗　2.白芷、川芎、菊花、甘草
慢性肝炎	肝熱氣鬱型	1.柴胡、白芍、瓜蔞、山楂、甘草 2.白芍、金銀花、柴胡、甘草
	肝脾不和型	1.柴胡、白芍、當歸、黨參、香附、甘草 2.五味子、靈芝、丹參、柴胡、大棗
	肝鬱脾虛型	1.柴胡、白芍、黨參、白朮、甘草、大棗 2.黃耆、太子參、女貞子、五味子、茵陳
	肝腎不足型	1.枸杞、西洋參、甘草、蜂蜜 2.五味子、女貞子、大棗、蜂蜜
	肝鬱氣滯型	1.柴胡、白芍、枳殼、木香、山楂 2.佛手、香櫞、蘇梗、決明子、甘草

病名	病症型	用藥
慢性肝炎	肝鬱脾虛型	1.柴胡、白芍、當歸、人參、白朮 2.柴胡、鬱金、當歸、黨參、澤瀉、甘草
	痰濕阻絡型	陳皮、半夏、蒼朮、厚朴、澤瀉
	氣滯血瘀型	1.山楂、丹參、牛膝、元胡、香附、甘草 2.柴胡、枳殼、香附、丹參、蒲黃、甘草

泌尿系統疾病

病名	病症型	用藥
中老年人遺尿		1.肉蓯蓉、金櫻子、白米　2.杜仲、枸杞、金櫻子、白米 3.芡實、枸杞、金櫻子、鴨肉
慢性前列腺炎	濕熱壅阻型	龍膽草、土茯苓、黃柏、白扁豆、車前子
	氣血瘀滯型	1.丹參、赤芍、澤蘭、石葦、通草、甘草 2.香附、元胡、益母草、鬱金、澤蘭
	肝腎陰虛型	1.熟地、山藥、紅藤、冬葵子、金錢草 2.枸杞、茱萸、黃柏、石葦、車前子

機體代謝失調性疾病

病名	病症型	用藥
血脂異常症	痰濕內阻型	1.陳皮、半夏、茯苓、厚朴、甘草 2.生曬參、茯苓、陳皮、決明子
	脾腎陽虛型	1.黨參、靈芝、淫羊藿、何首烏　2.靈芝、山楂、何首烏
	肝腎陰虛型	1.山楂、何首烏、槐米　2.何首烏、決明子、山楂 3.何首烏、決明子、澤瀉　4.枸杞、女貞子 5.女貞子、何首烏、山楂
糖尿病	肺熱津傷型	1.生曬參、麥冬、生地　2.枸杞、西洋參 3.枸杞、銀耳
	胃熱熾盛型	1.北沙參、麥冬、玉竹、地骨皮　2.西洋參、枸杞、生地、葛根
	脾胃氣虛型	1.西洋參、枸杞、大棗、白米　2.生曬參、薏米、麥冬、生地
	腎陰虧虛型	1.地黃、山茱萸、五味子　2.女貞子、五味子、西洋參

更年期綜合症

病名	病症型	用藥
更年期綜合症	腎陰虛型	女貞子、旱蓮草、枸杞、生地、甘草
	腎陽虛型	鹿茸粉、枸杞、益智仁、肉桂、甘草
	腎陰陽俱虛型	鹿茸、巴戟天、女貞子、旱蓮草
	肝腎陰虛型	1.杜仲、枸杞、菊花、山茱萸、牡丹皮 2.女貞子、旱蓮草、山茱萸、山藥、生地

病名	病症型	用藥
	肝氣鬱結型	1.柴胡、白芍、枳殼、元胡、甘草 2.柴胡、當歸、佛手、白朮、薄荷
	心腎不交型	1.生地、白芍、五味子、夜交藤、黃連 2.黃連、黃芩、生地、酸棗仁、遠志

其他疾病

慢性疲勞綜合症	氣虛型	1.人參、白朮、茯苓、甘草、大棗 2.黨參、黃耆、白朮、柴胡、升麻、甘草 3.西洋參、太子參、黃耆、山藥、白扁豆
	氣血兩虛型	1.黨參、黃耆、當歸、白芍、白朮、甘草 2.人參、當歸、白朮、茯苓、龍眼肉、大棗 3.黃耆、當歸、太子參、地黃、龍眼肉
	氣陰兩虛型	1.黨參、白朮、熟地、北沙參、麥冬、甘草 2.黃耆、太子參、山茱萸、石斛、玉竹 3.西洋參、黃耆、女貞子、旱蓮草、枸杞
	肝腎陰虛型	1.熟地、山茱萸、丹皮、山藥、黃耆、甘草 2.何首烏、牛膝、山茱萸、枸杞、丹皮
	脾腎陽虛型	1.紅參、黃耆、鹿茸 2.補骨脂、益智仁、黃耆、茯苓、白朮 3.刺五加、黨參、杜仲、肉桂、甘草
	氣虛夾鬱型	1.人參、白朮、陳皮、青皮、木香、甘草 2.黃耆、太子參、白朮、柴胡、香附 3.人參、黃耆、鬱金、酸棗仁、龍眼肉
	氣虛夾瘀型	1.人參、黃耆、當歸、川芎、赤芍、甘草 2.刺五加、白朮、桃仁、紅花、雞血藤 3.黃耆、黨參、當歸、元胡、益母草
	肝脾不調型	1.黨參、黃耆、柴胡、枳殼、木香、甘草 2.人參、白朮、鬱金、香附、甘草、大棗 3.西洋參、黃耆、砂仁、木香、元胡、甘草
骨質疏鬆症		1.杜仲、牛膝、枸杞　2.鹿茸 3.淫羊藿、枸杞、補骨脂、白酒
失眠	心脾兩虛型	1.生曬參、五味子、酸棗仁、大棗 2.靈芝、西洋參 3.蓮子、龍眼肉、五味子、酸棗仁、大棗、白米

病名	病症型	用藥
失眠	**心陰不足型**	1.黃連、生地、白芍、龍眼肉、大棗 2.百合、龍眼肉、生曬參 3.五味子、龍眼肉、酸棗仁、合歡皮 4.蓮子、龍眼肉、大棗
	心腎不交型	1.生曬參、地黃、酸棗仁、遠志、大棗 2.何首烏、夜交藤、酸棗仁、大棗 3.西洋參、淫羊藿、靈芝 4.淫羊藿、生曬參、合歡皮
	心膽氣虛型	1.五味子、靈芝、西洋參、大棗 2.龍眼肉、五味子、枸杞、大棗 3.山藥、枸杞、龍眼肉、大棗、豬腦
便祕	**氣虛型**	黃耆、白朮、肉蓯蓉
	血虛型	當歸、生地、何首烏、肉蓯蓉、蜂蜜
	陽虛型	當歸、牛膝、肉蓯蓉、肉桂
	陰虛型	1.女貞子、決明子、元參、何首烏 2.當歸、女貞子、白朮

中藥與食物相剋表（僅供參考）

藥名	食物
人參	蘿蔔、龜肉
白朮	青魚、桃、李、白菜、香菜、蒜
茯苓	醋、酸物
甘草	豬肉、白菜、海菜
地黃	蘿蔔、蔥、蒜
何首烏	蔥、蒜、蘿蔔
當歸	濕麵
牛膝	牛肉
補骨脂	豬血、油菜
仙茅	牛肉、牛奶
附子	豆豉
麥冬	鯉魚、鯽魚
黃連	豬肉、冷水
半夏	羊肉、飴糖
菖蒲	羊肉、飴糖
厚朴	豆類、鯽魚

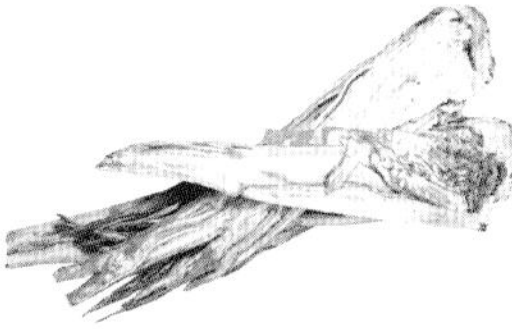

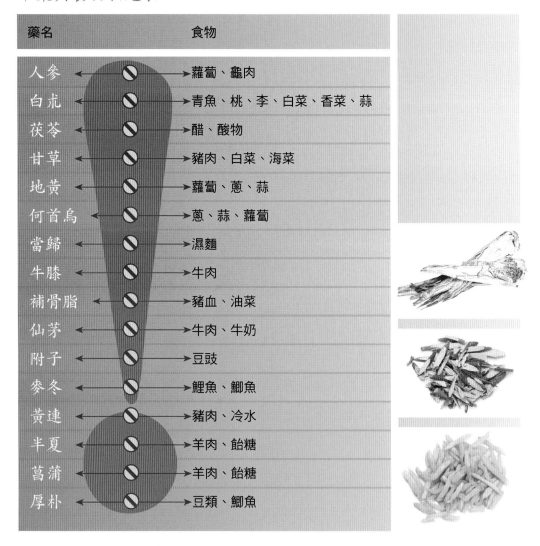

藥名	食物
荊芥	河豚、蟹
紫蘇	鯉魚
薄荷	鱉肉
細辛	萵苣
桔梗	豬肉
丹皮	蒜、香菜
丹参	醋、酸物、牛奶、黃豆及動物肝臟
威靈仙	茶、麵湯
烏梅	豬肉
常山	生蔥、萵苣
巴豆	蘆筍、冷水
商陸	鹿肉
龍骨	鯉魚
鬱金	丁香
吳茱萸	豬肝
白果	白鱔

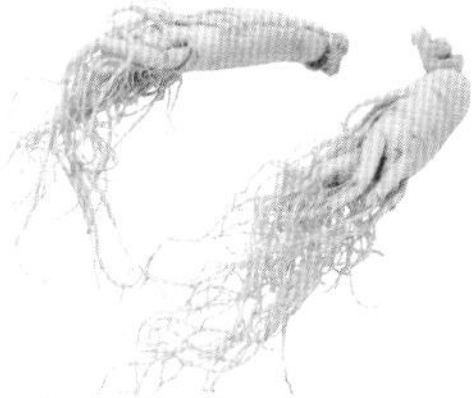

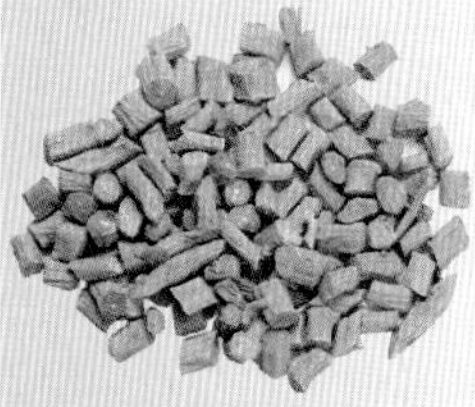

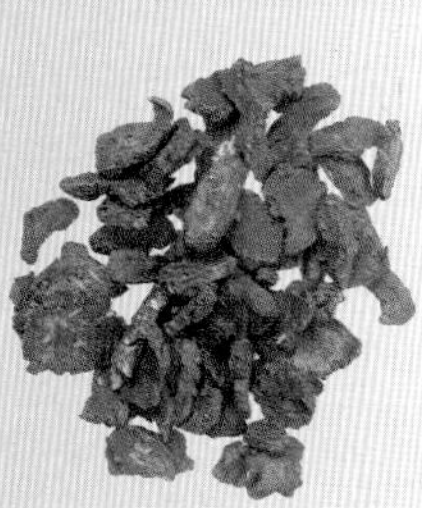

一味中藥
補養全家

第一章 補益養生

中藥補養包括補氣、補血、補陽、補陰，僅僅在秋冬進補並非是最好的選擇，每個人應該根據體質、季節之不同，選擇不同的中草藥進行食療補益，本章將為你介紹二十四味最常用的補氣中藥。

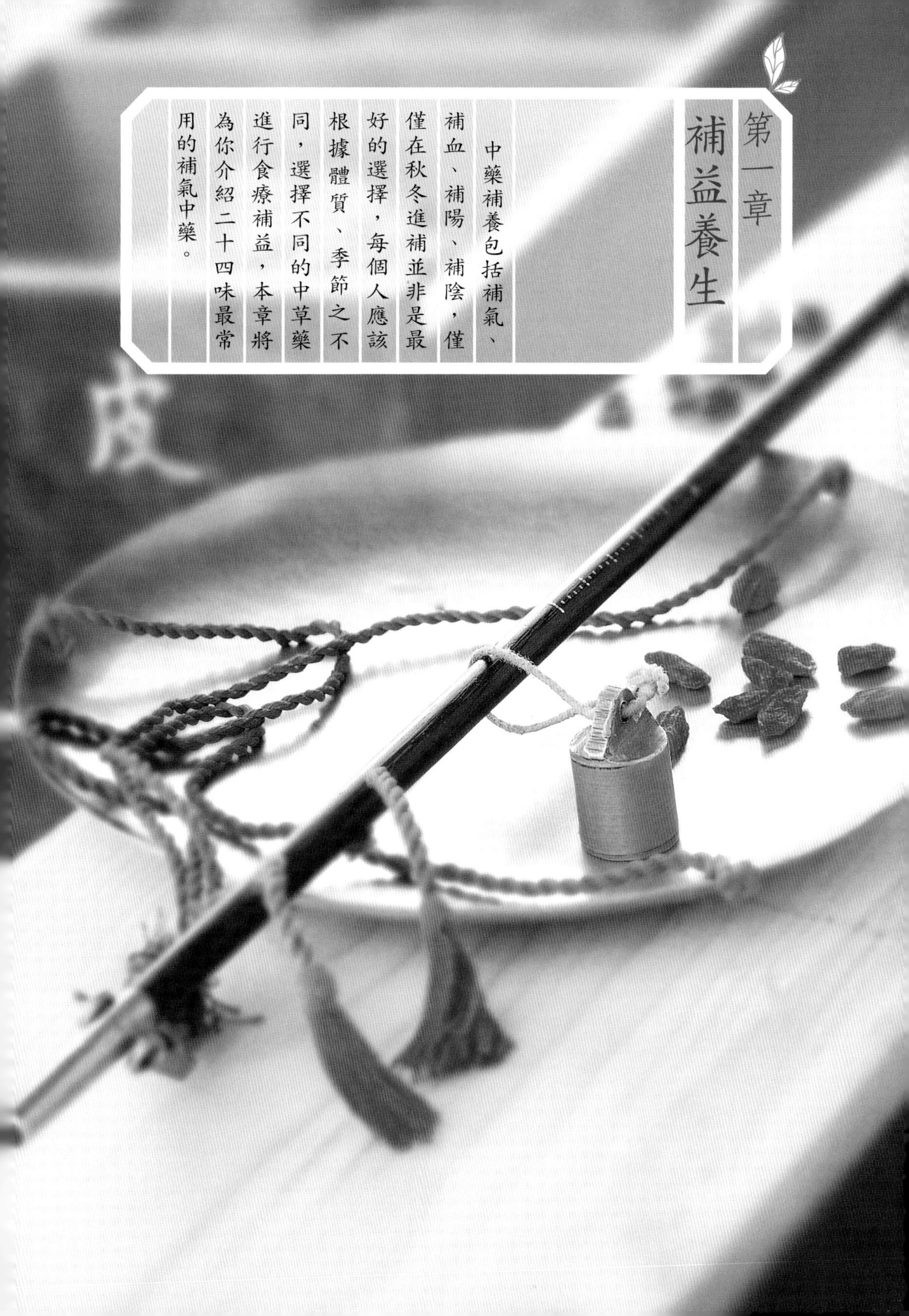

補氣中藥

預防和治療精神萎靡、疲倦無力、食欲不振、消化不良等氣虛證。

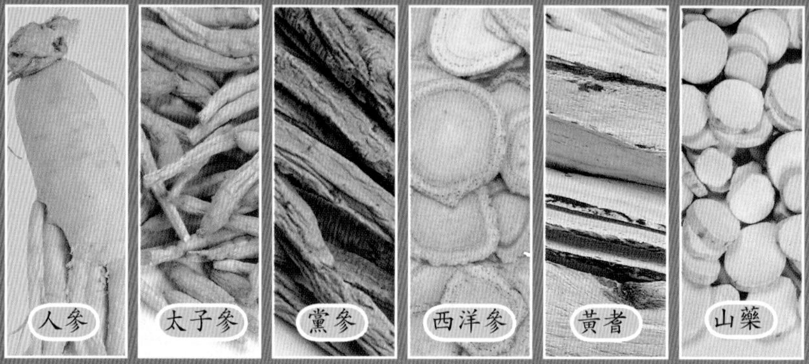

人參

性味：性微溫或平，味甘，微苦

歸經：歸脾、肺經

適用體質：氣虛體質

養生劑量：1~3克

治療劑量：5~10克

人們常說東北有三寶：「人參、貂皮、鹿茸角」，而人參名列「三寶」之首，是馳名中外的名貴藥材。據長年在長白山一帶採集中藥材的老藥工的說法，過去採挖人參有諸多規矩：

一旦發現人參，首先要用紅繩將其紮緊，採挖之前，還要先行拜謝山神之禮，隨後才在人參四周慢慢挖掘，避免損傷人參的鬚根，待將人參整株請出後，還需再行拜謝之禮，才可將人參帶走。我國常用的中藥材有數百種之多，唯有人參的採集享有如此隆重的儀式。

人參具有大補元氣、補脾益肺、生津止渴、安神益智等功效，有「補氣第一聖藥」之美譽。

人參作為補益藥使用時用量宜小，堅持小量長服的原則，方能有補益效果。每日1～2克。體質虛弱較嚴重者可適當增加用量，但仍不可超過3克。如希望增加用量時，需在中醫師的指導下服用。

餐桌宜忌

人參不宜與茶葉、咖啡、蘿蔔一起服用。

中老年人身體虛弱者，宜小量長期服用。

高血壓者不宜食用人參。

選購祕笈

以身長、枝粗大、漿足、紋細、蘆頭①長，有圓蘆②及珍珠點③，無黴變、蟲蛀、折損者為佳。

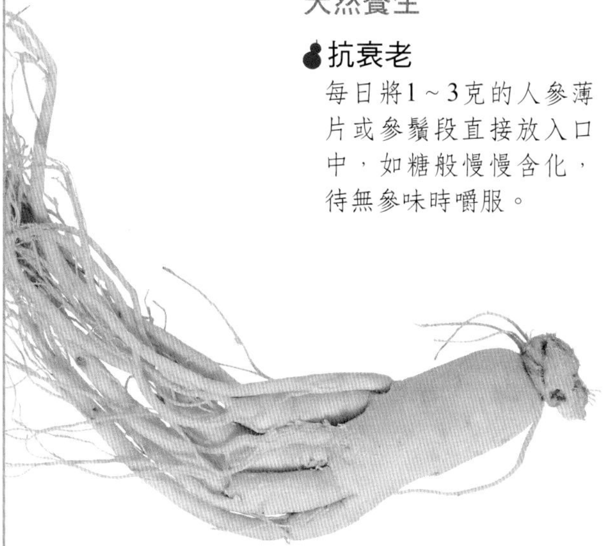

天然養生

抗衰老

每日將1～3克的人參薄片或參鬚段直接放入口中，如糖般慢慢含化，待無參味時嚼服。

補氣養血

人參3克，桂圓肉20克，白米100克，同煮為粥。每日早晚服，連服1週。適用於氣血兩虛症者食用。

健脾益氣

人參末3克，白米60克，煮成粥，適合脾氣不足者食用。

益智安神

人參葉3克，用開水沖泡當茶飲，每日1次。

家庭醫生

冠心病：紅參150克、醋製元胡50克，三七50克，共磨為極細粉，早中晚服用1～2克，用溫開水或溫黃酒沖服。具有益氣強心、活血止痛的功效，適用於氣虛血瘀型的冠心病患者。

高血脂症：生曬參3克，玉竹5克，山楂5克，水煎煮3次，分早中晚服用，有滋陰補氣、健脾降脂的功效。

神經衰弱：生曬參5克，五味子5克，大棗10枚，水煎煮2次，早晚服用，有益氣安神的功效。

①蘆頭：人參的根莖。
②圓蘆：根莖較光滑無莖痕，稱為圓蘆。
③珍珠點：鬚根上偶爾有不明顯的細小疣狀突起，俗稱為「珍珠點」。

不同體質選對參家族

按加工方法	**生曬參**：即將採挖的新鮮人參刷洗乾淨、晾曬或烘乾後進行包裝，成為商品中藥材。	生曬參性微涼，味甘，有補氣養陰、生津之功效。體質虛弱者、高血壓、糖尿病、癌症、肝炎、腎炎等慢性疾病患者，宜選用生曬參。
	紅參：即將採挖的新鮮人參刷洗乾淨，然後入蒸屜中蒸透，再曬乾或烘乾後進行包裝，成為商品中藥材。	紅參性溫，味甘，香味較濃。虛寒症、陽氣不足、冬季畏寒、四肢寒冷、老人早衰、婦女內分泌紊亂者宜選用紅參。
按藥用部位	**全鬚生曬參（全鬚紅參）**：在加工過程中保留全部人參鬚根的人參。	
	生曬參（紅參）：在加工過程中去掉鬚根的人參。	
按生長環境	**野山參**：即生長於山地森林中的天然野生人參。	野山參產量稀少，價格昂貴，但功效特別強，具有強心、安神等作用。嚴重心血管疾病、術後極度虛弱、垂危病人等宜選用野山參。
	圓參：即人工栽培的人參。	
	移山參：即將幼小的圓參移植於山野間生長或幼小的野山參移植於園間生長的人參。	
按產地	**人參**：產於中國的人參。	
	高麗參：產於朝鮮、韓國的人參。	
	東洋參：產於日本的人參。	
	西洋參：產於美國、加拿大、法國的人參。	西洋參性涼，味微甘，有養陰清火、生津液、滋肺腎等功效。肺虛咳嗽、內火虛升、肺結核初癒病人宜選西洋參。

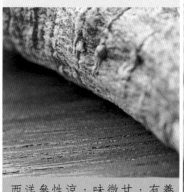

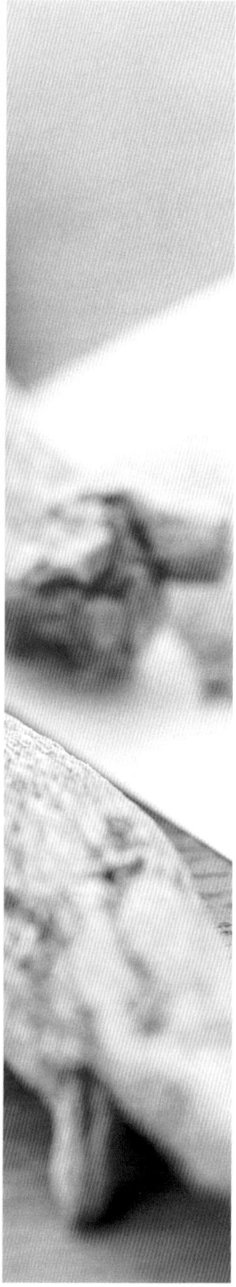

藥膳養生館

		功效	製作
菜點類	人參炒蝦	營養豐富，美味可口。	人參2根，洗淨後切絲；大蝦4隻，放入鹽水裡洗淨，去腸泥；洋蔥和大辣椒各1/4個，切塊。將炒鍋置火上，放油燒熱，放入洋蔥塊、辣椒塊略炒，再放人參絲、醬油30克、糖8克及大蝦炒熟即可。
菜點類	人參湯圓	補中益氣，安神強心。	雞油30克入鍋熬熟後，濾渣晾涼；麵粉15克入鍋中炒黃；黑芝麻30克炒香搗碎；玫瑰蜜餞15克、櫻桃蜜餞30克壓泥；將上述材料加白糖150克、人參粉5克和勻做餡；糯米粉500克加水和勻做成皮，包上餡做成湯圓即可。
菜點類	煎人參鰻魚	滋味鮮美，口感獨特，養生延年。	2條鰻魚剔骨切片。鍋內加水放入鰻魚骨及半顆洋蔥、半顆蘋果、2顆青椒、生薑1片、醬油60克、料酒10克、白糖10克一起燜，半小時後把20克尾參根放入鍋中繼續燜，湯水收濃至一半，盛出做醬。鰻魚肉片放烤盤上，塗好醬料烤熟即可。
菜點類	人參卷	清甜脆嫩，補中益氣。	人參、黃瓜各1根切片，浸入蜂蜜水或砂糖水中。把2片紫甘藍切絲，3顆棗（去核）、2顆栗子肉、5顆松子仁切碎，再加入蜂蜜混合作餡，包入浸過蜂蜜水或砂糖水的人參片和黃瓜片中，捲成卷即可。
湯粥類	人參鮮蘑湯	鮮美營養，溫中益氣。	人參2根洗淨後備用；炒鍋放香油，微熱後放入人參及鮮蘑、口蘑、香菇、花子蘑各3顆略炒。倒適量雞湯，放枸杞和大棗少許，大火煮熟後加少許水澱粉勾芡，加鹽調味即可。
湯粥類	人參雞湯	益氣補虛。	將人參1根、棗2顆、蒜3瓣、生薑1小塊及糯米、芝麻各15克洗淨裝入1隻幼雞的肚內，裝滿後拿繩捆起來。幼雞放鍋內，倒水至浸沒全部材料。旺火煮沸，撇去浮沫，繼續煮至雞肉和裡面材料爛熟。最後撒鹽、胡椒粉調味即可。
飲品類	人參果茶	補氣虛。適用於氣短乏力，病後虧虛，倦怠神疲。	人參果（此指人參的果實）以開水浸泡，代茶飲。
飲品類	人參三七飲	益氣活血，適用於氣虛血瘀症冠心病患者。	生曬參5～10克，三七末3克。生曬參用燉盅隔水蒸熟，取汁送服三七末。

黨參

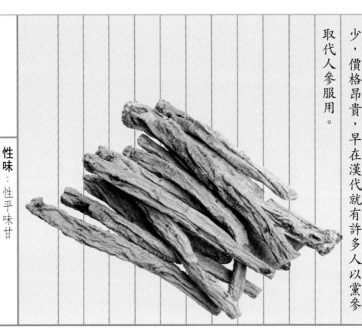

性味：性平味甘

歸經：入脾、肺經

適用體質：氣虛、血虛體質

養生劑量：5～10克

治療劑量：10～30克

黨參是常用的補氣中藥，具有補中益氣、生津養血等功效。古時因人參出產稀少，價格昂貴，早在漢代就有許多人以黨參取代人參服用。

家庭醫生

前列腺增生：黨參、黃耆250克泡透煎湯，30分鐘取汁1次，共取3次；合併汁，慢火熬稠，加白糖500克攪勻飲用。煎剩的藥渣盛出，曬乾壓碎，裝瓷罐內食用。

脘腹隱痛：青魚1條，黨參9克，草果1克，陳皮、桂皮各1.5克，乾薑片3克，胡椒5粒，蔥段、鹽各少許。洗淨同入鍋中，加水煮熟。食肉飲湯。

天然養生

益氣健脾

黨參10克，山藥30克，薏米30克，大棗10枚，白米100克，煮粥食用。

養心安神

黨參10克，大棗20枚，煎煮2次，每次40分鐘，合併藥液後代茶飲。

增強免疫力

黨參10克，炙黃耆10克，白朮5克，大棗10克，水煎代茶飲。

增強記憶

黨參5～10克，切為薄片嚼服。

餐桌宜忌

服用黨參時忌吃蘿蔔、飲茶。

不宜與藜蘆同用。

實證①、熱證②禁服；正虛邪實證③不宜單獨服用。

小藥方

將黨參洗淨後放入蒸屜中蒸1小時，待涼後，切成薄片，用開水浸泡代茶飲，對消化不良、慢性胃炎及十二指腸潰瘍等有輔助治療的效果。

①實證：主要指病邪過盛所產生的症候。

②熱證：表示機體陽氣偏盛或感受熱邪所致的症候。

③正虛邪實症：正虛，指正氣虛弱；邪實，指邪氣結聚或邪氣過盛。

藥膳養生館

		功效	製作
菜點類	參耆燉乳鴿	補氣健脾。宜病後體弱或久病體衰者食用。	乳鴿2隻剖開洗淨，去內臟，抹乾水分，切塊；黨參60克、黃耆30克洗淨，與鴿肉一起放入鍋內，加清水適量，大火煮沸後，小火煲約2小時至熟，加鹽調味，飲湯吃肉。
	紅棗黨參蒸鴨	補益肝腎，利水退腫。適合腎虛、皮膚乾燥者食用。	光鴨半隻，洗淨瀝乾斬塊，用鹽、薑片、香油、醬油和澱粉拌勻略醃；黨參10克溫水浸軟撈起，紅棗6枚洗淨去核，胡蘿蔔切片。將所有材料拌勻，下鋪蔥段入鍋蒸約40分鐘至熟即可。
	黨參何首烏煲豬骨	補益，健身。	豬骨500克，洗淨切段；何首烏20克，用溫水浸約2小時；黨參15克，用溫水略浸；紅棗4枚去核洗淨。豬骨段、何首烏、黨參、紅棗一起放入鍋中，加水燒開，煲約5分鐘後去沫，改小火煲約40分鐘；放入薑2片、白糖適量，再煲約20分鐘至熟，加鹽調味即可。
湯粥類	參耆兔肉湯	補氣健脾，益胃養陰。	兔肉250克洗淨，斬塊。黨參30克、黃耆30克、山藥30克、紅棗5枚洗淨，與兔肉塊一起放入鍋內，加水適量，大火煮沸後改小火煲約2小時至熟，加鹽調味。飲湯食肉。
	黨參蓮花雞湯	調經，補腎。	黨參、峨參各1.5克，雪蓮花3克，分別洗淨切段，裝袋。薏米100克洗淨裝袋。將母雞1000克洗淨去內臟，入鍋加水，入藥袋及蔥段、薑片各適量，再放入薏米袋，燒開後改小火燉熟。撈出雞切塊放碗中，倒入薏米，加雞湯用鹽調味即可。
	黃耆黨參粥	補益脾肺。適用於肺脾氣虛者。	黃耆40克、黨參30克、山藥30克、半夏10克、白糖10克、白米150克。黃耆、黨參、半夏一同入鍋，加水煎汁，去渣代水，與山藥、白米同煮熟成粥，加白糖調味即可。
飲品類	北耆黨參飲	補氣攝血。適用於過敏性紫癜。	北耆、黨參各15克，與大棗10枚一同加水煎汁，沖頭髮灰9克、加適量白糖服食。每天1劑，連服7～8天。
	黨參黃耆酒	補氣，健脾，養血。	黨參、大棗、黃耆各50克；山藥、茯苓、扁豆、白朮、甘草各30克研末；以上藥材一同裝袋紮口；白酒2000克倒入瓦罎中，放藥袋密封，每天搖1次；15天後取出藥袋，用紗布濾1遍即可。早晚空腹溫飲，每次15～25克。

太子參

性味：性平，味甘、微苦

歸經：歸心、脾、肺經

適用體質：氣血兩虛

適用劑量：6～12克

太子參，別名童參、孩兒參。為石竹科植物孩兒參的塊根。具補氣生津之功效。常用於脾胃虛弱、倦怠乏力、食欲不振、乾咳少痰、病後體虛、盜汗、夜間驚哭、小兒夏季熱等。研究證實，太子參可提高免疫力，改善心功能。

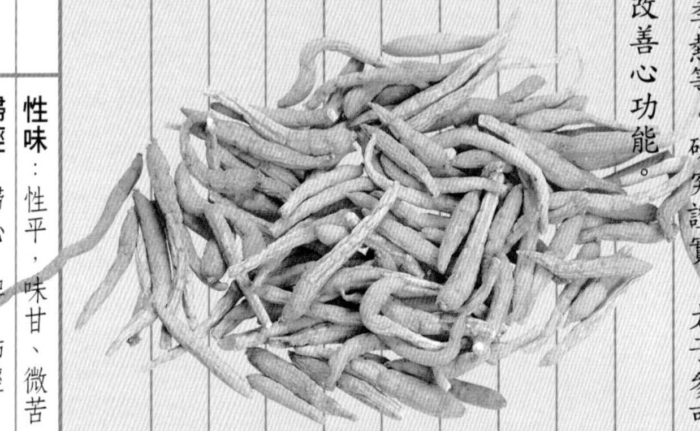

家庭醫生

外感溫疫[①]：貫眾、銀花、連翹、大青葉、蘇葉、葛根、藿香、佩蘭、蒼朮各10克，太子參15克，一起加水煎服，1日2次，連續服用3～5天。

慢性支氣管炎：蘇葉、蘇梗各100克，太子參80克。紗布包袋，每包6克，每次1包，沸水沖，焖15分鐘，去渣，加蜂蜜15克，代茶飲。早晚各1包。

天然養生

益氣養陰

將太子參10克先煮約40分鐘，再放麥冬、百合各12克、白梨1個、蓮藕（鮮品）200克、甘蔗榨汁50克共煮粥食用。

潤胃生津

將太子參、沙參、石斛、麥冬各15克，加水浸約1小時，入砂鍋加水煮沸約30分鐘，加白糖攪拌晾涼，擠入檸檬汁數滴，置冰箱冷藏。最宜夏天飲用。

潤燥補虛

將太子參、烏梅各15克、甘草6克一起加水煎煮，煮成後，去藥渣，加冰糖攪勻，代茶飲。

餐桌宜忌

不宜與藜蘆同用。

宜小兒滋補用；常服未見副作用。

小藥方

太子參9克，浮小麥15克，水煎服，可治小兒自汗。

①溫疫：因感受溫熱病邪所致，具有強烈傳染性和流行性的外感熱病的總稱。溫疫不同於瘟疫，前者指具有溫熱性質且具強烈傳染性和流行性的外感熱病；瘟疫則是指一切具有強烈傳染性和流行性的疫病，性質上有屬寒屬熱不同，屬寒者為寒疫，屬熱者為溫疫。

藥膳養生館

		功效	製作
菜點類	太子參燉鵪鶉	益氣補脾，和中健體。	鵪鶉去毛及內臟、洗淨入鍋備用。鍋上火、注入清湯，加入太子參、薑片、蔥段、鹽、醬油、料酒各適量，燉至鵪鶉全熟時，撒味精調味即可。
	歸參燉雌雪雞	適合腎陽虛衰型女子與性欲低下者。	雪雞1隻，宰殺收拾淨後；將當歸20克、太子參30克放入雞腹內，置砂鍋中，加料酒、鹽、生薑末、蔥段、水各適量，燒沸後改用小火，燉至肉爛熟後加味精、香油調味即可。
	太子參百合瘦肉湯	清潤肺燥，益肺生津。	豬瘦肉10克，切塊洗淨；太子參100克、百合50克、羅漢果半顆，分別洗淨後，放入鍋內，加水，以大火煮滾，放瘦肉塊，改小火煲1～2小時至熟，加鹽調味即可。
湯粥類	參金冬瓜湯	清熱解毒，可預防熱癤、痱子。	醃肉或火腿100克切片，冬瓜400克切片。太子參20克、金銀花10克一起加水煮至太子參軟爛，撈去金銀花，將藥汁過濾澄清後備用，太子參留用。醃肉片或火腿片、冬瓜片一同入鍋煮熟，放太子參、味精和蔥花各適量，兌入少量藥汁燒滾即可。
	太子參山楂粥	易感冒、胃口不好、消化不良的孩子適合常食。	山楂50克洗淨去核，與太子參10～15克、適量白米一起煮粥食用。
	二參粥	對動脈硬化者有食療功效。	人參2克和丹參3克分別用湯袋裝好；將適量水和人參湯袋放入煲內，煮沸後改小火煮約5分鐘，加糯米20克與適量水煮沸，再放丹參湯袋，燜熟即可。
飲品類	太子參奶	生津止渴，滋補氣血。宜心絞痛、冠心病患者食用。	燉盅內放15克太子參和適量水，隔水煮沸，再以小火燉約25分鐘取汁。牛奶250克煮沸後拌入參汁，加白糖拌勻飲用。早晚各1次，每次50克。
	太子參紅棗飲	補氣血。	太子參15克，黃耆12克，五味子3克，炒白扁豆9克，大棗4枚。共煎水代茶飲。

西洋參

西洋參的主要成分是人參皂甙與精氨酸、穀氨酸、天冬氨酸等十八種胺基酸。

對大腦有鎮靜作用，對中樞神經則有中度的興奮作用。中醫認為西洋參具有補氣養陰、清火生津之功效。

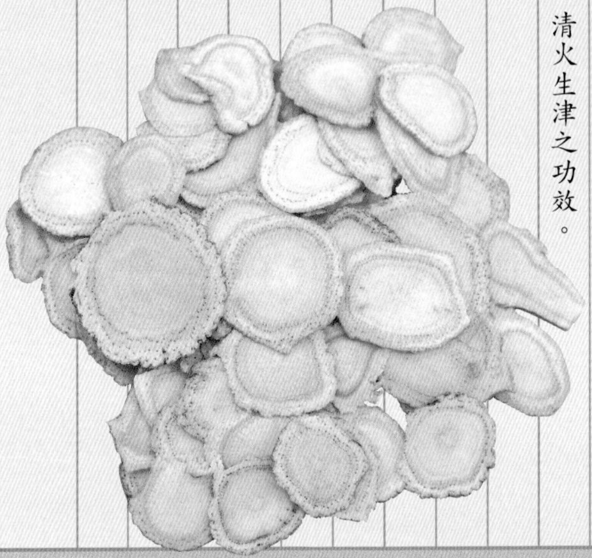

性味：性寒，味甘、微苦

歸經：入肺、脾經

適用體質：氣虛、陰虛體質

養生劑量：1~2克

適用劑量：2.5~8克

清康熙年間，一位名叫雅圖斯的法蘭西牧師來到中國，發現中國的皇室貴族經常服用一種叫人參的植物根來滋補身體。於是他對這種形態像人體的植物根產生了濃厚的興趣。後來，他以「韃靼植物」為題，將有關人參的植物特點及附圖發表在英國皇家協會的刊物上。

論文發表後，引起在加拿大蒙特利爾地區工作的法國傳教士法蘭斯．拉費多的注意，他便請北美地區的印地安人幫忙尋找，終於在加拿大的魁北克省發現一種與中國人參相似的植物，經鑑定後證實同為五加科植物，遂命名為西洋參。此後，西洋參開始向中國和東南亞地區輸入，並借用美國國旗的圖案作為商標，所以西洋參又有「花旗參」之稱。

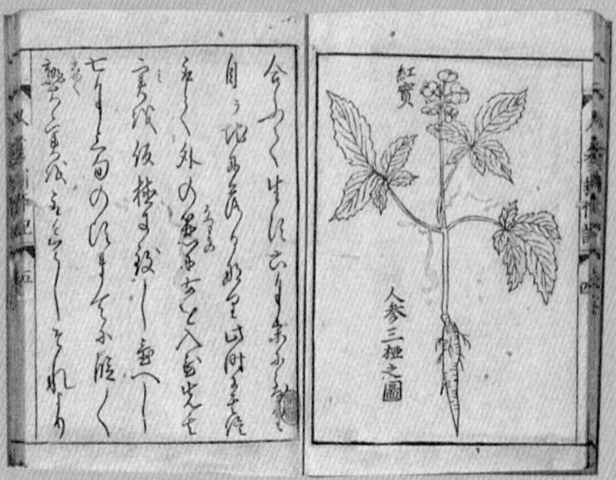

餐桌宜忌

陽氣不足、胃有寒濕者忌服。

忌鐵器，忌火炒。

不宜與藜蘆同用。

服完西洋參忌食蘿蔔。

服完西洋參，不宜喝茶、喝咖啡，以免破壞有效成分，減輕療效。

選購祕笈

以表面淡棕黃色或類白色，有密集細橫紋、主根呈圓柱形或長紡錘形者為佳。

家庭醫生

- **失眠、心悸**：西洋參5克，合歡皮5克，遠志3克，大棗10枚，將諸藥水煎，分早晚服用。
- **糖尿病**：西洋參5克，枸杞10克，生地5克，葛根5克，將諸藥用清水浸泡30分鐘後，煎煮3次，合併藥液後，代茶飲。

天然養生

益智健腦

西洋參5克，靈芝10克，煎水飲用，每日2次。

養血安神

西洋參6克，桂圓肉5克，大棗10克，紅糖少許，三味中藥水煎2次，每次40分鐘，合併藥液後加入紅糖，分早中晚服用。

提升免疫力

西洋參切片3克泡水代茶飲用，補益氣血，增強免疫功能。

益氣養陰

西洋參3克，大棗10枚，水煎代茶飲。

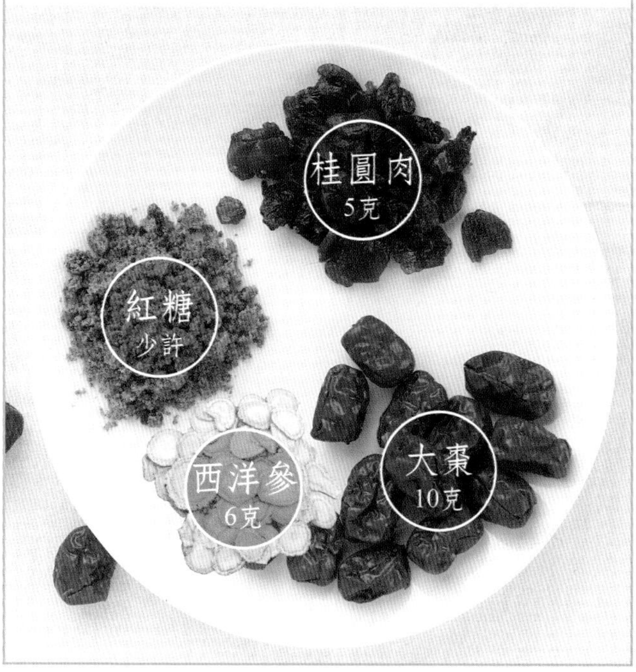

西洋參與人參的相同點

1.西洋參與人參同屬五加科植物，藥用部位主要是其乾燥根。

2.兩者同為補氣藥，均有治療全身無力、精神疲憊、心慌氣短、懶於言語、食欲不振等氣虛證之作用。

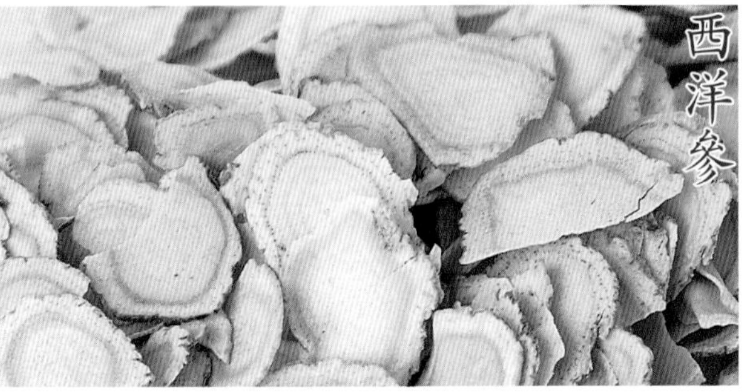

3.現代醫學研究證實，兩者所含的主要有效成分均為人參皂甙，其他化學成分也基本類似。

4.藥理學實驗證實，兩者對心血管系統、內分泌系統和機體代謝的影響基本相同。

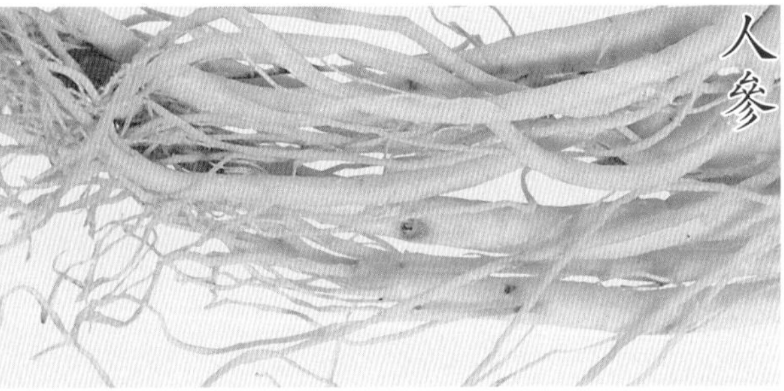

西洋參與人參的相同點

鑒別	人參	西洋參
藥性	藥性偏於溫熱	藥性寒涼
作用	益氣助火，補益作用優於西洋參	滋陰降火，除補益作用外尚有清火作用
適應症	氣陽兩虛證：倦怠乏力，怕冷，手腳發涼等	氣陰兩虛證：體倦無力，陰虛有熱，乾咳喘促，咽乾口渴等
適宜季節	氣候較寒冷的季節，如秋冬季	氣候較為炎熱的季節，如春夏季
禁忌	不能用於外感或發熱等疾病	可以根據具體情況適當應用
所含皂甙	Rb2、Re、Rg1①含量高	總皂甙及Rb1的含量高
藥理作用	興奮中樞神經系統為主，抗疲勞、增強免疫功能方面較好	抑制中樞神經系統為主，抗缺氧、低溫等功能方面較好

①Rb2、Re、Rg1：根據水解後皂甙元的不同，皂甙可分為三組：Rb組（包括Ra、Rb1、Rb2、Rc、Rd），Rg組（包括Re、Rf、Rg1、Rg2）與Ro組。
Rb組與Rg組生物活性較強，Ro組則較弱。

藥膳養生館

		功效	製作
菜點類	西洋參煲水鴨	益氣生津，寧心養血而除煩。最宜夏天消暑。	先將西洋參20克洗淨切片，水鴨肉250克洗淨切塊，桂圓肉12克洗淨，一起放入瓦煲內，加入適量清水，用中火煮開後再轉慢火煲熟。湯成後，加少量鹽調味，飲湯食鴨肉和桂圓肉即可。
菜點類	淮杞西洋參燉海參	防癌抗癌，補氣益血。	先將水發海參96克切小塊，與斬塊的豬脊骨250克放入大燉盅內，再放入65克山藥塊、水適量，大火煮至水開後改用小火燉約1小時，然後放入西洋參片10克（另包）和枸杞、鹽各適量，再燉約15分鐘至熟即可。
菜點類	西洋參煲烏雞	益氣養陰，祛瘀止痛。	烏雞肉100克洗淨，斬塊；三七10克、西洋參6克洗淨切片。一起放入燉盅內，加水適量，燉盅加蓋，先用大火煮沸，後用小火隔水燉約2小時至熟，加鹽調味即可。
湯粥類	西洋參養生湯	補益氣虛。	先將水煮沸，再把氽燙過的排骨放入鍋中煮。放入適量西洋參片燉煮約30分鐘。山藥切塊，起鍋前10分鐘再放入鍋中，倒些米酒，加鹽調味，熟後即可起鍋。
湯粥類	西洋參瘦肉湯	補氣健脾，強身開胃。	西洋參24克洗淨，溫水泡軟切片；瘦豬肉500克洗淨，與參片一起放入鍋內，加入泡過西洋參的水及適量清水，大火煮沸後改小火煲約2小時至熟，加鹽調味，飲湯食肉。
湯粥類	西洋參大棗粥	久食可強身健體，使肌膚細膩紅潤。	西洋參3克洗淨，水浸一夜切碎；大棗10枚洗淨去核；全部材料與小米100克、浸西洋參的水一起倒入砂鍋內，再加水適量，小火煮約1小時至熟即可。每日1次，早晨食用。
飲品類	西洋參蜜棗茶	滋陰潤燥。	西洋參10克切片，放入鍋中，加水燉煮，待水沸後將蜜棗放入，中火煲約1小時即可。喜冷飲者可將之放入冰箱作冷飲用。
飲品類	西洋參菊花茶	滋陰生津，清熱明目。	西洋參3克（切片）或參鬚3克，與菊花0.5克一起用沸水沖泡，代茶飲用。
飲品類	西洋參麥冬飲	滋陰，生津，潤肺。	西洋參3克（切片）或參鬚3克，與麥冬10克一起置砂鍋中，加水煮沸後改小火煮約1小時，飲汁。

黃耆

黃耆，又名百本、箭耆。是豆科植物黃耆或內蒙黃耆的乾燥根。有補氣升陽、益衛固表等養生功效。始載於《神農本草經》，古代寫作「黃耆」。

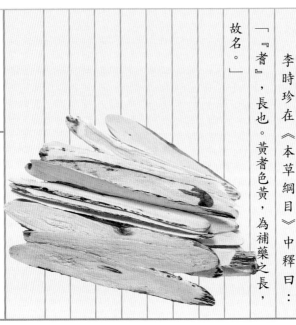

李時珍在《本草綱目》中釋曰：「『耆』，長也。黃耆色黃，為補藥之長，故名。」

性味：性微溫，味甘

歸經：歸脾、肺經

適用體質：氣虛體質

養生劑量：5～10克

適用劑量：15～50克

家庭醫生

- **慢性萎縮性胃炎**：炙黃耆30克，茯苓10克，白朮10克，白芍10克，桂枝5克，甘草3克，大棗10枚，諸藥煎取藥液，分早中晚服用。
- **慢性結腸炎**：炙黃耆30克，黨參10克，白朮10克，木香5克，甘草3克，水煎分早中晚服用。
- **慢性肝炎**：炙黃耆30克，茵陳10克，柴胡5克，大棗10枚。水煎代茶飲。

天然養生

益氣固表

生黃耆10～30克，水煎2次，每次煮沸30分鐘，代茶飲。

提神強體

黃耆10～30克，生曬參5克，靈芝5克，大棗10枚，將諸藥水煎代茶飲。

健脾養胃

炙黃耆30克，黨參10克（或人參5克），豬肚250克。將豬肚洗淨切塊，放入諸藥，加水適量，燉1～2小時至熟，吃豬肚，喝湯。

餐桌宜忌

感冒發熱、胸腹滿悶者不宜。

肺結核伴有發熱、口乾唇燥、咳血症狀者不宜單獨服用。

癰疽初起或潰後熱毒尚盛者不宜服用。

孕婦不宜長期大量服用。

選購祕笈

以圓柱形，極少分枝，上粗下細；表面灰黃色或淡褐色，有縱皺紋或溝紋，皮孔橫向延長、略突；味微甜，嚼之微有豆腥味者為佳。

藥膳養生館

		功效	製作
菜點類	羊脖子燉黃耆	補氣補血，扶羸癒瘡。	羯羊脖子1個，黃耆飲片60克。將羯羊脖子洗淨斬塊，放入冷水鍋中煮沸，去除浮沫，轉小火煮約半小時，將黃耆飲片用紗布包好，放入鍋內同煮，待肉熟，加薑片、蔥段、鹽、香料各適量調味即可。
	黃耆燉烏雞	益衛固表，提高免疫力。	黃耆30克，防風、焦白朮各15克，烏雞1隻，鹽適量。將雞去內臟洗淨後入沸水中氽一下，將上述幾味中藥用紗布包好，裝入雞肚內，入鍋加水及鹽適量，燉至雞爛熟即可。
湯粥類	黃耆鱔魚湯	補氣養血，健美容顏。	黃耆30克、紅棗5枚（去核）分別洗淨，薑洗淨切片，鱔魚300克宰殺後去腸雜、洗淨、斬塊。起油鍋放入鱔魚塊、薑片、鹽，炒至鱔魚塊半熟，將黃耆、紅棗放入鍋內，加清水適量，大火煮沸後，改小火煲約1小時至熟，加適量料酒、醬油調味即可。
	黃耆陳皮粥	健脾養胃，補益元氣。	陳皮3克碾粉待用；黃耆50克加水適量煎取濃汁，去渣後加100克白米、少許紅糖煎煮成粥，再加入陳皮粉煮沸片刻。早晚兩次分服，一日服完，可常食。
	補虛正氣粥	補正氣，療虛損，抗衰老。	黃耆20克、黨參10克分別洗淨切片，水泡40分鐘，取液去渣，並濃縮至30克；白米100克洗淨煮粥，粥將成時加黃耆、黨參濃縮液，稍煮至熟即可。
	補陽還五湯	補氣活血，祛瘀通絡。可用於中風後遺症、抗腦血栓形成及小兒麻痺後遺症。	生黃耆60克，當歸尾、赤芍各6克，川芎、桃仁、紅花、地龍各3克。水煎飲用。
飲品類	歸脾飲	可治多種出血性疾病。	黃耆、桂圓肉、茯神、炒棗仁各9克，白朮、人參各6克，木香、炙甘草、遠志、當歸各3克，生薑3片，大棗3枚。水煎飲用。
	黃耆桂枝五物飲	益氣和營，溫經通痺。可治血痺證。	取黃耆18克、白芍10克、桂枝10克、生薑12克、大棗6枚，水煎飲用。

山藥

性味：性平，味甘

歸經：歸脾、肺、腎經

適用體質：氣虛體質

養生劑量：10～20克

適用劑量：15～30克

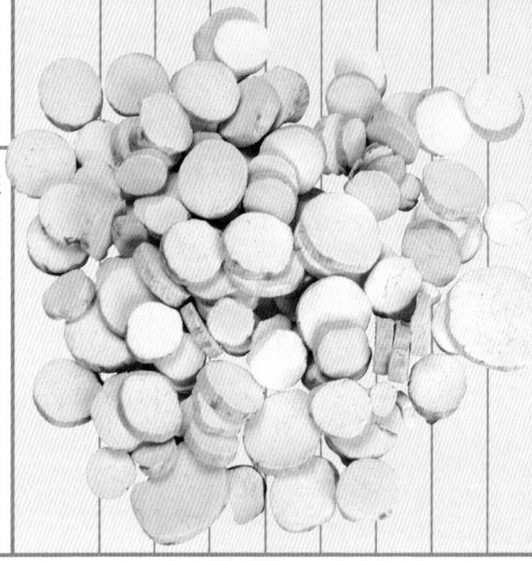

山藥，為薯蕷科植物薯蕷的塊根，具有益氣養陰，補益脾、肺、腎等之作用，是中醫平補脾肺腎的中藥材。最早記載於《山海經》和《神農本草》，被列為藥之上品。山藥還是歷史悠久的傳統保健食品。據載，慈禧為健脾胃而吃的「八珍糕」中就含有山藥。

家庭醫生

腹瀉：山藥20克，蓮子10克，芡實10克，薏米10克，白米100克；將諸藥及白米洗淨，加水適量，煮成粥食用。

慢性前列腺炎：鮮山藥50克，生地20克，南瓜子10克，金櫻子5克，白米100克；山藥洗淨後去皮切為小塊，南瓜子去皮搗碎，將諸藥與白米加水同煮成粥食用。

天然養生

補氣健脾

乾山藥30克，糯米50克，加適量砂糖同煮成粥。可供四季早晚餐食用。溫熱食。

穩定血糖

山藥100克，綠豆80克。將山藥削皮切丁，綠豆洗淨，二者加水煮至熟爛即可食用。

補益脾胃

鮮山藥100克，洗淨後蒸約30分鐘，去皮食用。

餐桌宜忌

胃潰瘍患者宜食鮮品山藥。

常服山藥忌食生蔥。

山藥為收澀之品，老年人大便祕結者忌用。

用法大全

敷治手足凍瘡：用山藥一截，磨細敷上，過敏者慎用。

敷治乳炎、乳房腫痛：研生山藥泥外敷，過敏者慎用。

選購祕笈

以質堅實、粉性足、色潔白、乾燥者為佳。

藥膳養生館

		功效	製作
菜點類	山藥桂圓燉甲魚	滋陰潛陽，散結消腫。	先將甲魚1隻宰殺，洗淨去內臟，連甲帶肉加適量水，與適量山藥片、桂圓肉清燉，至燉熟，加鹽調味即可。食用時，吃肉喝湯。
菜點類	兔肉燉山藥	滋養肝腎，安神補血。	兔肉250克洗淨切塊，薑15克切片，山藥40克切塊；鍋中倒入水，放入兔肉塊、薑片、桂圓肉適量、山藥塊，加料酒15克、雞精1克，燉約1小時。枸杞15克溫水泡好，開蓋後加枸杞，改小火再燉約半小時至熟，加鹽調味即可。
菜點類	山藥百合煲豬蹄	養顏清火，滋潤肌膚。	500克豬蹄收拾淨，切塊，燙去血水。山藥100克洗淨切塊。百合適量，泡洗淨。砂鍋加高湯或水，燒開後放入豬蹄塊、山藥塊、百合，改小火煲熟。出鍋前加鹽調味即可。
菜點類	山藥珍珠丸子	補氣養血，健脾固精。	糯米150克，冷水泡1天，撈出瀝水；豬肉50克剁泥；山藥50克洗淨去皮，蒸熟搗爛，加入豬肉泥、澱粉、鹽等調味料拌勻，捏成每顆15克的丸子，外邊滾層糯米，裝盤蒸熟即可。
菜點類	蜜汁山藥段	潤肺止渴，潤腸通便。	鮮山藥900克，去皮洗淨切段，加入開水略汆。梨、蘋果各2顆去核切丁。白糖60克放入砂鍋裡加水燒開，加山藥段，煮沸時改小火，放入梨丁、蘋果丁，隨山藥煮約30分鐘至熟；山藥撈出裝盤，糖汁去雜熬濃，加桂花滷，把果料盛出撒在山藥上，澆上鍋中剩餘的糖汁即可。
菜點類	山藥紅棗糕	助消化。最宜胃潰瘍、十二指腸潰瘍者食用。	銀耳20克洗淨撈起，在清水中泡數分鐘，去蒂，加480克水放果汁機中打碎，盛出，加紅棗、冰糖放電鍋中，加120克水煮至開關跳起，盛出略冷。熟山藥適量，與紅棗20枚洗淨，磨成泥，加入銀耳甜湯中，邊倒邊攪拌，最後隨意加些時令水果丁即可。
飲品類	一味山藥飲	適於治療肺癆發熱、咳喘及脾腎氣虛引起的小便不利、大便泄瀉。	取生山藥120克，洗淨切片，加水10倍，入鍋上火煎煮至山藥熟透，去渣取汁，晾溫。代茶飲用。

補血中藥

預防和治療面色蒼白或萎黃、心悸失眠、手足發麻等血虛證

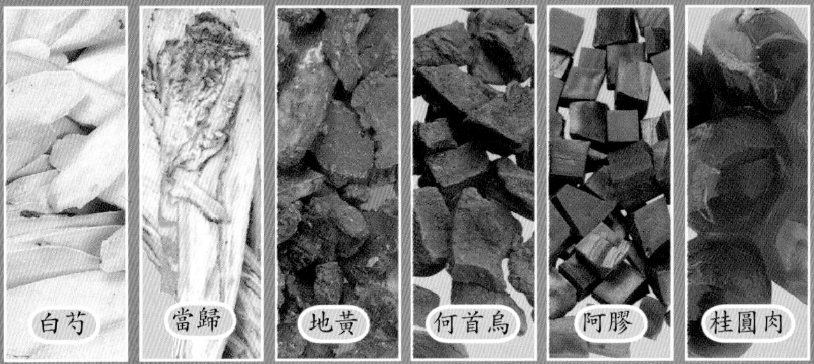

白芍

性味：性微寒，味苦、酸

歸經：歸肝、心、腎經

適用體質：氣虛體質

養生劑量：5～10克

適用劑量：15～30克

芍藥是毛茛科多年生草本植物。每年4～5月開花，色澤鮮艷、絢麗多彩。古人評花：牡丹第一，芍藥第二，謂牡丹為花王，芍藥為花相。因為它開花較遲，故又稱為「殿春」。《詩經・鄭風》中有「維士與女，伊其相謔，贈之以芍藥」的記載。古代男女交往，以芍藥相贈，表達結情之約或惜別之情，故又稱「將離草」。根可入藥，有赤芍和白芍之分。

白芍又稱白芍藥，具有養血斂陰，平抑肝陽，柔肝止痛之功效。《藥品化義》稱：「白芍藥能補能瀉，專行血海，女人調經胎產，男子一切肝病，悉宜用之調和氣血。」

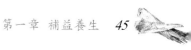

餐桌宜忌

白芍不能與中藥藜蘆同用。

陽衰虛寒者不宜用。

小藥方

《本草綱目》記載，將白芍研細，每日服兩匙，水送下，可治鼻血不止。

選購祕笈

以根粗長，均勻挺直，質地堅實，粉性足，皮色整潔，無白心或裂痕者為佳。

家庭醫生

哮喘：白芍20克，甘草10克，麻黃5克，水煎服。

類風濕性關節炎：白芍30克，五加皮10克，甘草10克，將諸藥水煎服，15天為1個療程。

中老年貧血症：白芍10克，桂圓肉20克，大棗10枚，紅糖少許；將諸藥水煎後加入紅糖少許調味，代茶飲。

中老年高血壓：白芍10克，牛膝10克，決明子10克，牡蠣30克；先將牡蠣打碎，煎煮30分鐘，再放入其他藥物煎2次，每次30分鐘，合併藥液分早中晚服用。

天然養生

健脾養血

白芍20克，白朮10克，甘草10克，大棗5枚，水煎2次，合併藥液，分早中晚飯前半小時服。

養血保肝

白芍10克，金銀花10克，柴胡5克，甘草5克，將諸藥水煎服，30天為1療程。

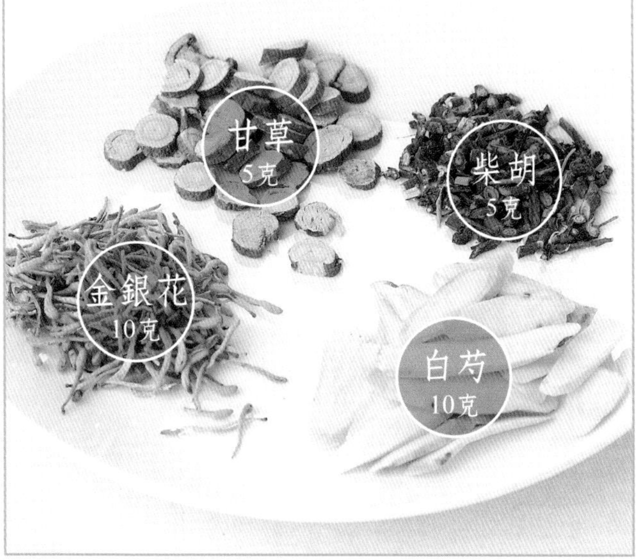

白芍和赤芍

白芍與赤芍同為毛茛科植物芍藥的根，因加工方法的不同而分為赤芍、白芍。將芍藥的根採集後，直接洗淨曬乾者為赤芍，而洗淨置沸水中煮後再曬乾者為白芍。另外從植物的種類和產地上來說，赤芍多用毛果芍藥和卵葉芍藥的根，主產於內蒙古、四川及東北等地，而白芍多用芍藥的根，主產於浙江、安徽、山東等地。

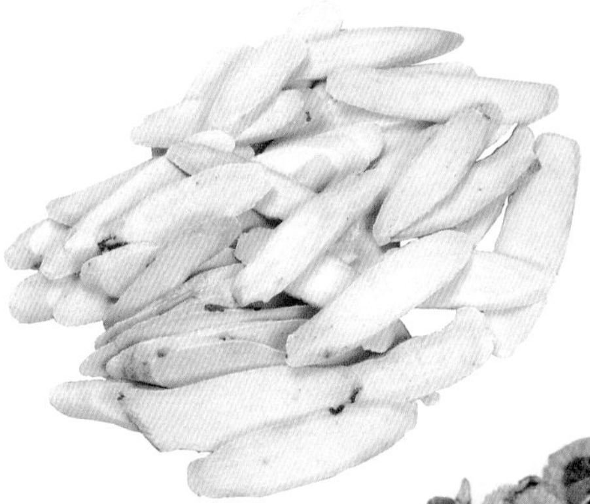

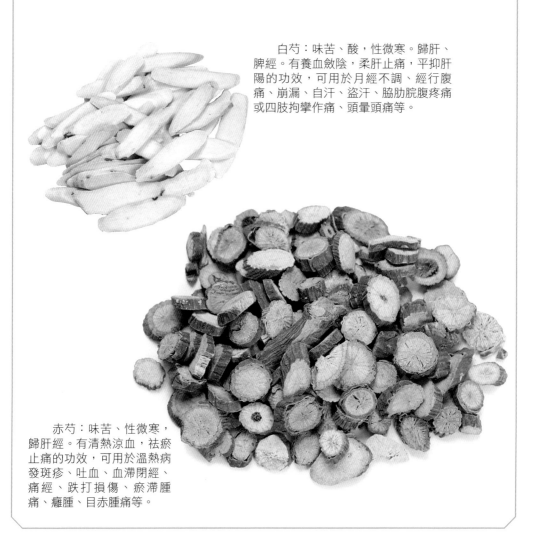

白芍：味苦、酸，性微寒。歸肝、脾經。有養血斂陰，柔肝止痛，平抑肝陽的功效，可用於月經不調、經行腹痛、崩漏、自汗、盜汗、脇肋脘腹疼痛或四肢拘攣作痛、頭暈頭痛等。

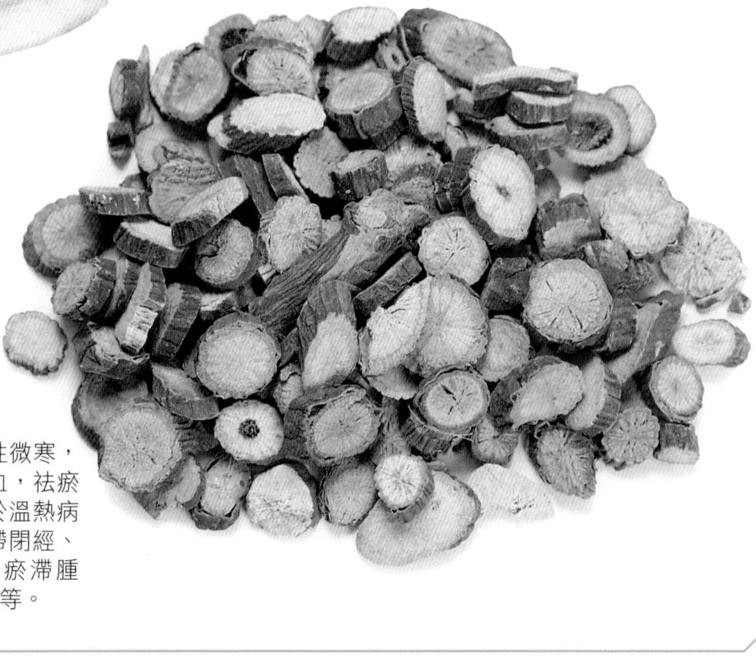

赤芍：味苦、性微寒，歸肝經。有清熱涼血，祛瘀止痛的功效，可用於溫熱病發斑疹、吐血、血滯閉經、痛經、跌打損傷、瘀滯腫痛、癰腫、目赤腫痛等。

藥膳養生館

		功效	製作
菜點類	天麻白芍煲牡蠣	滋陰益血，補肝補腎，祛風止顫。	天麻20克，白芍10克，牡蠣肉300克，西芹50克，薑10克，蔥15克，鹽4克，素油30克，醬油20克。將天麻、白芍烘乾打成細粉；牡蠣肉洗淨切薄片；西芹洗淨切3公分長的段；薑切片，蔥切段。將炒鍋置大火上燒熱，加入素油，燒至六成熱時，加入薑片、蔥段爆香，投入上述全部材料，加鹽、醬油炒勻，加水300克，用小火煲約30分鐘至熟即成。
	靈芝白芍燉瘦肉	平抑肝陽，解熱鎮痛，益心安神。	菌靈芝20克，白芍10克，豬瘦肉300克，薑10克，蔥15克，鹽5克。將菌靈芝潤透切片；白芍洗淨潤透切片；豬瘦肉洗淨，切4公分見方的塊；薑拍鬆，蔥切段。將豬瘦肉塊、菌靈芝片、白芍片、薑塊、蔥段、鹽同放入燉鍋內，加水600克。燉鍋置大火上燒沸，再用小火燉煮約50分鐘至熟即成。
	木瓜白芍煲鰻魚	養血斂陰，柔肝止痛，寧心安神。	木瓜30克，白芍10克，炙甘草6克，酸棗仁10克，鰻魚250克，料酒15克，薑10克，蔥15克，鹽4克，素油30克。將前四種藥物裝燉杯內，加水200克，煎煮約25分鐘，去渣留汁液待用。鰻魚去骨、內臟，切片；薑切片，蔥切段。把炒鍋置大火上燒熱，加入素油，燒至六成熱時，加入薑片、蔥段爆香，加入鰻魚片、料酒、藥汁和鹽，炒勻後加水300克，用小火煲約30分鐘至熟即成。
湯粥類	百依百順粥	紓肝緩急、柔肝健脾，對脾氣暴躁、鬱傷喜哭、汗多煩熱等症有良好的輔助治療作用。	糯米100克、大棗10個、小麥20克、白芍15克、蜂蜜20克。將小麥與白芍加水煮約半小時去渣，將其汁倒入鍋中，再加糯米及大棗，放適量水煮約3小時至熟，加入蜂蜜調勻即可。
飲品類	白芍飲	消炎止瀉。對慢性腸炎患者尤佳。	白芍15克，茯苓20克，白朮15克，生薑10克，附片15克，紅糖20克。將附片炙好，加水煮約30分鐘，取藥汁備用；白芍、茯苓、白朮、生薑洗淨切片，加附片藥汁及適量清水，用小火煎煮約30分鐘，去渣取汁，加入紅糖攪勻即成。

當歸

性味：性溫，味甘、辛

歸經：歸心、肝、脾經

適用體質：血虛體質

養生劑量：3～6克

適用劑量：10～15克

當歸入藥歷史悠久，《神農本草經》將其列入草部上品。許多傳統的中藥方劑都離不開當歸，有「十方九歸」之說。被尊為「藥王」、「血中聖藥」。可養血、暖宮、治腹痛、豐胸、祛斑。《本草備要》說它：「血虛能補，血枯能潤。」

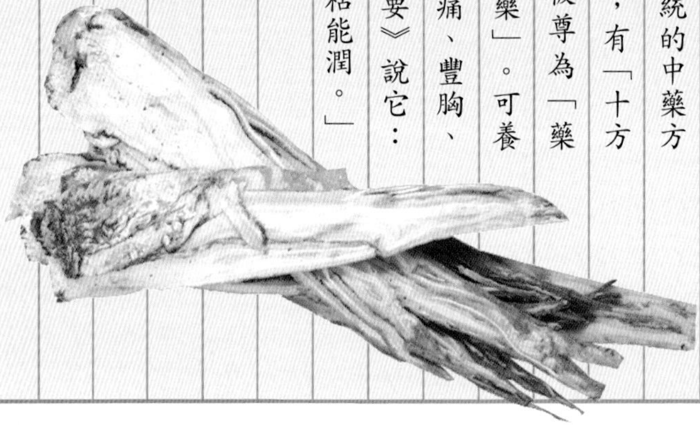

家庭醫生

貧血症：當歸6克，黃耆20克，豬肝500克。有益氣補血的功效。將豬肝洗淨切片，放入當歸、黃耆，加水適量，燉煮約1小時至熟，加鹽、料酒各少許調味，食肝喝湯。

慢性蕁麻疹：當歸6克，生地黃15克，白芍10克，牡丹皮10克，荊芥10克，白蒺藜15克，防風10克，甘草5克，將諸藥水煎2次，合併藥液分為早中晚服用。

天然養生

活血調經

當歸6克，水煎汁去渣。白米50克，紅棗5枚，加當歸藥汁及適量水煮至米爛粥稠。每日早晚空腹溫熱食，10天1療程。

豐胸暖宮

幾片當歸加一點花生、枸杞及米飯，加適量水，入鍋熬約5分鐘。經期過後連吃7天，同時搭配擴胸運動，可豐胸並溫暖子宮，提高受孕率。

潤腸通便

當歸6克，生地15克，生首烏10克，肉蓯蓉10克，蜂蜜適量，將諸藥（除蜂蜜）煎煮2次，每次30分鐘，加蜂蜜調勻，代茶飲。

餐桌宜忌

大便溏瀉者忌食。

熱盛出血患者忌用。

當歸與綠豆不宜同用。

選購祕笈

以主根粗長、油潤、外皮顏色黃棕、斷面顏色黃白、氣味濃郁者為佳。

藥膳養生館

		功效	製作
菜點類	當歸咖哩飯	美味補益。	將當歸15克加清水先煎約1小時，棄渣取汁留用；牛肉（或豬肉）50克洗淨切片，與馬鈴薯塊、咖哩粉各適量一起放入鍋中，加當歸藥汁及適量清水煮熟，加鹽調味即可。
菜點類	當歸燉豬肝	溫經散寒，暖腎回陰，養血活血，化瘀止痛，養肝明目。	將當歸、胡椒、紅花、肉桂各10克洗淨，放入砂鍋內，加清水適量，置於火上，煮約1小時後去渣取汁。把豬肝洗淨，切成片。煮鍋放入藥汁和豬肝片，加水適量，置於火上，煮約20分鐘後，加鹽調味，熟後飲湯食肝。
菜點類	當歸燉烏雞	滋陰，退熱，養經。適用於身體虛弱、盜汗、經血不調症。	烏骨雞1隻宰殺洗淨，當歸、熟地、知母、地骨皮各10克，放入雞腹內，用線縫好，下鍋燉熟，加鹽調味，去藥食肉。
菜點類	當歸枸杞煲鵪鶉蛋	可治療病毒性肝炎。	將30克當歸洗淨，切片，與枸杞30克、鵪鶉蛋10顆同入砂鍋，加水適量，煨煮約30分鐘，取出鵪鶉蛋，去殼後再放回鍋中，小火同煨約10分鐘即成。早晚2次分服，當日吃完。
菜點類	當歸羊肉羹	溫中補益，補氣養虛。	取羊肉500克洗淨，放鍋中（勿用鐵鍋）。另取當歸、黃耆、黨參各25克，用紗布包好，也放鍋內，加水、蔥段、薑片各適量，小火煨燉至爛熟，加鹽調味即可。
湯粥類	歸耆雞湯	補氣補血。	先將雞腿1隻洗淨並切塊。再將雞腿放入水中，以大火煮開，接著放入黃耆10克，和雞腿一起燉至七成熟，再放入當歸5克，煮約5分鐘至熟，並加少許鹽調味即可。
飲品類	紅棗山楂當歸茶	補血，助消化，補益。	山楂10克，去核洗淨切片；紅棗5枚，洗淨去核；當歸6克洗淨切段。將山楂片、紅棗、當歸段、白糖5克放燉杯內，加水250克。燉杯置大火上燒沸，再改小火煮約15分鐘即可。

地黃

性味：性溫，味甘
歸經：歸肝、腎經
適用體質：血虛、陰虛體質
養生劑量：5～10克
適用劑量：10～30克

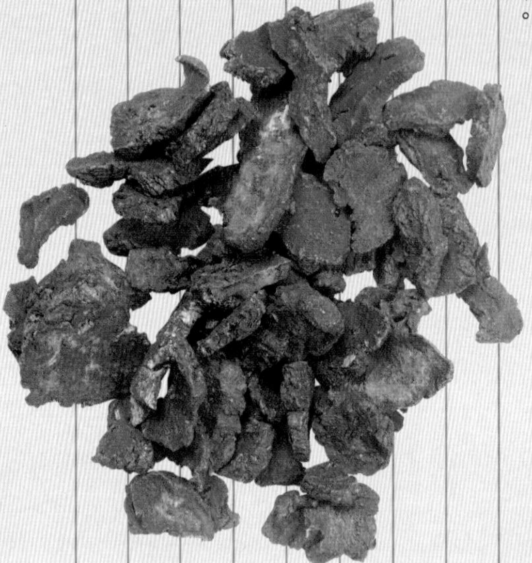

熟地黃，別名熟地。為玄參科植物地黃經蒸熟曬乾的塊根。有養血滋陰、補精益髓的功效。生地黃是直接曬乾的塊根，有清熱涼血、養陰生津的功效，常用於溫熱病，如營血症①及熱病傷陰、消渴症、腸燥便祕等。

家庭醫生

月經不調：熟地黃20克，當歸10克，白芍10克，川芎5克，水煎服。

糖尿病：生地黃、熟地黃各15克，山茱萸10克，五味子5克，將上述幾味中藥水煎代茶飲。

高血壓：熟地黃20克，水煎煮約1小時，取藥液代茶飲。

天然養生

滋陰養血，安神
將鮮藕2節洗淨搗爛擠汁備用；用砂鍋把地黃15克、麥冬10克煎汁，把鮮藕汁煮熟放溫，再與煎出的藥汁混合服下。

清熱止血
將鮮茅根、生地黃各50克洗淨切碎，榨汁，加入白糖，溶化拌勻飲用。每日3次，沖服。

養血滋陰
將熟地黃60克洗淨，泡入500克的白酒罐內，用不透氣的塑膠皮封嚴口，浸泡7天後飲用。

餐桌宜忌

脾虛泄瀉、胃寒食少、胸膈有痰者慎服。

地黃忌與豬血、蘿蔔、蒜同食。

氣血虛弱的孕婦忌用。

選購祕笈

以塊根肥大、味甜者為佳。

①營血症：相當於西醫的中毒型流感。

藥膳養生館

		功效	製作
菜點類	地黃蒸烏雞	填精補腦，益智健身。	雌烏骨雞1隻宰殺，去毛、內臟，洗淨；生地黃150克洗淨，切條，加飴糖150克拌勻，裝雞腹內；將雞仰置瓷盆中，隔水用小火蒸熟即成。分2日食用。
菜點類	人參地黃燉蜜糖	滋陰潤肺，益氣補脾。	生地黃洗淨切粒，白茯苓洗淨切粒，一起放入鍋內，加水煲約1小時，濾取湯汁約1碗半，以燉盅盛裝。高麗參洗淨切片，放入盛有生地黃、白茯苓湯的燉盅內，加蓋，小火隔水燉三、四個小時，加蜜糖溶化後飲用。
湯粥類	地黃枸杞甲魚湯	益氣養陰。	枸杞30克，熟地黃15克，北黃耆10克紮入布包；甲魚宰殺，去甲殼、頭、爪，洗淨、切塊，放入砂鍋內，加水及藥包，大火煮沸後轉小火煲至甲魚肉熟透，去藥包，加鹽、味精調味即可。
湯粥類	山藥地黃豬胰湯	可治療糖尿病。	山藥60克洗淨切塊，乾地黃30克洗淨，豬胰1具洗淨切塊。用瓦鍋加適量清水煮豬胰塊，再入山藥塊和乾地黃同煎，加鹽調味。熟後飲湯吃肉，佐膳亦可，連續服用。
湯粥類	地黃黑米粥	補血益氣。	取黑米100克煮粥，另取砂鍋，用於地黃濃煎取汁，等黑米粥成時加入地黃汁及生薑2片，粥沸後即可食用。
湯粥類	百合地黃粥	養陰清熱，涼血安神。	百合25克洗淨；乾地黃50克，入清水泡30分鐘，煎汁去渣；白米25克淘淨。將地黃汁、百合、白米同放鍋內，加水煮粥至熟，加蜂蜜調味即可。
飲品類	黑芝麻地黃酒	強筋益骨，驅散風濕。	用紗布袋裝上黑芝麻100克、薏米30克、乾250克。白酒1000克裝入罐中，將藥袋放入浸泡，浸泡7天後飲用。
飲品類	化瘀止痛酒	可治傷損瘀血在腹。	將桃仁（去皮尖，炒熟）、丹皮、肉桂（去粗皮）各30克搗末，與生地黃汁250克、白酒500克煎數十沸，冷卻去渣收貯。每次溫飲1～2小杯，每日3次。

何首烏

性味：性溫，味苦、甘、澀

歸經：歸肝、腎經

適用體質：血虛體質

養生劑量：5~10克

適用劑量：10~30克

何首烏，又名首烏、山首烏、赤首烏。

傳說昔日何氏曾服用此草藥後白髮變黑，故稱何首烏。有養血、益肝、補腎、治血虛髮白之功效。李時珍在《本草綱目》中說它：「養血益肝，固精益腎，健筋骨，烏髮，為滋補良藥。不寒不燥，功在地黃、麥門冬①諸藥之上。」

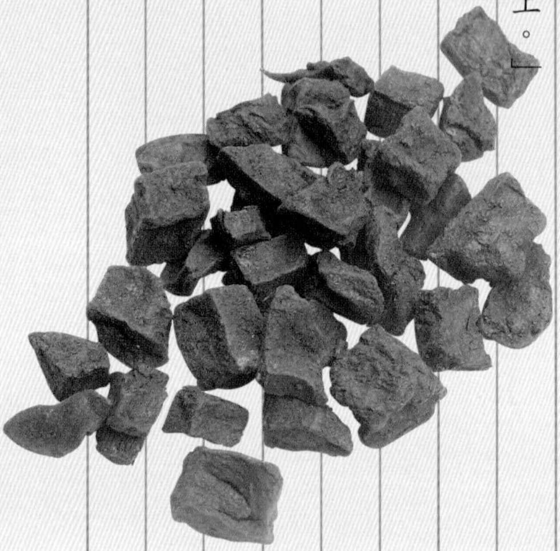

餐桌宜忌

何首烏忌與蘿蔔、豬肉、豬血、羊血、無鱗魚同食。

何首烏中含有鞣質類物質，遇鐵易產生變化，煎藥忌用鐵器。

近年來還有服用何首烏出現過敏反應、上消化道出血、肝臟損傷等報導，服用時應提高警惕，如有上述情況發生，應及時停服，並請醫生進行診斷和治療。

外用妙法

敷治慢性潰瘍：取鮮何首烏葉適量，揉軟後貼患處，每日換藥1次。

小藥方

《本草綱目》記載，破傷血出，可用何首烏末敷上即止。

選購祕笈

以質堅體重、粉性足者為佳。

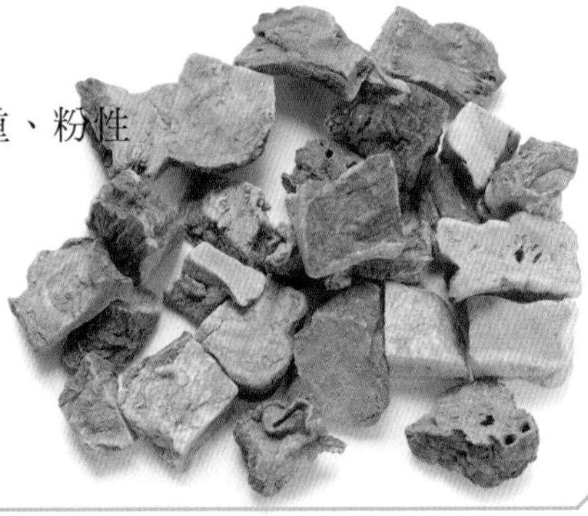

①麥門冬：即麥冬。

天然養生

美容、降脂、減肥
綠茶、何首烏、澤瀉、丹參各等量，加水共煎，去渣飲用。每日1劑，隨意分次飲完。

補肝益腎
何首烏20克，桑葚20克，女貞子10克。水煎代茶飲。

滋補脾腎
大棗30枚，羊脛骨的骨髓10克，何首烏10克，白米100克，將何首烏煎煮約40分鐘，於藥液中放入洗淨的大棗、骨髓及白米，同煮成粥，早晚食用。

固髮生髮
將何首烏10克加300克水煎汁，棄渣取汁，用汁燉核桃仁30克與豬腦1具，熟後加鹽調味食用，每天1次。

家庭醫生

失眠、神經衰弱：何首烏15克，夜交藤10克，酸棗仁10克，大棗10枚，水煎代茶飲。

血脂異常症：何首烏10克，決明子10克，山楂5克。將藥物水煎2次，將藥液合併後，代茶飲用。

血虛證：何首烏20克，桂圓肉15克，大棗10枚，紅糖少許。將何首烏、桂圓肉及大棗煎煮2次，每次40分鐘，合併藥液後加紅糖適量，分早中晚服用。

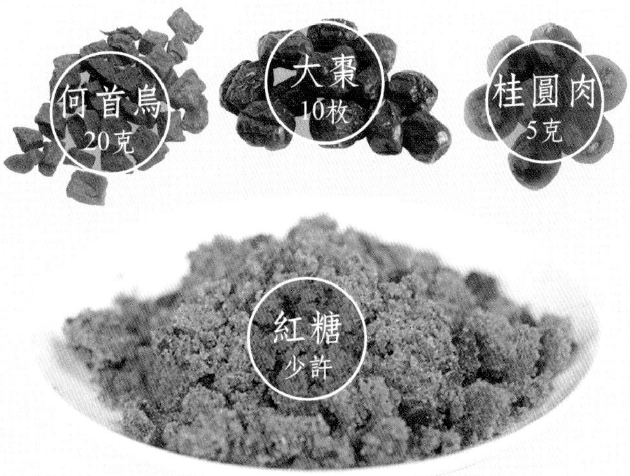

生首烏和制首烏

制首烏：將生首烏用黑豆汁拌勻蒸製，使黑豆汁全部浸入生首烏中，取出曬乾者為制首烏，副作用很小。用於中老年人體虛滋補，但因兼有收斂功效，濕痰重者不宜應用。

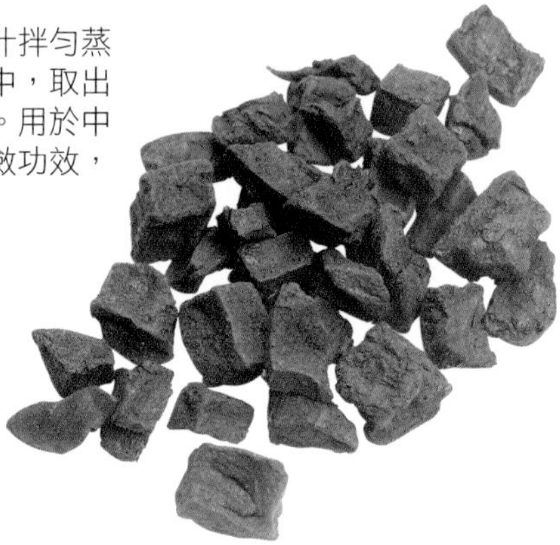

生首烏：將何首烏的塊根採挖後，洗淨曬乾者稱生首烏，有一定毒性，可用於治療大便乾燥、便祕等症。

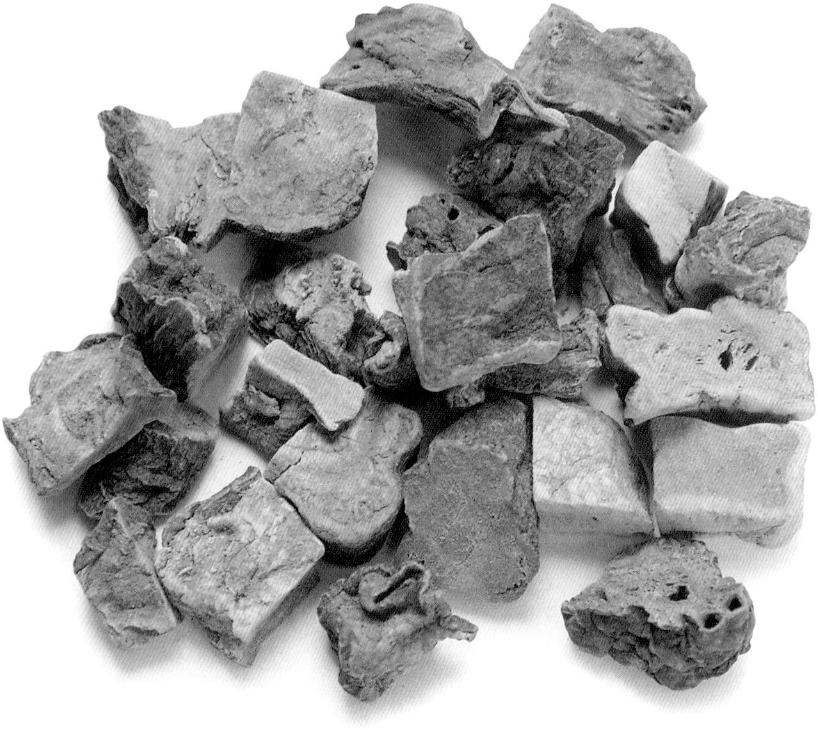

藥膳養生館

類別	名稱	功效	製作
菜點類	何首烏蒸雞	補腎滋陰。	光雞500克洗淨剁塊，入沸水氽燙，洗淨。蔥、薑去皮洗淨拍鬆。何首烏30克放碗內，開水燙一下撈出。雞塊、蔥、薑、何首烏同放一碗內。鍋加水燒沸，加鹽適量、15克料酒、15克蠔油、少許胡椒粉、香油調勻，盛出澆在裝雞塊的碗內，將裝雞塊的碗上籠蒸約20分鐘至熟取出即可。
菜點類	何首烏煮蛤蜊	補肝腎，滋陰。去脂減肥。	何首烏10克洗淨，去雜質；蛤蜊肉250克洗淨切片；薑切片，蔥切段。將何首烏、蛤蜊肉、適量料酒、薑片、蔥段同放鍋內，加水1500克。大火燒沸，再改小火煮約25分鐘至熟，加鹽、味精、香油調味即可。
菜點類	何首烏煮鯉魚	補肝，益腎，減肥。	何首烏10克研粉；鯉魚1條宰殺後去鱗、鰓及腸雜；薑切片，蔥切段。將何首烏粉、鯉魚、薑片、蔥段、適量料酒同放鍋內，加水適量，大火燒沸，再轉小火燉煮約25分鐘至熟，加入鹽、味精、香油調味即可。
湯粥類	何首烏海參瘦肉湯	補腎養血，又能潤燥烏髮，是產婦理想的滋補湯品。	桂圓肉20克水浸洗；海參1隻用水浸軟，洗淨切片；紅棗5枚去核，與瘦肉片250克、何首烏50克、桂圓肉、海參片，加水一併放入煲內煮滾，再改用小火煮約2小時至熟，下鹽調味即可。
湯粥類	何首烏黑豆湯	可治療冠心病。	將何首烏60克與黑豆100克入鍋加水，同煮至豆熟，去渣取汁。每日1劑，分3次食用。
湯粥類	何首烏百合粥	滋陰去火，潤燥。	先用砂鍋煎製何首烏15克，去渣取汁，與洗淨的百合30克、枸杞9克、大棗6枚、100克白米共煮成粥，放白糖調味。早、晚適量服食。
飲品類	何首烏汁	補腎氣。	何首烏80克加水1440克（6杯）煮約30分鐘，剩360克（1杯）水量，飲用即可。
飲品類	杞菊首烏飲	治高血脂症。	枸杞10克，何首烏、生山楂、丹參各30克，菊花、陳皮各6克。每日1次，水煎飲用。

阿膠

性味：性平、味甘

歸經：歸肺、肝、腎經

適用體質：血虛體質

養生劑量：3～5克

適用劑量：5～10克

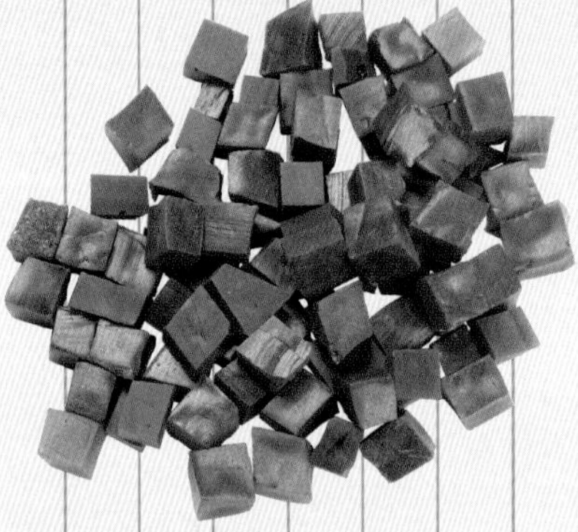

阿膠，為驢皮熬成的膠塊。因出自東阿，故名阿膠。為補血佳品，有補血、活血、補虛、治咳嗽之功效。《本草綱目》中稱其為「聖藥」。與人參、鹿茸並稱「中藥三寶」。阿膠含有多種蛋白質、胺基酸、鈣等，可改善血鈣平衡，促進紅血球生成，還能升高血壓，防止失血性休克。

家庭醫生

貧血：阿膠5～10克（打碎），大棗5枚，紅糖少許。將上述材料全部放入碗中，加水適量，隔水蒸約半小時服用。

慢性出血：阿膠5克，鹿角膠5克，大棗10枚，紅糖少許。將阿膠和鹿角膠打碎，放入碗中，加紅糖、大棗，隔水蒸，每日早晚服用。

天然養生

滋陰養血

阿膠10克，蜂蜜20克，以開水溶化，代茶飲。

潤肺止咳

阿膠5克，銀耳5克，將銀耳水發洗淨後與打碎的阿膠同放碗中，隔水蒸約3小時，可加冰糖少許調味。

活血養顏

凌霄花10克煎汁，去渣，加糯米適量和阿膠10克煮粥。每日食用1～2次。

補血補虛

將阿膠砸成小塊，放入茶杯中，加適量冰糖，沖水喝。

餐桌宜忌

脾胃虛弱者慎用阿膠。

感冒、咳嗽、腹瀉及月經期忌服。

忌與蘿蔔、濃茶同服。

阿膠必須用藥汁或開水、黃酒溶化後服用，不能與其他中藥入湯齊煎煮。

選購祕笈

平整光滑、表面閃光、透如琥珀，硬脆、不軟化，微甜、無異味臭氣，大小厚薄均勻，溶於水中時不產生顯著混濁者為佳。

藥膳養生館

		功效	製作
菜點類	鹿鞭雞	可治不孕症。	嫩母雞去毛及內臟後洗淨，與鹿鞭100克、當歸25克、枸杞適量、北耆15克、生薑3片同煮。大火煮沸後改小火燉至雞肉爛熟，再入阿膠25克，待其溶化後加鹽調味食用。連吃多次。
	鹿茸阿膠燉雞頸	補陰益壽。	雞頸肉250克洗淨去皮，切塊入沸水汆燙。山藥10克、桂圓肉5克洗淨。以上全部材料與鹿茸3克、阿膠10克一起放進燉盅，倒進約400克（1碗半）沸水，隔水燉。待水沸，用中火燉約1小時後改小火燉約1.5小時至熟。燉好後去渣加油、鹽調味即可。
	阿膠燉蛋	補血，養顏。	阿膠適量，剁塊，慢火將阿膠與適量糖煮溶，邊煮邊攪。雞蛋3顆打成蛋液，將雞蛋蛋液加入放涼的阿膠糖液，拌勻，倒入燉盅，蓋上蓋子，上鍋大火煮約10分鐘，關小火煮約20分鐘即成。
湯粥類	阿膠參棗湯	適用於氣血兩虛、頭暈心慌、出血過多所引起的貧血。	阿膠15克，紅參10克，紅棗10枚。阿膠、紅參、紅棗同放於大瓷碗中，注入300克水，蓋好蓋子，隔水蒸約1小時即可，分2次食參喝湯。
	阿膠豬瘦肉湯	適用於經後易感冒女性。	阿膠10克，黨參10克，枸杞10克，蔥白3根，豬瘦肉50克。先將阿膠打碎，將豬瘦肉洗淨切成小塊，連同蔥白、黨參、枸杞同時放進砂鍋內煮湯食用。食用時，加鹽調味。
	阿膠粥	營養豐富。	取阿膠適量與白米、小米、大棗、桂圓肉、花生等共煮成粥，食用。
飲品類	阿膠紅棗飲	養血健脾。可治療心悸失眠。	取大棗10枚置鍋內，加水適量煮熟，加入搗碎的阿膠6克，待其溶化，加紅糖適量調味。飲湯食棗。
	蔥白阿膠茶	溫中通便。主治冷祕。	先將蔥白10克加水煎湯，待汁煎至稍收濃後放入10克阿膠煮至溶化。代茶飲，每日1次，連服3～5天。

桂圓肉

性味：性溫味甘

歸經：歸心、脾經

適用體質：血虛體質

養生劑量：5～10克

適用劑量：10～30克

桂圓肉，又名圓肉、龍眼。為無患子科植物桂圓的假種皮。其所含葡萄糖、蔗糖、酒石酸、維生素A、B群維生素，對虛勞羸弱、失眠健忘等症有很好的治療作用。是中醫傳統補藥，桂圓乾有「南國人參」之稱。可治貧血、腸胃病、失眠、益智。

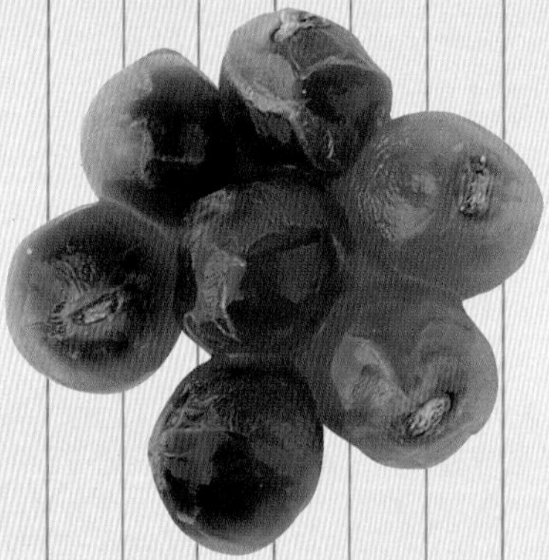

家庭醫生

貧血症：桂圓肉20克，大棗10枚，紅糖少許，隔水燉服。

神經衰弱：桂圓肉10克，酸棗仁10克，五味子5克，大棗10枚，水煎服。

心悸失眠：桂圓肉30克，白糖少許，隔水燉服。

天然養生

安神鎮靜

鮮桂圓去殼核，放碗中，加白糖適量，上鍋，蒸3次後桂圓變黑，拌少許白糖裝瓶隨食。

健腦益智

核桃仁500克、桂圓肉250克搗碎，與1000克蜂蜜一起置罐內攪拌。每次1匙，每日2次。適合學生與腦力勞動者食用。

補虛益腎

桂圓肉40克，西洋參10克洗淨，與適量蜂蜜共放燉盅內，加水煮約30分鐘即可。

補血安神

桂圓肉15克，蓮子、芡實各20克，同煮湯食用。每日1～2次。

養血益顏

桂圓肉、當歸各適量，用40°米酒浸泡半個月後，每日少量飲之。

餐桌宜忌

肺結核、肺膿腫、慢性支氣管炎及支氣管擴張症者忌食。

消化不良、風寒感冒患者忌食。妊娠早期的孕婦，不宜服用。

選購祕笈

以肉厚、質細軟、個大、色黃、半透明、味濃甜者為佳。

藥膳養生館

		功效	製作
菜點類	黑芝麻桂圓燉雞	補腎益精。	先將雞1隻洗淨，剖肚去腸雜，將薑汁搽勻雞肚，將黑芝麻洗淨連同桂圓肉適量塞進雞肚內，放入鍋中，加水燉熟，加鹽調味，飲湯食肉，隨量食用。
	桂圓燉烏龜	治肝癌手術後氣陰兩虛。	桂圓肉50克洗淨，豬脊骨連肉帶髓250克剁碎，烏龜500克殺後去腸雜並切塊。同放入鍋中，加水小火熬至肉爛，放鹽食用。
	糖漬鮮桂圓	養心血，補氣力，安心神。	鮮桂圓500克（去皮核），加白糖50克，反覆蒸、曬數次，至使色澤變黑，最後拌入白糖少許裝瓶，每次食四五粒，每日2次。
湯粥類	桂圓肉西洋參豬瘦肉湯	大補氣血。用於病後或久病體虛。	桂圓肉30克，西洋參5克，枸杞30克，豬瘦肉50克。上述材料洗淨後，豬瘦肉、西洋參切片，同放砂鍋小火煮約3小時至熟。加鹽、味精、蔥末各適量調味。每天1次。可常食。
	益壽銀耳桂圓湯	補腎強身，養陰潤肺。	乾銀耳15克溫水泡脹，洗淨去黑根，開水汆一下，再用水浸、上鍋蒸熟。枸杞15克洗淨，置小碗內蒸熟。桂圓肉15克切丁。水1500克，置火上燒沸。加入冰糖150克，溶化後再放入銀耳、枸杞、桂圓肉，煮沸片刻入碗即可。
	百合桂圓粥	治療陽痿、心脾兩虛。	鮮百合30克，桂圓肉15克，蓮子15克，紅棗5枚，糯米100克，白糖適量。同煮成稀粥食用，每日1次。
飲品類	木耳桂圓飲	養血活血。適合頭髮早白者飲用。	黑木耳3克洗淨，與桂圓肉5克加水同煎，加冰糖調味。
	桂圓大棗生薑煎	治產後浮腫。	取桂圓乾、大棗、生薑各適量，水煎飲用。
	桂圓安神茶	治失眠、心悸。	桂圓肉、炒酸棗仁各10克，芡實12克，煮湯睡前飲用。

補陽中藥

預防和治療腰膝痠軟、倦怠無力、畏寒肢冷、性功能低下等陽虛證

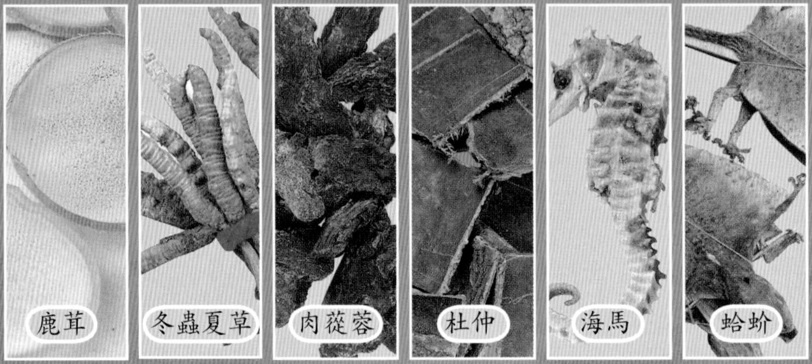

鹿茸

性味：性溫，味甘、鹹

歸經：入肝、腎經

適用體質：陽虛體質

養生劑量：0.3～0.5克

適用劑量：1～2克

鹿，形態美麗，性情溫順，自古以來都被視為瑞祥之物。鹿全身是寶。鹿肉是營養豐富、滋味無窮的食品。鹿血早在清代就被皇家當作養生祛病的頭號滋補品。當然，鹿產品中最著名的還是鹿茸，有「補陽第一藥」之稱。

鹿茸，又名斑龍珠，為鹿科動物梅花鹿或牡鹿尚未骨化的幼角，是東北三寶之一。有補腎，壯陽，治陽痿、慢性中耳炎等功效，《本草綱目》記載：「鹿茸性甘溫，為壯陽之品，能補元陽，治虛勞，填精血。」

餐桌宜忌

高血壓及肝腎虧損者忌用。

腦血管硬化者忌用。

熱性體質的男性忌用鹿茸。

有感冒、頭暈、咳嗽者忌用。

服用鹿茸時宜從小劑量開始，從0.3～0.5克逐漸增加，不能驟然加量使用，以免出現不適應症。

對鹿茸過敏者忌食，過敏體質者慎用。

選購祕笈

梅花鹿茸茸體粗大、挺圓、頂端豐滿、質嫩、毛細、皮紅棕色、油潤者為佳；馬鹿茸茸體飽滿、體輕、下部不起筋、斷面蜂窩緻密、少骨質者為佳。

家庭醫生

陽痿：雞蛋頂鑽1小孔，將0.3克鹿茸末從小孔中放入雞蛋內，上鍋蒸熟。每日晨起食1顆。

冠心病、心律不齊：每日服用鹿茸粉0.5～1克，30天為1個療程。

天然養生

強筋健骨

鹿茸50克，枸杞100克，白酒1000克。將鹿茸、枸杞放入白酒中浸泡15天後飲用，每次20～30克，每日1～2次。

益氣壯陽

鹿茸1克，人參3克，童子雞1隻。將雞去毛及內臟洗淨，切為小塊，放入鹿茸、人參及鹽等調味料少許，加水適量，燉煮1～2個小時至熟，吃肉喝湯。

溫腎助陽

將鹿茸3克研末。白米100克洗淨，加水，大火煮沸後加鹿茸末和3片生薑，再小火煎熬20～30分鐘至熟。冬季作為早晚餐食用。連服3～5天為1個療程。

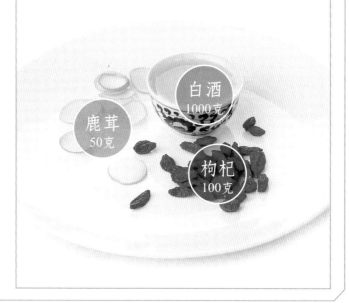

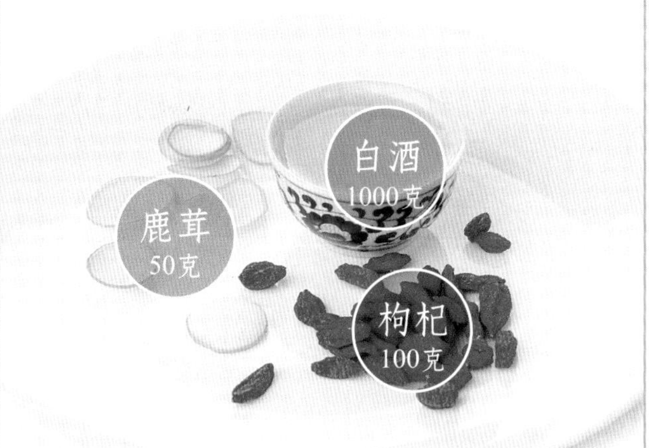

鹿的一身都是寶

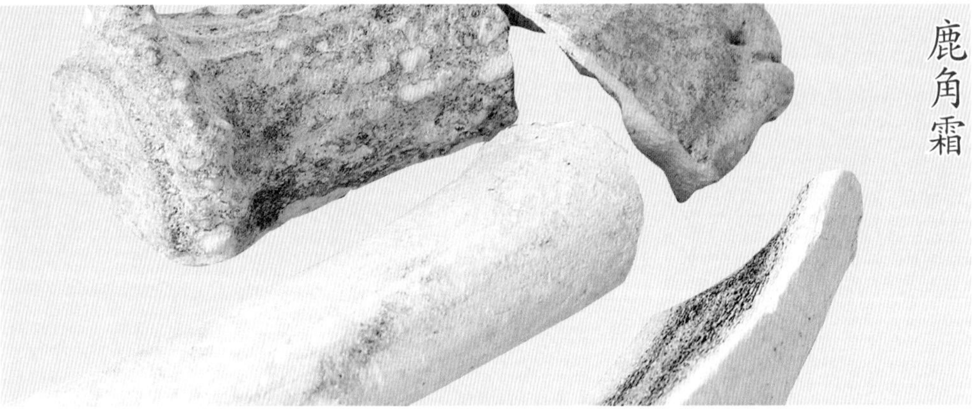

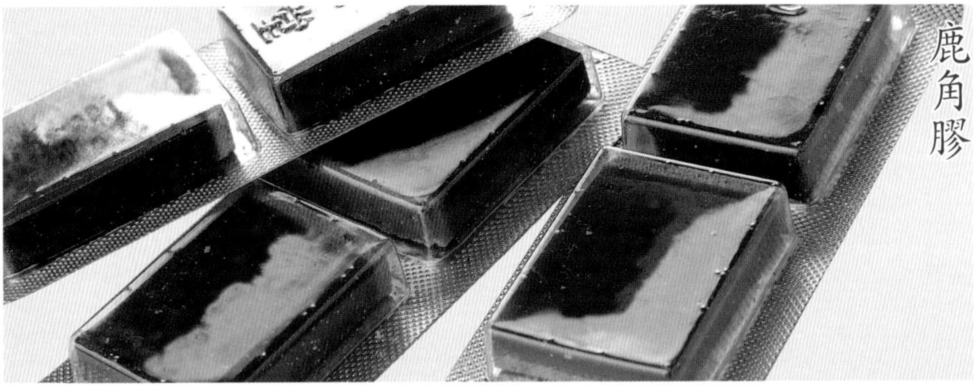

鹿角：為雄性梅花鹿或馬鹿已骨化的老角，也是中藥材之一。鹿角味鹹，性溫，歸肝、腎經，有補腎助陽（藥力較弱）、活血散瘀、消腫止痛的功效，適用於瘀血作痛、虛勞內傷、腰膝疼痛等症。

鹿角霜：為鹿角熬製鹿角膠後的剩餘骨渣，有益腎助陽的功效，補益效力雖弱，但不滋膩，兼有收斂作用，適用於腎陽不足而兼有脾胃虛寒，或婦女子宮虛冷、崩漏、帶下等症。外用對創傷出血、瘡瘍久不癒合者有效。

鹿角膠：為鹿角熬製成的膠塊。鹿角膠味甘鹹，性溫，歸肝、腎經，能補肝腎，益精血，又善止血，適用於腎陽不足、精血虧虛、虛勞羸瘦、虛寒性出血症等。

鹿胎：為雌性梅花鹿或馬鹿的胎鹿及胎盤，味甘鹹，性溫，入心、肝、腎經，有益腎壯陽、補虛生精的功效，適用於中老年人腎虛精虧所致的體質虛弱、頭暈目眩、畏寒肢冷、腰膝痠軟及婦女崩漏帶下等症。

藥膳養生館

		功效	製作
菜點類	參茸燉龜	益氣溫陽，養陰填精。	將龜1隻宰殺，去頭、爪及內臟，洗淨，切塊；人參10克，鹿茸3克，薏米50克，一同紮入布包，與龜肉塊同放入鍋中，加生薑、清水，煮至水開後撇去浮沫，加料酒、豬油，小火煮至肉熟，調入鹽，味精即可。
菜點類	鹿茸枸杞酒蝦	強筋補血。	蝦250克，去頭、腸泥，洗淨。鹿茸0.5克，加500克水與15克料酒，小火煮約5分鐘，待藥味出來後，放蝦入鍋，轉中火煮3～5分鐘至熟，最後加1克枸杞，微煮2分鐘，加鹽即成。
菜點類	鹿茸雞片	大補元氣，溫腎壯陽。	將高麗參、雞肉片與鹿茸片放入燉盅內，加開水適量，燉盅加蓋，小火隔水燉約3小時至熟，加鹽調味食用。
菜點類	鹿茸香菇菜心	溫腎助陽，補氣養血。	鹿茸片5克，加白酒20克浸泡；玉蘭片泡發切片。鍋燒熱，加油，油熱入薑末略炸，將香菇、青菜心下鍋炒，加味精、料酒、鹽、鹿茸浸泡酒液翻炒，攪勻收汁，投入玉蘭片，熟後以水澱粉勾芡裝盤，鹿茸片點綴在菜上即可。
菜點類	鹿茸羹	補氣血，壯元陽，益腎精。	鹿茸6克磨成粉；水發海參25克，青菜、口蘑各15克切片；肥肉膘50克和雞肉150克剁成泥、加雞蛋清1顆、雞湯適量、鹿茸粉和鹽、味精，攪勻，用油紙漏斗擠成珍珠形。鍋內放雞湯，燒開後將珍珠丸子放入湯內，再放海參片、口蘑片、青菜片，燒開後用水澱粉勾芡，熟後淋雞油。
湯粥類	鹿茸粥	補腎，壯陽，益精。	鹿茸3克、肉蓯蓉50克去皮切碎。鍋內放水1500克，放入100克白米煮粥，粥熟，放鹿茸、肉蓯蓉，煮熟即可。
湯粥類	鹿茸蟲草酒	益精血，溫腎陽。用於治療陽痿、不育、性冷感。	將洗淨的20克鹿茸片、90克冬蟲夏草裝袋內，紮口，置瓷瓶中，加1500克高粱酒密封。每日搖1次，泡10日以上。每晚服30克。
飲品類	山藥枸杞鹿茸飲	可治痛風之肝腎虧損症。	山藥30克，枸杞15克，生薑、紅棗各適量洗淨，與米酒、鹿茸片各30克一起放燉盅內，加開水適量，小火隔水燉約2小時至熟，去渣留汁，加鹽調味。適量飲用。

冬蟲夏草

冬蟲夏草是一種名貴中藥材。它的生長十分奇特：蟲草真菌感染蝙蝠蛾幼蟲，使其得病、僵化、死亡，於次年春夏自幼蟲頭部生出草莖，是蟲菌複合體。古代醫家說：「蟲草補三焦」，人的心肺為上焦，脾胃肝膽為中焦，腎生殖系統為下焦。具補虛，益腎，治乏力、虛弱、陽痿等多種功效。

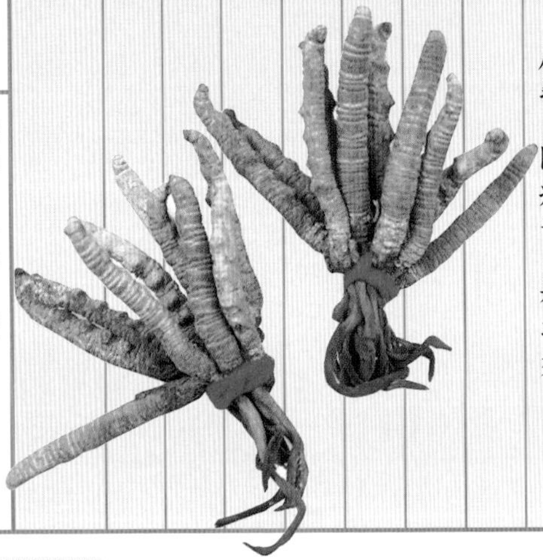

性味：性溫、味甘
歸經：歸肺、腎經
適用體質：氣虛體質
養生劑量：1～5克
適用劑量：5～10克

家庭醫生

慢性腎炎：冬蟲夏草5～10克，水煎1小時後，分早中晚服用。

慢性肝炎：冬蟲夏草5克，焙乾後研為細粉，分為3份，早中晚用溫開水送服。

天然養生

補血滋陰

烏雞1隻，冬蟲夏草25克，桂圓肉15克，大棗6枚（去核）。煲約3小時至熟，加鹽調味，飲湯食肉。

補腎滋陰

冬蟲夏草3克，女貞子10克，大棗10枚，將3味藥水煎2次，合併藥液代茶飲。

補腎助陽

取冬蟲夏草4～5枚，與雞肉300克共燉，煮熟後加鹽調味，食肉喝湯。

餐桌宜忌

患有前列腺炎或一般感冒時，最好停止食用冬蟲夏草。

選購祕笈

以蟲體肥大，無蟲蛀、發黴，質脆；菌座與蟲體連接完整，菌座短，斷面為纖維狀，黃白色；口感味淡微酸，聞微有腥香者為佳。

藥膳養生館

類別	名稱	功效	製作
菜點類	**蟲草汽鍋雞**	治療咳嗽哮喘、脾胃不適。	雞肉150克洗淨切塊。將薑3片、蔥3小段、胡椒粉適量入沸水鍋煮約4分鐘，放入雞塊汆去血水，肉變色後撈出瀝水，放汽鍋內。蟲草6條洗淨，擺雞塊上，入生薑片、蔥段各少許，加少量水，蓋子嚴蓋，大火蒸約1.5小時。雞熟後加鹽、胡椒粉調味，潷出原汁蓋上蓋子上桌食用。
菜點類	**玉竹蟲草南北杏燉蜆鴨**	提神解乏。	水鴨1隻洗淨，去毛及內臟，入滾水汆燙約5分鐘後洗淨。生薏米、熟薏米各適量，玉竹40克、陳皮1角洗淨，南杏仁、北杏仁各15克去皮，料酒適量，全部材料放燉盅內，加適量水，蓋上蓋子，隔水燉約4小時至熟，以鹽調味即可。
菜點類	**蟲草雞桃**	強身健骨。治療體乏無力。	雞肉150克剁成泥，加鹽調餡。饅頭切厚片，用模具製桃形。將雞肉餡抹於桃形饅頭片上，撒36克芝麻，用蟲草10克做成桃把，即成桃狀，入油鍋炸熟。
湯粥類	**蟲草百合鴨肉湯**	滋陰清熱，潤肺止咳。	冬蟲夏草3克，百合25克，鴨肉塊100克。先將鴨肉塊燉約30分鐘，後加入蟲草、百合再煮約15分鐘至熟，加鹽調味，飲湯食蟲草和鴨肉。
湯粥類	**蟲草燉羊肉湯**	可治頭眩、黑眼圈、飛蚊症①。	冬蟲夏草、炮天雄、肉蓯蓉各10克洗淨。羊肉塊100克放入滾水中，煮約5分鐘後取出洗淨。全部材料放燉盅內，加適量水，蓋上蓋燉約4小時至熟，下鹽調味即可。
飲品類	**蟲草補酒**	補肺氣，療虛損，壯腎氣，益精髓。	冬蟲夏草3～4條，泡入適量白酒中，密封一段時間後飲用。
飲品類	**冬蟲夏草茶**	強健身體，改善體虛症狀。	把冬蟲夏草5克放入鍋中，煎煮約半小時。將適量紅茶葉放入一起煮約5分鐘後，加入適量蜂蜜調勻即可飲用。

①飛蚊症：眼前經常看到像蚊群那樣的東西飛舞，有時一閃而過，有時聚而不散，形狀也時有變幻，似灰塵、似柳絲、似飛蟲，是眼球玻璃體發生退變、出現混濁而引起的，稱為「飛蚊症」，視力一般不受影響。

肉蓯蓉

性味：性溫、味甘

歸經：歸腎，大腸經

適用體質：氣虛體質

養生劑量：1～5克

適用劑量：5～10克

肉蓯蓉，又名淡大芸，為一年生寄生草本植物肉蓯蓉的帶鱗葉的肉質莖，具有補腎陽、益精血、潤腸通便之功效。《神農百草經》稱肉蓯蓉「養五臟，強陰，益精氣，久服輕身」。《本草匯言》稱肉蓯蓉「此乃平補之劑，溫而不熱，補而不峻，暖而不燥，滑而不瀉，故有『從容』之名」。

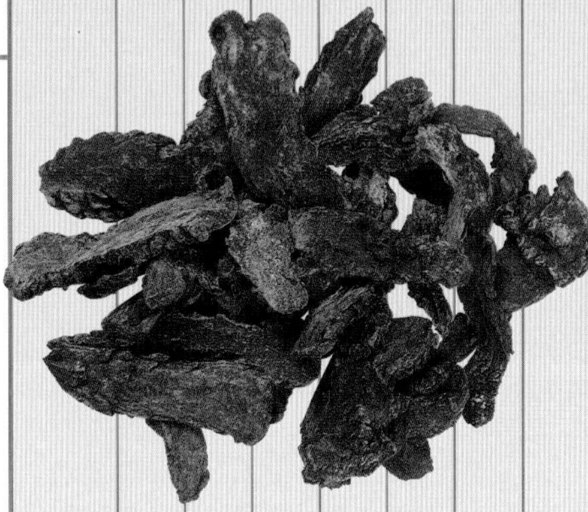

家庭醫生

便祕：肉蓯蓉10克，何首烏10克，水煎服。

老年性多尿症：肉蓯蓉15克，金櫻子10克，白米50克，同煮為粥，每日傍晚食用。

前列腺增生症：肉蓯蓉20克，懷牛膝10克，生黃耆10克，通草10克，將諸藥水煎2次，合併藥液分早中晚服用。

天然養生

補腎壯陽

肉蓯蓉10克，何首烏10克，枸杞10克，將諸藥用水煎煮2次，分早中晚服用。

補益肝腎

肉蓯蓉100克，枸杞50克，白酒500克，將肉蓯蓉與枸杞洗淨後放入白酒中，浸泡1個月後飲用，每次20～30克。

餐桌宜忌

陰虛火旺及脾虛大便泄瀉的老年人忌用。

選購祕笈

呈扁圓柱形，稍彎曲，表面棕褐色或灰棕色，有肉質鱗葉呈覆瓦狀排列，體重，質硬或柔韌，不易折斷，斷面棕褐色，有淡棕色斑點組成的波狀環紋者佳。

藥膳養生館

		功效	製作
菜點類	**肉蓯蓉燉羊腎**	補腎助陽，益精潤腸。用於治療腎虛勞損、陽痿、腰膝痠軟、耳聾、夜尿頻多和陽氣虛弱所致大便祕結。	羊腎1對，肉蓯蓉30克。將羊腎剖開，剔去白色筋膜和臊腺，清洗乾淨；肉蓯蓉洗淨，切片。將羊腎與肉蓯蓉一併放入砂鍋內，加清水，先用大火煮沸，再用小火燉煮20～30分鐘，以羊腎熟爛為度。撈去肉蓯蓉片，酌加適量胡椒末、味精和鹽調味。當菜或點心食用。
	肉蓯蓉海參燉瘦肉	補腎壯陽、潤腸通便。	肉蓯蓉洗淨，浸軟；海參浸發，洗淨，切絲；枸杞洗淨；豬瘦肉洗淨，切片。把全部材料放入燉盅內，加開水適量，燉盅加蓋，小火隔水燉三四個小時，加鹽調味供用。
	白羊腎羹	壯腎，暖脾胃。適用於腎虛陽道衰敗（陽痿）、腰膝無力、脾虛食少、胃寒腹痛等症。	肉蓯蓉50克，蓽蕟10克，草果10克，陳皮5克，胡椒10克，白羊腎2對，羊脂200克，鹽、蔥段、醬油、酵母粉、薑片各適量。將白羊腎、羊脂洗淨；將肉蓯蓉、陳皮、蓽茇、草果、胡椒裝入紗布袋內，紮住口後，與白羊腎、羊脂一同放入鍋內，加水適量。將鍋置灶上，用大火燒沸，小火燉熬，待羊腎熟透時，放入蔥段、薑片、酵母粉、醬油、鹽，如常法製羹。
湯粥類	**羊肉蓯蓉湯**	滋腎助陽，祛寒壯腰，補益精血，健脾益肺。	羊肉200克，肉蓯蓉、川續斷各12克，料包、生薑片和鹽各適量。羊肉洗淨、切塊，入鍋內與綠豆十數粒（約5克）或幾片蘿蔔加水煮，暫不放調料，煮沸約15分鐘，將綠豆或蘿蔔和水一起倒掉，膻味即除；鍋內再加清水、肉蓯蓉、川續斷和調味料；小火煨至羊肉爛熟即可，喝湯吃肉。
	肉蓯蓉稻穀糠湯	治療腎氣虛弱，消瘦，腰脊疼痛。	肉蓯蓉30克，稻穀糠30克，羊脊骨1具，白米30克，水煎飲湯。
飲品類	**人參蓯蓉茶**	補氣血，固腰腎。	人參5克，肉蓯蓉15克。將人參、肉蓯蓉水煎，去渣取汁，每日1劑，分數次飲服。

杜仲

性味：性平、味甘

歸經：歸肝、腎經

適用體質：氣虛體質

養生劑量：1～5克

適用劑量：5～10克

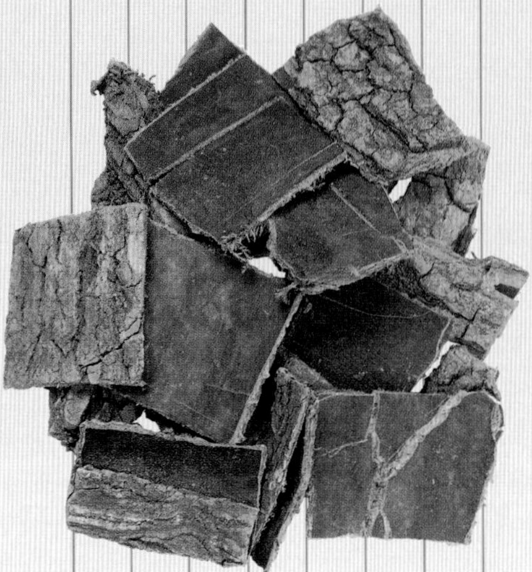

為杜仲科落葉喬木杜仲的乾燥樹皮，可補肝腎、強筋骨、安胎。我國最早的中藥學典籍《神農本草經》中就記載杜仲有「主腰脊痛，補中益精氣，堅筋骨，強志」之功效。

家庭醫生

高血壓：杜仲葉15克，白菊花10克，用開水浸泡，代茶飲。

血脂異常症：杜仲葉15克，決明子10克，何首烏10克，水煎代茶飲。

原發性坐骨神經痛：杜仲20克，雞血藤30克，豬腎1個，鹽等調味料少許，將杜仲、雞血藤加水煎煮約1小時，濾取藥液。將豬腎從中切開，剔去白筋切薄片，放入藥液中煮10分鐘左右，等豬腎熟後加鹽等調味料少許調味，食肉喝湯。

天然養生

強筋健骨

炒杜仲10克，川續斷10克，水煎服，每日早晚服，10天為1個療程。

強腰補腎

杜仲60克，川芎30克，虎杖30克，白酒500克，將3味中藥放入白酒中浸泡15天後服用。

益氣養血

杜仲10克，黃耆10克，當歸5克，雞蛋1個，將3味中藥煎煮40～50分鐘後，放入雞蛋同煮至熟，吃蛋喝湯。

餐桌宜忌

杜仲屬溫補藥物，有陰虛火旺者忌用。

由於杜仲有興奮大腦皮層和升高血壓的作用，低血壓患者禁用。

對杜仲過敏者禁用。

選購祕笈

外表皮淡棕色或灰褐色，薄皮有斜方形橫裂皮孔，厚皮有縱槽狀皮孔，內表皮暗紫色，折斷後有白色膠絲，膠絲多而密，呈銀灰色，富有彈性。

藥膳養生館

		功效	製作
菜點類	菜膽杜仲燒海參	補肝腎、降血壓，適用於陰精虧虛高血壓的食療。	油菜心100克，杜仲20克，水發海參200克。鹽2克，蠔油5克，鮑魚汁120克（可在超市買到），雞湯80克，蔥、薑各6片，水澱粉適量。油菜心擇洗乾淨，炒好備用；杜仲放鍋中炒乾，研成細粉；水發海參清洗乾淨，切成條狀待用；鍋中放油，油熱煸香蔥片、薑片，放海參條、杜仲粉，加雞湯、鮑魚汁，加鹽、蠔油調味，燒約10分鐘，將海參條撈出；原湯找好味，再放入海參條，加水澱粉勾芡收汁，盛出裝至用炒好的油菜心圍邊的盤中即可。
	豬腰煲杜仲	能補養肝腎、堅筋強骨，適用於肝腎不足、精氣虧虛之陽痿。	豬腰1個，杜仲15～20克。將二味入砂鍋內，加水煲熟，加鹽調味食用，隔日1次。
湯粥類	杜仲鹿肉湯	補益肝腎，散寒止痛。主治產後腎虛之身痛。	杜仲12克，桂皮9克，鹿肉200克，鹽等調料適量。將鹿肉洗淨切塊，與桂皮、杜仲共放入砂鍋內，加水適量，大火煮沸後改小火慢燉至狗肉爛熟，去藥渣加入鹽等調料，食狗肉飲湯。
	杜仲素腰湯	降低血壓，消炎抑菌，緩和坐骨神經疼痛。	素腰150克，杜仲10克，素蝦仁、豆苗各100克，老薑1塊。素腰、素蝦仁洗淨瀝乾；杜仲放入鍋中加500克水以小火熬煮成250克藥汁，倒入碗中，撈除杜仲；老薑切片；豆苗洗淨、瀝乾。鍋中倒入香油30克，加入米酒60克、素高湯750克、鹽5克、清水500克；倒入煮好的杜仲水調勻，煮開後加入薑片、素腰、素蝦仁、豆苗煮熟即可。
	杜仲番茄肉片湯	補氣血，降血壓。適宜高血壓陽虛患者食用。	杜仲15克，番茄100克，豬瘦肉50克，薑5克，蔥10克，鹽5克，素油50克，雞蛋1個，澱粉20克，雞湯500克。杜仲烘乾打粉；番茄洗淨切片，豬瘦肉切片；薑切片，蔥切段。把肉片放入碗內，加入澱粉、鹽、杜仲粉，打入雞蛋，拌成稠狀掛漿，待用。把炒鍋置大火上燒熱，加入素油，燒至六成熱時，下入薑片、蔥段爆香，加入雞湯燒沸，下入肉片、番茄片，煮約8分鐘至熟即成。

海馬

性味：性溫、味甘

歸經：歸肝、腎經

適用體質：陽虛體質

適用劑量：3～10克

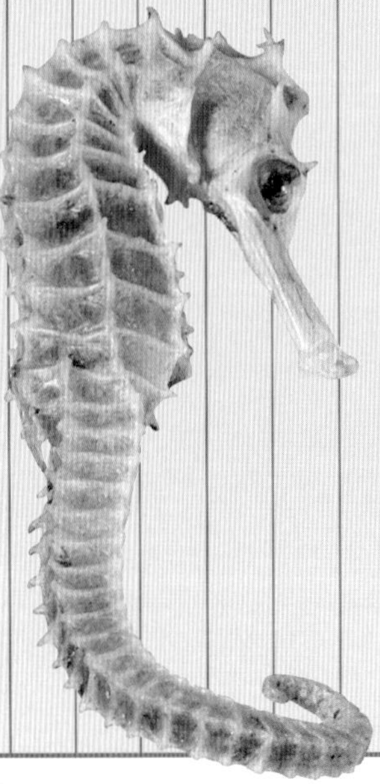

海馬，又名馬頭魚、水馬。海馬因其頭部酷似馬頭而得名，屬海龍目海龍科海馬屬。是一種經濟價值較高的名貴中藥，有補腎，溫內，治陽痿、白帶過多的作用。被稱為「南方人參」。自古以來備受人們的青睞，男士們更是對其情有獨鍾。

家庭醫生

腎虛白帶多：海馬1對，杜仲15克，黃耆30克，當歸12克，白果10克，白芷10克，土茯苓30克，水煎2次，分2次服，每日1～2劑。

腎虛陽痿：用海馬1對，炙焦研粉，每次服3克，日服3次，黃酒送下。

乳腺癌：海馬1隻，蜈蚣6隻，穿山甲5克，焙乾研末，每次1克，米酒沖服，每日2次。

天然養生

補腎健體

將海馬烘乾研成粉末，用純正的米酒浸泡1個月，每晚臨睡前飲1小杯。

壯陽

每次用1個豬腎，從中將其剖開，去除筋膜及臊腺，夾住1～2隻海馬，盛在1個瓷盅中隔水清燉，晚上臨睡前食用。

滋補溫內

用海馬配當歸、北耆、黨參、山藥、紅棗、枸杞等中藥和雞肉燉湯食用。

強筋骨

海馬1對洗淨瀝乾置入500克白酒中。封口浸泡15天即成，每日睡前飲1小盅。

餐桌宜忌

適宜腎陽不足、老人虛弱、久喘不止、虛喘哮喘患者食用。

陰虛火旺者忌用。

孕婦忌用。

選購祕笈

以形體大、堅硬飽滿、頭尾齊全者為佳。

藥膳養生館

		功效	製作
菜點類	龍馬蒸乳鴿	補腎壯陽。	將海龍、海馬各15克用酒泡軟洗淨，乳鴿1對去毛雜洗淨。將海龍、海馬與10克枸杞置於鴿腹中，置碗內，加雞湯和蔥段、薑片、胡椒、味精、料酒、鹽各適量，蓋嚴，上籠蒸熟即可。
菜點類	海馬童子雞	溫中壯陽，益氣補精。適於陽痿、早洩、小便頻數、崩漏帶下。	童子雞1隻去毛雜洗淨；海馬10克、蝦仁12克泡開洗淨，擺雞身上，加蔥段、薑末、鹽、味精、黃酒、清湯各適量，上籠蒸熟，雞取出，去除蔥段、薑片，原湯加鹽、黃酒、味精燒沸，下水澱粉勾芡，澆在雞身上即可。
湯粥類	海馬豬肉湯	補肺益氣，溫陽。	豬肉100克洗淨切絲，加澱粉抓勻；鍋中加清水適量煮沸後，下海馬、蛤蚧各1對及豬肉絲，燉至熟透後，加蔥花、薑末、胡椒、川椒、鹽、味精、豬油各適量，再煮一、二分至熟即成。
湯粥類	海馬蛤蚧湯	溫陽益腎。	海馬1對，蛤蚧1對。鍋中加清水適量煮沸後，下海馬、蛤蚧，燉至熟透後，加蔥花、薑末、胡椒、川椒、鹽、味精、豬油各適量，再煮片刻即成。
飲品類	海馬三鞭酒	益腎養血。	海狗鞭、大海馬、大蛤蚧、熟地各12克，梅花鹿鞭、淫羊藿、當歸各15克，牛鞭、鹿茸各10克，人參20克，黃耆18克，高粱酒1000克。上藥置高粱酒中密封浸30天後飲用，每日2次，每次30～50克。
飲品類	海馬益腎酒	強身助陽，補腎。	蛤蚧1對，海馬、鹿茸各10克，丹參15克，五味子、淫羊藿各30克，枸杞50克，白酒2500克。上藥置白酒中，密封浸30日後飲用。睡前飲用30克，2個月1療程。
飲品類	海馬蛇床子酒	健身強腎。	蛇床子15克，枸杞、韭子、菟絲子各10克，海馬1對，白酒1500克。上藥同置酒中，密封浸15天後飲服，每次50克，每晚1次。

蛤蚧

性味：性平，味鹹

歸經：歸肺、腎經

適用體質：陽虛體質

適用劑量：3～6克

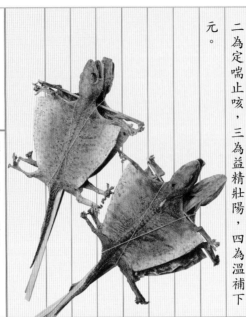

蛤蚧，又名蛤蚧乾、蛤蟹、仙蟾。為動物蛤蚧去除內臟後的乾燥全體。可補腎，益精，治陽痿、咳嗽。明代李時珍認為，蛤蚧能「補肺氣，定喘止咳，功同人參。益陰血，助精扶羸，功同羊肉。」當代名醫朱良春總結了蛤蚧的四大功用：一為補肺滋腎，二為定喘止咳，三為益精壯陽，四為溫補下元。

家庭醫生

久咳肺癆：蛤蚧焙乾10克，黨參、山藥、麥冬、百合各30克，研末製蜜丸，每次服3克，1日2次，溫水送服。

肺虛咳喘：蛤蚧連尾1對，塗蜜、酒，烤脆研末，加東北紅參等量共研，加蜂蜜煉丸，每次服3克，1日2次。

治療陽痿：蛤蚧1對，鹿鞭1個，黃酒浸泡2個月後服用。每次服10克，每天1次。

天然養生

助腎陽，益精血

取蛤蚧、人參各15克，淫羊藿、枸杞各30克，益智仁20克，置於上等白酒1500克的瓶中。加蓋密封，60天後服用。

補虛

用蛤蚧1對，去皮及內臟，與雞肉或豬肉同燉熟之後食用。

潤肺清火

用蛤蚧粉、烏蛇粉各3克，加少許蜂蜜用水沖服，每天2次，連服1個月。

益氣強體

糯米100克，加水煮粥，再加入蛤蚧粉2克、人參粉3克攪勻，趁熱食用。

餐桌宜忌

外感風寒咳嗽者忌服。

內有瘀熱者忌服。陰虛火動者忌服。

選購祕笈

以體大、尾粗而長、無蟲蛀、乾燥者為佳。

藥膳養生館

		功效	製作
菜點類	川貝煲海蛤蚧	治咳平喘。	蛤蚧乾2個洗淨，溫水浸約5小時；瘦肉100克，入沸水氽燙後撈出切塊；川貝10克，溫水浸約30分鐘。蛤蚧放入沸水鍋中煲約20分鐘，再放入瘦肉塊、川貝和薑片適量煲約1小時至熟，放鹽調味即可。
菜點類	人參蛤蚧山雞煲	補元氣，補肺益腎。	蛤蚧1隻，溫水洗淨泡軟去皮；砂鍋內放枸杞、當歸、貝母各5克，沙參10克，黃耆7克，大棗10克，杏仁8克，再將山雞去內臟洗淨放鍋內，加湯，小火燉至五成熟，將備好的適量人參與蛤蚧一起入鍋燉熟爛，出鍋前加雞精、雞油、鹽調味即可。
菜點類	蛤蚧鷓鴣	可治療慢性化膿性中耳炎。	蛤蚧1對和鷓鴣1隻剝開洗淨，去內臟，切成小塊，用酒浸洗，然後與生薑2片置燉盅內隔水燉約3小時至熟，加入鹽調味即可食用。
湯粥類	蛤蚧生薑湯	補腎虛。治小兒哮喘。	取蛤蚧1對，洗淨，放入適量黃酒、生薑片和鹽少許。小火燉爛後依個人口味調味食用。
湯粥類	參桃蛤蚧湯	滋補肺腎，平喘止咳。	蛤蚧1隻洗淨切塊；砂鍋中加適量水，將蛤蚧及人參、核桃仁各10克一起放入鍋中，以小火煮約2小時即可服用。
湯粥類	生津蟲草石斛瘦肉蛤蚧湯	滋補肝腎，養陰生津。	蛤蚧1對洗淨，去頭、內臟和爪。冬蟲夏草50克、霍山石斛25克、瘦豬肉200克和陳皮1角洗淨。全部放入瓦煲內，加水煲至水滾，再煲約3小時至熟爛，加鹽調味即可。
飲品類	紅參蛤蚧酒	補腎壯陽，益氣安神。	蛤蚧1對連尾，放火上烤熟；紅參10～20克，與蛤蚧同浸2000克米酒中，7日後飲用，每日酌量飲20～50克。
飲品類	人參蛤蚧飲	補肺氣，納腎氣，止咳平順。用於支氣管哮喘。	先將蛤蚧100克去鱗皮及頭足，以黃酒浸漬後，微火焙乾，與白參100克同研末，瓶裝備用。1天2次，每次4克，開水送服。

補陰中藥

預防和治療五心煩熱、口燥咽乾、潮熱盜汗等陰虛證

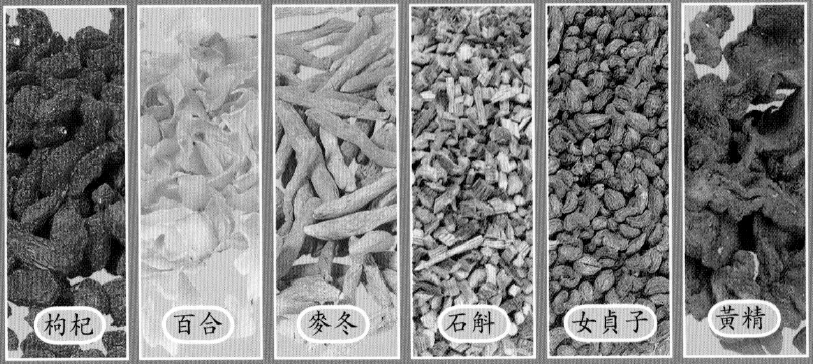

枸杞

性味：性平、味甘

歸經：歸肝、腎、肺經

適用體質：血虛，陽虛體質

養生劑量：5~10克

適用劑量：5~15克

枸杞，是家喻戶曉的藥食兩宜的中藥材，有滋補肝腎、明目、潤肺的功效。

《本草綱目》稱它「滋腎、潤肺、明目」。我國古代醫學家很早就發現了它的藥用價值，從漢代起就應用於臨床，並當作延年益壽的佳品，至今二千多年應用不衰。

唐代詩人劉禹錫曾有詩盛讚枸杞：「僧房藥樹依寒井，井有清泉藥有靈。枝繁本是仙人杖，根老能成瑞犬形。上品功能甘露味，還知一勺可延齡。」

天然養生

益腎健腦
取山楂、枸杞各15克。用沸水浸泡約2小時，代茶頻飲。

補氣養身
將枸杞一小把及紅棗3枚放入水杯中，開水沖泡服用。

益氣養陰
枸杞100克，女貞子50克，生曬參20克，低度白酒1000克，將3味藥浸泡於白酒中，1個月後服用，每日早晚服20～30克。

補血滋潤
紅棗（去核）、桂圓肉、鮮蓮子各20枚，鮮百合2朵，枸杞40粒。煲約25分鐘食用。

餐桌宜忌
綠茶和枸杞不可同飲。

高血壓、性情急躁、喜食肉類者慎食。

感冒發燒、身體有炎症、腹瀉者忌食。

選購祕笈
以顏色紅潤、顆粒飽滿、肉厚者為佳。

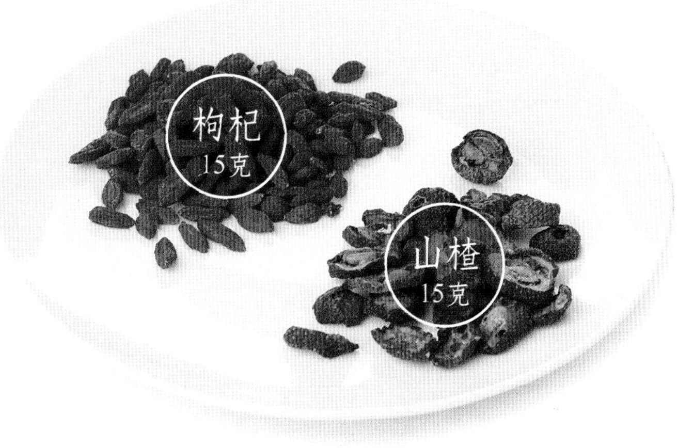

家庭醫生

慢性萎縮性胃炎：枸杞500克，焙乾研粉，每日2次空腹服用乾粉20克，1個月為1個療程。

血脂異常症、肥胖：枸杞250克，女貞子250克，紅糖適量，將枸杞及女貞子洗淨焙乾研粉，早中晚用開水沖服10克，可加紅糖少許調味。

男性不育症：枸杞20克，何首烏10克。將枸杞洗淨；何首烏煎煮1小時取藥液。每日早晚嚼食枸杞，用何首烏藥液送服，1個月為1個療程。

中寧枸杞甲天下

中寧縣地處寧夏回族自治區中部，黃河青銅峽上游，是「古絲綢之路」進入華北與關中的要衝，中國枸杞的故鄉。中寧枸杞俗稱「紅寶」，以其悠久的栽培歷史、優良的品質、獨特的藥用價值而一枝獨秀。

素有「天下枸杞出寧夏，中寧枸杞甲天下」之美譽，為歷代宮廷貢品，現在成為治病強身、保健美容、佐餐品茗、饋贈親友的珍品。

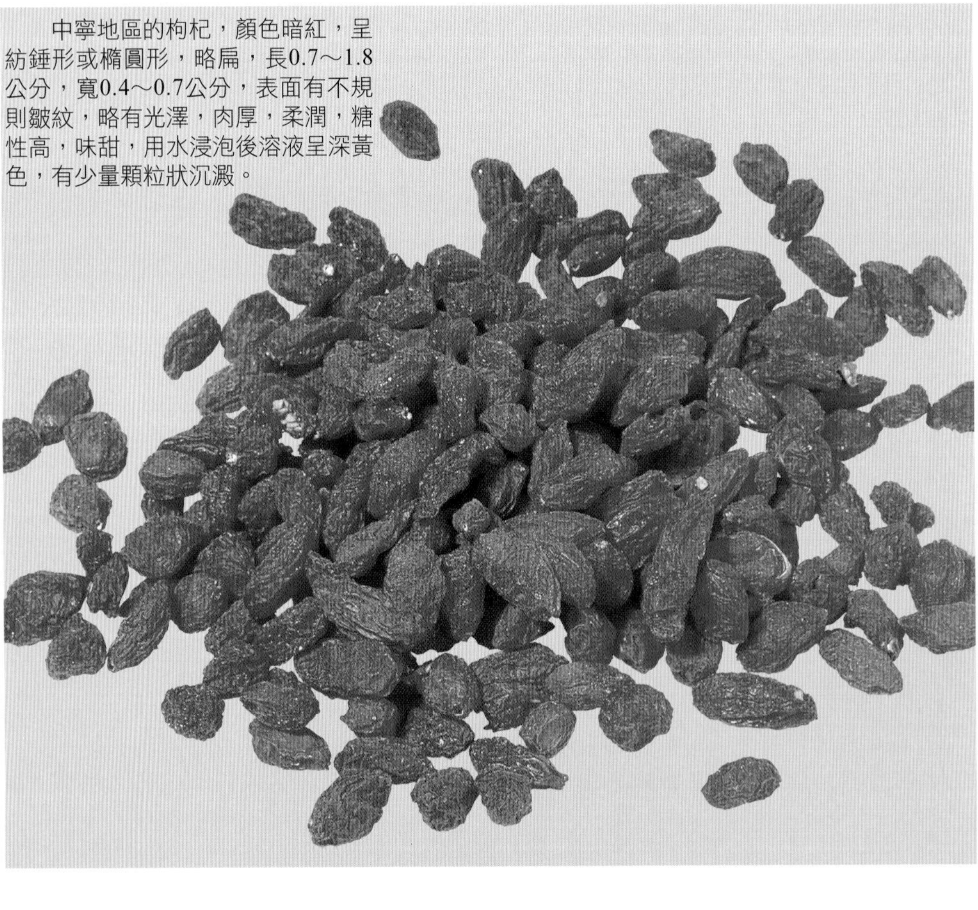

中寧地區的枸杞，顏色暗紅，呈紡錘形或橢圓形，略扁，長0.7～1.8公分，寬0.4～0.7公分，表面有不規則皺紋，略有光澤，肉厚，柔潤，糖性高，味甜，用水浸泡後溶液呈深黃色，有少量顆粒狀沉澱。

藥膳養生館

		功效	製作
菜點類	枸杞炒金針	補血護肝，安神。	新鮮金針200克和適量枸杞洗淨，瀝乾水分備用。熱鍋，倒入30克的油，先放入枸杞爆炒，再加入金針拌炒至熟，加鹽調味即可。
	枸杞炸烹大蝦	脆嫩營養。	枸杞30克洗淨，15克煮汁，15克蒸熟。大蝦500克洗淨切段，用鹽1克、料酒15克稍醃，以水澱粉調成糊狀。蔥、薑切絲，蒜切片，放入碗內加糖、鹽、醬油、料酒各10克及枸杞汁調汁。鍋放油燒熱，放入蝦段、薑絲、蒜片、蔥絲炸至呈金黃色，撈出瀝油。鍋留底油燒熱，入炸好蝦段，加入調味汁及熟枸杞炒幾下，淋香油、米醋調味即可。
	枸杞滑溜裡脊片	香嫩補血。	50克枸杞分2份，1份煮汁，1份蒸熟；豬裡脊肉250克去白筋切片，用蛋清、水澱粉、鹽拌勻漿好，入熱油中滑透撈出；鍋留底油燒熱，放適量木耳、筍片和豌豆、蔥末、薑末、蒜末、香醋、料酒、鹽翻炒，加熟枸杞、豬肉片、枸杞濃縮汁和清湯翻炒至熟即可。
湯粥類	枸杞雞肉粥	保護眼睛。	香菇5朵浸水備用。洗淨的半塊雞胸肉對切2塊入鍋，加水、料酒、鹽調味，中火煮湯。用熬好的高湯加白米半碗煮粥，滾後加枸杞15克一起煮。撈出雞胸肉剝成雞絲。蔥切末，香菇切絲，用油爆香。粥好加雞絲、香菇絲與蔥末繼續小火煮熟即可。
飲品類	枸杞桂圓蛋糖水	補肝腎，益氣血。適用於身體虛弱和病後進補者。	先將枸杞15克、桂圓肉10克和雞蛋2個一起加水煮，待蛋熟後去殼，再加入30克冰糖，稍煮片刻食用。
	菊花枸杞茶	清火明目。	杭白菊、枸杞各10克，加入大茶壺內，加入熱開水，10分鐘後即可飲用。
	銀耳枸杞汁	美白滋潤。	銀耳泡水10分鐘，然後放在鍋裡小火燉約10分鐘，加10～15顆枸杞，一起煮10～15分鐘，加冰糖熬至湯液黏稠即可。

百合

百合，為百合科多年生草本植物卷丹、百合或細葉百合的乾燥肉質鱗葉。味道鮮美，營養豐富，藥用價值很高。百合入藥始載於漢朝《神農本草經》，中醫認為其能養陰清熱、滋補潤肺、治肺結核咳血、安神。《本草綱目》中有百合可潤肺止咳、寧心安神、補中益氣之功效的記載。

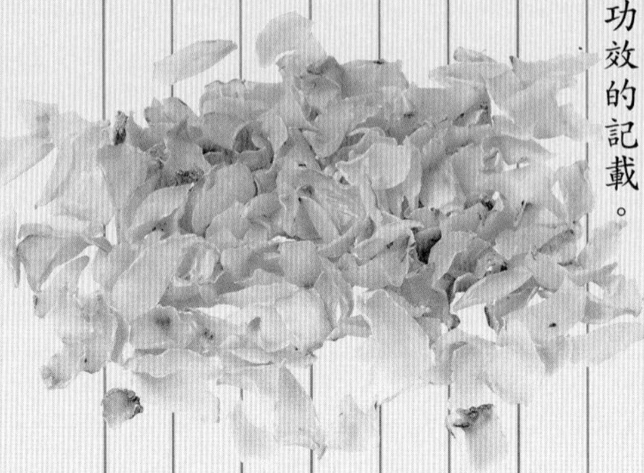

性味：性平，味甘、微苦

歸經：歸心、肺經

適用體質：陰虛體質

養生劑量：5~15克

適用劑量：10~30克

家庭醫生

身體虛弱：百合10克，枸杞10克，山藥10克，大棗5枚，白米100克，將諸藥與白米同煮成粥，早晚食用。

慢性支氣管炎：百合15克，甜杏仁10克，蜂蜜適量，將百合及杏仁用冷水發開，放入碗中蒸約1小時，取出等溫涼後加入蜂蜜，食百合、杏仁，喝湯。

天然養生

清心安神

百合100克、蜂蜜50克拌勻，上鍋蒸熟，睡前食用，最宜睡眠欠佳、久咳者食用。

養陰潤肺

百合、蓮子、薏米各適量，同煮粥，加冰糖或白糖調味食用。

滋補肝腎

百合10克，枸杞10克，桂圓肉10克，大棗5枚，白米100克，諸藥洗淨與白米同煮成粥，早晚食用。

補脾開胃

百合10克，山楂5克，大棗5枚，水煎代茶飲。

餐桌宜忌

清心宜生用，潤肺蜜炙用。百合不宜多食，傷肺氣。

小藥方

鮮百合洗淨，曬乾後研磨成粉，塗於外傷出血處，有良好的止血效果。

藥膳養生館

		功效	製作
菜點類	白果百合絲瓜	潤肺。	乾百合10克，以清水浸1天，過程中需換4次水，泡至其雪白膨脹。絲瓜300克削皮，洗淨後切塊。熱鍋，倒入15克油，先爆香蔥末，然後放入絲瓜塊和少許水炒軟，將百合10克、白果40克加入炒熟，加鹽調味即可。
菜點類	百合八寶飯	軟糯香甜，營養豐富。	百合、薏米各100克，上籠蒸軟；青紅絲、蜜櫻桃、蜜瓜條各50克，蜜棗40克，橘餅20克，分別切塊。糯米500克蒸熟，與薏米、百合、蜜櫻桃、蜜瓜條、蜜棗、橘餅、青紅絲、化豬油100克拌勻裝碗，上籠大火蒸約10分鐘至熟，扣盤撒白糖即可。
菜點類	西芹百合	潤肺止咳，清心安神。	百合一瓣瓣剝下洗淨，去老衣；西芹洗淨切段；胡蘿蔔洗淨切片。炒鍋放油燒至七成熱，入胡蘿蔔片、西芹段、百合，炒熟，加鹽、味精調味即可。
菜點類	百合紅棗銀杏羹	補血養陰，養顏。	鮮牛肉300克，入滾水略汆，撈出洗淨切片。白果50克去殼，水浸去外膜。百合50克、紅棗10枚和生薑2片洗淨，紅棗去核，生薑去皮。煲內加水，燒開後放百合、紅棗、白果和薑片，中火煲至百合將熟，加牛肉片煲熟，加鹽調味即可。
湯粥類	百合綠豆湯	清熱解毒，美容養顏。	綠豆泡好，放鍋中乾炒約5分鐘，鍋中倒入水，放百合煮約15分鐘，再放大米煮開轉小火，熬至粥稠；加入冰糖調味即可。
湯粥類	百合小米粥	潤肺止咳。	50克鮮百合，小米100克，冰糖50克。將小米熬煮至八成熟時，放入百合及冰糖熬煮熟食用。
飲品類	百合藕節汁	安神養肺。適合失眠、心悸、精神不安者飲用。	百合、蓮藕節各20克，水煎，湯水沖入白芨粉10克服下。
飲品類	百合沙參冰糖茶	輔助治療肺陰虛熱引起的咳血，潤咽潤喉。	百合50克，北沙參15克，冰糖15克，水煎服。

麥冬

性味：性微寒，味甘、微苦

歸經：歸脾、胃、心經

適用體質：陰虛體質

養生劑量：5～10克

適用劑量：6～12克

麥冬，為百合科植物麥冬的乾燥塊根。可清心除煩，治口乾燥渴、咽喉腫痛、冠心病。《名醫別錄》稱其可「療虛勞客熱，口乾燥渴」。現代藥理實驗證明，麥冬對部分糖尿病人具有降低血糖、提高機體免疫力的作用，並可促進胰島細胞恢復。

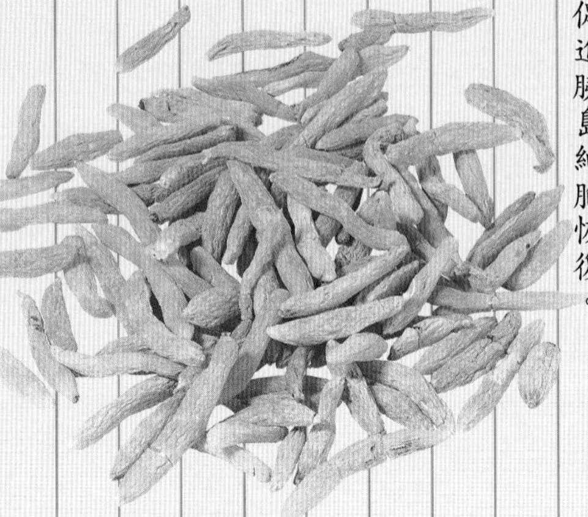

家庭醫生

冠心病：將生薑10克切片，與麥冬、生地黃各30克，薏米50克同煎，去渣取汁，與白米煮粥。每日1劑，分2次服。

糖尿病：麥冬30克放鍋內煎煮25分鐘，去渣取汁，與白米50克同煮成粥。每日1劑，分2次服。

咽腫、咳嗽：玄參3克，麥冬5克，桔梗、甘草、金銀花各3克，泡水服。

天然養生

活血滋陰

丹參、麥冬各10克，用開水沖泡後，代茶飲用。

養心補肺

牛奶、梨、藕各100克，鮮蘆根50克，麥冬25克。後四味藥洗淨絞碎取汁，與牛奶拌勻，飲服。

宣肺止咳、養陰生津

杏仁6克與適量麥冬煎汁代茶飲用。

提神醒腦

麥冬15克，五味子、枸杞各10克。全部洗淨放杯中，沸水沖，燜約30分鐘，代茶飲用。

餐桌宜忌

木耳、鯽魚忌與麥冬同用。

孕婦不宜多食。

大便稀溏者不宜多食。

選購祕笈

麥冬以表面淡黃白色、完整壯碩、皮細、味甘、半透明、氣香、嚼之發黏、無發黴者為佳。以杭麥冬為優。

藥膳養生館

		功效	製作
菜點類	人參麥冬燉豬腦	補虛。治療老年癡呆症。	將吉林參10克、麥冬25克、五味子10克、枸杞25克、豬腦1副洗淨。把全部材料一起放入燉盅內，加開水適量，燉盅加蓋，小火隔水燉約2小時至熟，加鹽調味即可。
	人參麥冬燉甲魚	養陰生津。最宜女性夏季食用。	將甲魚宰殺洗淨，入熱水汆燙，出水切塊，入鍋加水燉煮約1小時，另將適量人參、麥冬用水沖洗後放入煲中，再將鹽等調料入煲，用小火燉約30分鐘至熟即可食用。
	人參麥冬燉瘦肉	活血清熱，滋陰養心。可治肺癌。	人參10克洗淨，入水潤透切片；麥冬10克洗淨去心；五味子6克洗淨；冬菇30克洗淨，切半；薑拍鬆；蔥切段。瘦豬肉50克，洗淨切塊放鍋內，加冬菇、薑、蔥段、鹽、人參片、麥冬、五味子，加水煲湯。水燒沸後以小火煮約1小時至熟即可。每日1次。
湯粥類	參耆大補湯	清熱化痰，生津潤燥，理氣和胃。	西洋參5克（冬季可用生曬參），黃耆30克，麥冬10克，雞塊500克，油、鹽、蔥段、薑片、蒜片各適量。藥材洗淨，用紗布包好，與雞塊一起入鍋加水燉約2小時至熟，加入上述調料調味即可。食肉喝湯。每日1次，分兩三次食用。
	柿霜甘蔗麥冬湯	適用於穩定期肺腎陰虛者。	麥冬20克、陳皮1塊洗淨。甘蔗500克斬段，劈開洗淨，榨汁。雪梨2顆去蒂切開，去心、去核，切塊。冰糖加少許水煮糖水。柿霜適量、麥冬、雪梨塊和陳皮放燉盅內加水、甘蔗汁和冰糖水，蓋上鍋蓋，放鍋內燉約90分鐘即可。
	百合麥冬粥	活血養陰，補腎益肝。	鮮百合30克，麥門冬9克，白米50克，桑葚、麥冬各10克，沙參、紫河車各9克，桂圓肉6克。將上述材料放入鍋中，加水煮成粥，食時加適量冰糖即可。每日1副，煎熬後，分4次飲用，療程2個月。
飲品類	抗疲勞茶	養神，抗疲勞。	大棗50克洗淨，與黨參25克、麥冬10克、五味子6克同放入砂鍋中，加水1200克（5碗）煎煮至剩960克（4碗），加入冰糖攪拌溶化即可。

石斛

石斛又名黃草，是一種附生草本植物，也是名貴的中藥材，具有養胃生津，滋陰清熱，補腎益精，強壯筋骨之功效。《本草綱目》介紹，石斛補五臟虛勞羸瘦，強陰益精，定志除驚，輕身延年。

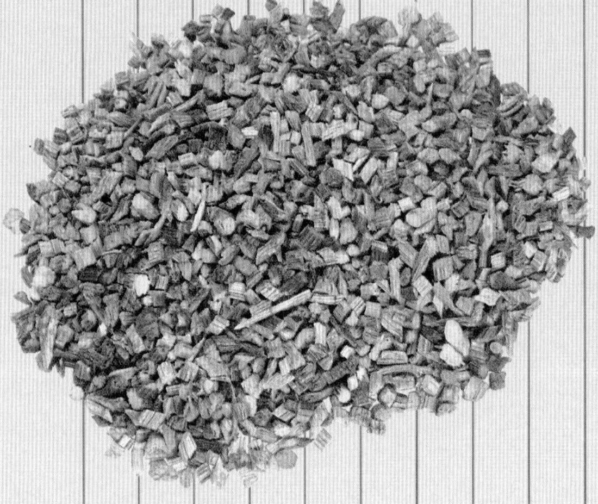

性味：性涼、微寒，味甘、淡

歸經：入胃、肺、腎經

適用體質：陰虛體質

養生劑量：3～5克

適用劑量：15～30克

家庭醫生

萎縮性胃炎：川石斛9克，北沙參12克，麥冬9克，花粉9克，白扁豆9克，鮮竹菇9克，生豆芽12克，水煎服。

產後虛損：石斛、丹參、川芎、附子、熟地黃、延胡索、炒枳殼各50克，川續斷、當歸、桂心各1.5克，桑寄生100克，牛膝75克，研末，煉蜜為丸，如梧桐子大，每次服30丸，溫酒或生薑湯送下。

天然養生

養陰潤肺

鮮石斛5000克，麥冬1000克，上藥切碎，水煎3次，分次過濾去渣，濾液合併，用小火煎熬，濃縮至膏狀，以不滲紙為度，每50克膏汁兌煉蜜50克成膏。每次服25克，1日2次，熱開水沖服。

清胃養陰

鮮石斛25克，熱石膏20克，天花粉15克，南沙參20克，麥冬10克，玉竹20克，山藥15克，茯苓15克，廣皮5克，半夏7.5克，甘蔗150克，煎湯代水飲。

益氣養陰

石斛、麥冬、生地黃、遠志、茯苓、玄參各50克，炙甘草25克。共研末，每副20克，加生薑5片，水煎服。

餐桌宜忌

凡虛而無火、中氣不足、喘促脹滿者均當忌用。

選購祕笈

以莖壯、肉厚、色澤黃潤者為佳。

藥膳養生館

		功效	製作
菜點類	石斛燉豬肺	清肺熱、止煩渴，上消型糖尿病人適用。	石斛10克，豬肺300克，沙參10克，精鹽5克，料酒10克，蔥段適量，薑2片，胡椒粉2克，豬骨湯1000克。沙參泡軟、切片；石斛切段；豬肺清洗乾淨，汆水，切成塊待用；湯鍋中放入豬骨湯，投入石斛、豬肺塊、沙參片，加鹽、料酒、蔥段、薑片、胡椒粉調味，煲50分鐘左右至熟即可食用。
菜點類	石斛煲羊胎	清熱生津、養胃和陰、滋潤美容、提高人體免疫力。	羊胎一副，瘦肉若干，石斛適量，入鍋加水，合煲約3小時至熟，加鹽調味而成。
湯粥類	桂圓石斛湯	補脾健胃，補心益智，除煩清熱。	桂圓10個，石斛10克，白糖10克。桂圓去殼，同石斛一起放入鍋中，加水、白糖，小火燒沸約15分鐘即可，不可久煮。做點心吃。胃熱重，出現舌苔黃者，可加入洗淨的竹菇6克同煮。
湯粥類	紅燒羊肉湯	補氣養血、暖腎補肝，可強化血液循環功能、預防貧血，提高細胞活性，使臉上增添好氣色。	羊肉1200克，苦瓜1條，白菜150克，大骨1根；藥材：石斛37.5克，乾薑、熟地黃各20克；調味料：米酒500克，鹽10克，薑3片。羊肉洗淨，切片；苦瓜洗淨，去蒂及子，切塊；白菜洗淨，切片；大骨洗淨；所有藥材洗淨，放入紗布袋中包好備用。裝有藥材的紗布袋、大骨、薑片及米酒放入鍋中熬煮約1小時，撈除大骨及紗布袋，加入白菜片及苦瓜塊煮至熟軟，再加入羊肉片煮熟，最後加鹽調味即可。此湯的米酒分量很多，如此才能幫助發揮與吸收藥效，酒精會在烹煮過程中散發掉，所以酒味並不濃重，也可以用清水取代，但功效會差一些。
飲品類	石斛綠茶煎	適用於胃陰不足、腎陰虧損所致的煩熱、口渴、口臭、牙齦出血或潰爛。	鮮石斛10克，綠茶4克。將鮮石斛洗淨，切成節，放入砂茶壺內，加入綠茶，用沸水沖入茶壺內，再在小火上燉四五分鐘，每天沖泡1壺飲之。

女貞子

性味：性平、味甘
歸經：歸肝、腎經
適用體質：陰虛體質
養生劑量：5～10克
適用劑量：5～15克

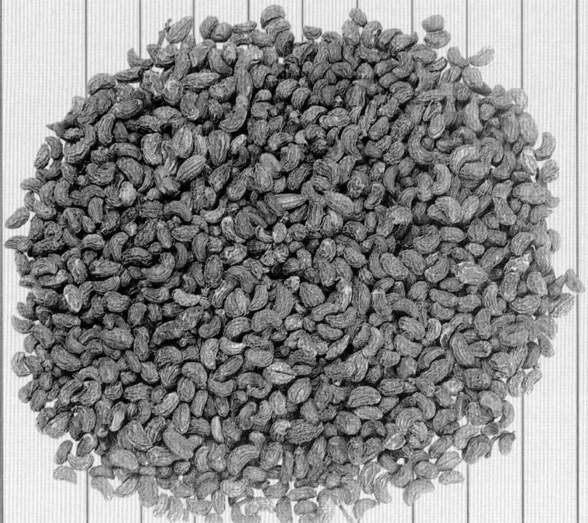

女貞子具有補肝滋腎、清熱明目等功效。《神農本草經》記載女貞子「主補中，安五臟，養精神，除百病，久服肥健，輕身不老」。《本草良筌》稱其有「黑髮黑鬚，強筋強力，多服補血祛風」的良效。

家庭醫生

血脂異常症：女貞子15克，枸杞10克，何首烏10克，水煎代茶飲。

糖尿病：女貞子20克，五味子10克，西洋參5克，將3味藥水煎代茶飲。

女性更年期綜合症：女貞子15克，枸杞10克，桑葚10克，生地10克，將諸藥水煎代茶飲。

天然養生

滋補肝腎

女貞子10克，墨旱蓮10克，桑葚5克。水煎代茶飲。

養肝明目

取女貞子250克，枸杞100克，白酒1000克，將女貞子、枸杞洗淨放入白酒中，浸泡15天服用。

滋陰養血

女貞子30克，雞血藤15克，大棗10枚，水煎代茶飲。

補益肝陰，平抑肝陽

女貞子10克，夏枯草10克，白菊花5克，水煎代茶飲。

餐桌宜忌

脾胃虛寒泄瀉及陽虛者忌用。

選購祕笈

女貞子呈橢圓形、倒卵形或腎形，長4～10公釐，直徑3～4公釐，表面呈灰黑或紫黑色，皺縮不平，以粒大、色質黑、質堅實者為佳。

藥膳養生館

		功效	製作
菜點類	龜甲肉	可治肝腎陰虛。	龜甲30克，山藥15克，山茱萸9克，女貞子15克，槐蕈6克，瘦豬肉60克。將龜甲等前五味藥煎湯去渣，加瘦豬肉、適量鹽煮熟服食。每天1劑，常服。
菜點類	桑葚糕	滋補肝腎；對於眩暈、陰虛體弱者有療效。	女貞子20克，桑葚子、旱蓮草各30克，麵粉200克，白糖300克，雞蛋液10個，酵母、鹼水各適量。將前三味中藥加水煎約20分鐘取汁，麵粉、酵母、雞蛋液、白糖與藥汁拌勻揉成團待發酵後加入鹼水揉好做成蛋糕，上蒸籠蒸約15分鐘至熟即可作為點心食用。
菜點類	女貞子火鍋	和脾胃、利二便、安心神、助消化、調血脈。	女貞子15克、豬肝300克、香菇25克、粉絲1把、茼蒿25克、胡蘿蔔300克。女貞子洗淨，加水煎汁。豬肝、胡蘿蔔洗淨切片。香菇泡軟切絲、茼蒿洗淨備用。火鍋內放足量高湯，先放入胡蘿蔔片以大火煮軟，加入女貞子藥汁、香菇絲，加鹽調味。煮開後，再加入豬肝片、粉絲及茼蒿，燙熟後趁嫩食之。
湯粥類	女貞子粥	延緩衰老、旺盛精力，又可舒緩神經痛，強壯筋骨。	將10粒女貞子，用水洗淨裝入紗布袋；將110克米洗淨，放入鍋中，放入女貞子藥袋，加水煮粥食用。
飲品類	女貞子蜂蜜飲	滋補肝腎，軟化血管。主治肝腎陰虛型動脈硬化症、頭暈目眩、腰痠耳鳴、遺精、便祕等。	女貞子20克，蜂蜜30克，先將女貞子放入鍋中，加水適量，小火煎煮約30分鐘，去渣取汁，調入蜂蜜即可。
飲品類	熙春酒方	溫腎補肺，澤肌膚，美毛髮。 平時服用使容顏少壯，毛髮潤澤，並治老年人久咳。	枸杞20克，桂圓肉20克，女貞子（九蒸九曬）20克，生地20克，白酒2000克，淫羊藿20克，綠豆20克。枸杞、桂圓肉、女貞子、生地、淫羊藿、綠豆洗淨曬乾，共入絹袋內，紮緊，備用。瓷瓶內裝白酒2000克，放入藥袋，嚴密封口，浸置1個月即成。早晚各服1次，每次15克。

黃精

性味：性平、味甘

歸經：歸脾、肺、腎經

適用體質：陰虛、氣虛體質

養生劑量：5~10克

適用劑量：10~20克

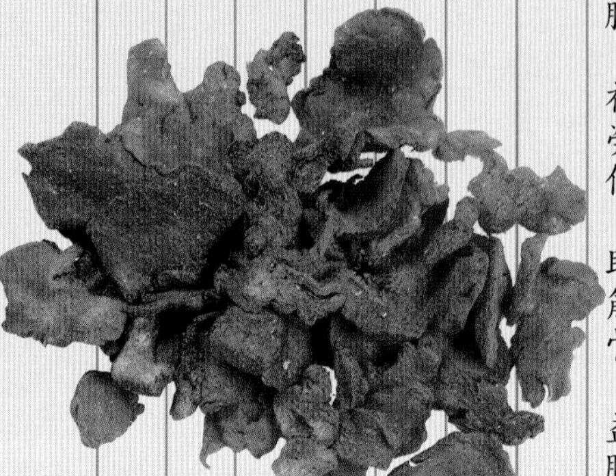

黃精，又名雞頭黃精、白及黃精、黃雞菜、毛管菜、雞毛參，別名老虎薑，又稱「仙人餘糧」。長食無害，可以救荒辟穀，故《別錄》稱「救窮草」。具有補氣、養陰、健脾、潤肺、益腎的功效。《日華本草》曰：「蒸曝久服，能補中益氣、除風濕、安臟腑、補勞傷、助筋骨、益脾胃、潤心肺。」

家庭醫生

貧血：黃精30克，黨參30克，炙甘草10克，水煎燉服，每日1劑。

冠心病心絞痛：黃精25克，昆布25克，柏子仁25克，菖蒲15克，鬱金15克，延胡索10克，山楂40克。水煎服。

糖尿病：黃精200克，熟地30克，綠豆60克，豬肋條肉500克，共燉熟，加鹽調味，食肉喝湯，每日2次，服量酌定。

天然養生

潤養五臟

黃精20克，枸杞30克，蒼朮30克，天冬20克，松葉40克，共搗碎，用紗布包好，置白酒（1500克）中浸泡（每日攪拌幾次），7日後，取藥酒，空腹溫飲，每次30~60克，每日早、晚各服1次。

補虛強身

黃精20克，冰糖20克，共煎約1小時，飲湯食黃精，用於陰虛低熱、乾咳、咳血、婦女白帶增多。

脾胃虛弱

黃精9克，黨參9克，大棗5枚，豬肘750克。先將黃精切成薄片，黨參切成短節用紗布包好；豬肘子洗淨於沸水中氽去血水，撈出；再將藥包、大棗、豬肘、蔥段和薑片各15克一起放入鍋內，倒入適量清水，置大火上燒沸，撇淨浮沫，改小火繼續煨至豬肘熟爛，除去藥包，加鹽調味即可食用。

餐桌宜忌

脾虛有濕，咳嗽痰多，中寒便溏者不宜服。

藥膳養生館

		功效	製作
菜點類	黃精燉豬肉	可治療腎虛精虧、肺胃陰虛、脾胃虛弱、病後體弱、產後血虛等病症。	黃精30克，豬瘦肉500克。鹽、料酒、蔥、薑、胡椒粉各適量。把豬肉洗淨，放入沸水鍋中汆去血水，撈出切成塊。把黃精洗淨切成片。蔥、薑拍破。把豬肉塊、黃精片、蔥、薑、料酒一同放入鍋中，加入適量清水用大火燒沸，改小火燉至肉熟爛，揀去蔥、薑、黃精，用鹽、胡椒粉調味即成。
菜點類	黃精雞	補中益氣、潤肺補腎。	黃精30克，雞1隻（重約1500克），料酒、精鹽、味精、白糖、蔥段、薑片各適量。將黃精洗淨切段。把雞宰殺後去毛和內臟，下沸水鍋汆去血水，撈出用清水洗淨。在鍋內放雞、黃精和適量水，加入料酒、鹽、味精、白糖、蔥段、薑片，大火燒沸後，改為小火燉燒，燉到雞肉熟爛，揀去黃精、蔥段、薑片，出鍋即成。
湯粥類	黃精粥	補肺氣。	黃精15克（或鮮黃精50克），白米100克。把黃精洗淨切片，放入砂鍋內，加水煎取濃汁，去渣。再把白米淘洗淨，連同煎汁放入砂鍋內，加入適量水，用大火煮沸，改為小火煮約30分鐘至熟，用糖調味即成。
湯粥類	黃精胡桃牛肉湯	補益脾腎、潤腸通便。	牛肉250克，黃精20克，胡桃肉30克，生薑4片。牛肉洗淨切塊，黃精、胡桃肉、生薑洗淨，與牛肉塊一齊放入砂煲內，加清水適量，大火煮沸後，再用小火煲約2小時至熟，加鹽調味後食用。
湯粥類	黃精羊心湯	解鬱、寧心、安神。	黃精15克，玉竹15克，羊心1顆。鹽、羊肉湯、胡椒粉各適量。把黃精、玉竹洗淨，潤透切片。將羊心洗淨，除去筋膜後切薄片。把羊心片、黃精片、玉竹片、鹽、羊肉湯一同放入鍋內煮至羊心熟爛，用胡椒粉調味後即成。

一味中藥
補養全家

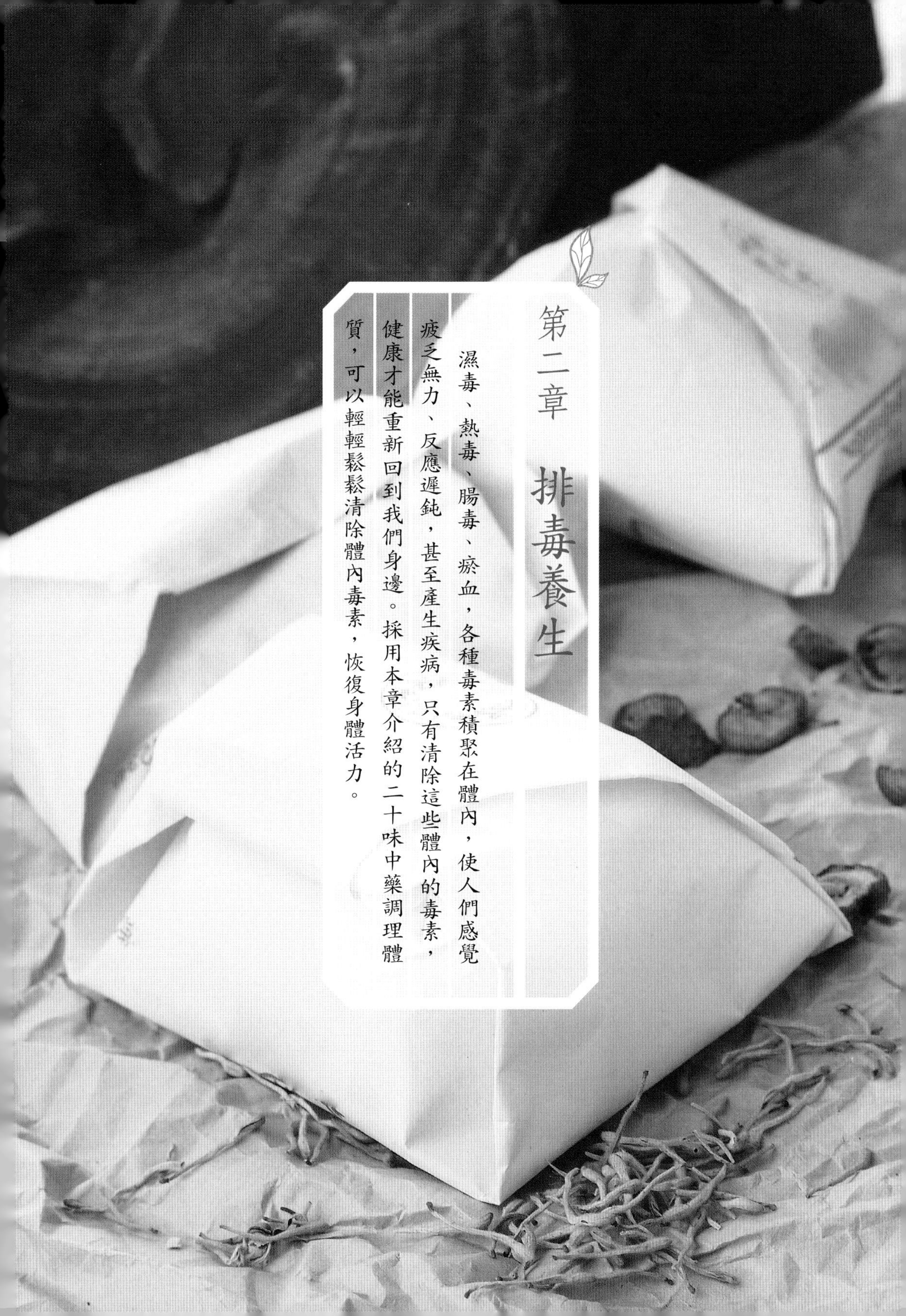

第二章 排毒養生

濕毒、熱毒、腸毒、瘀血，各種毒素積聚在體內，使人們感覺疲乏無力、反應遲鈍，甚至產生疾病，只有清除這些體內的毒素，健康才能重新回到我們身邊。採用本章介紹的二十味中藥調理體質，可以輕輕鬆鬆清除體內毒素，恢復身體活力。

消除濕毒中藥

預防和治療因水濕或痰濕之毒而引起的水腫、肥胖及風濕性關節疼痛

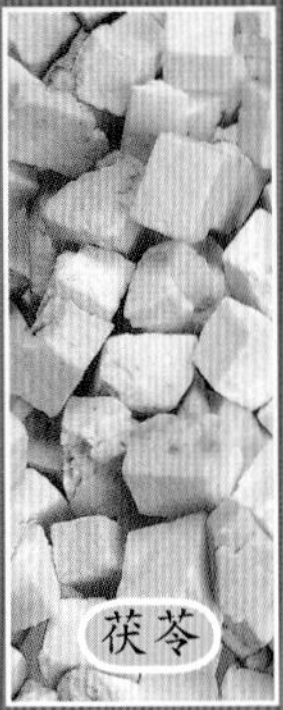

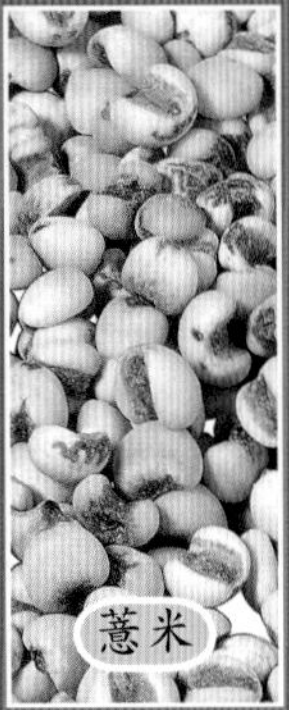

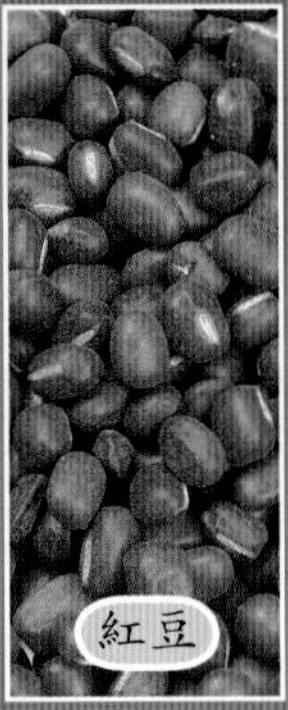

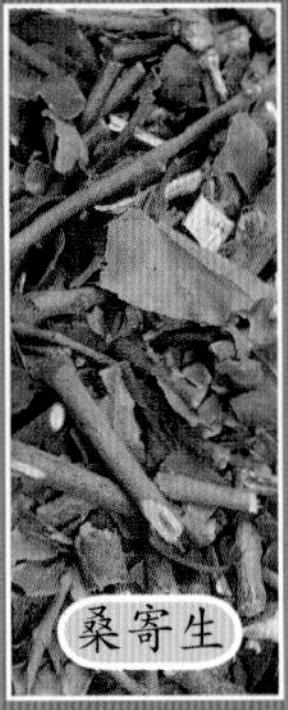

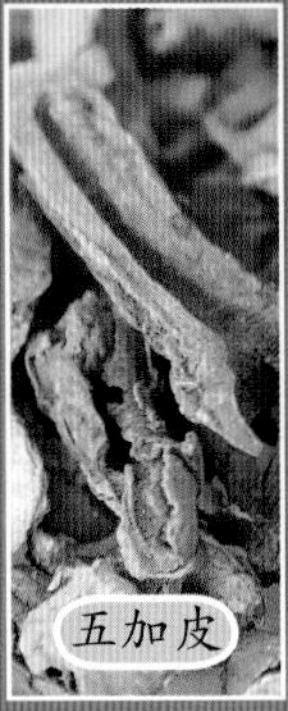

茯苓

性味：性平，味甘、淡

歸經：歸心、脾、腎經

適用體質：脾虛濕盛體質

養生劑量：5~10克

適用劑量：10~15克

茯苓，別名松苓。為多孔菌科真菌茯苓的乾燥菌核。自古被視為「中藥八珍」之一。我國古代有關服食茯苓祛病強身的方法記載頗多，認為茯苓有消除百病、潤澤強健肌體的作用，久服則能使人面若童顏，延年耐老，所以古人稱服食茯苓為神仙度世法，有「仙家食品」之稱。明代中醫藥學家李時珍在《本草綱目》中稱茯苓是由「松之神靈之氣，伏結而成」。

茯苓主要產於中國雲南、安徽、湖北、河南等省，其中以雲南所產的茯苓品質最佳，稱「雲苓」，以安徽的產量最多，稱「安苓」。

現代醫學研究證實，茯苓含有多糖類、三萜類及卵磷脂、膽鹼、組胺酸、腺嘌呤、多種酶及微量元素等。可治小便不暢、過敏性哮喘，降血脂，健腦。

餐桌宜忌

陰虛火旺、口乾咽燥者不宜用。

老年腎虛、小便過多、尿頻遺精者慎用。

用法大全

敷面祛妊娠斑：雞蛋2顆去黃取清，調30克茯苓粉，加水調糊敷面部，20分鐘後洗去。

營養肌膚、祛除黃褐斑：茯苓粉15克，蜂蜜適量，調成糊狀，敷面20分鐘後洗去即可。

天然養生

防癌

仙鶴草、海藻、茯苓加水煎濃稠汁300克，過濾後加蜂蜜適量調勻，冷卻成凍糕狀。分3次服用。

補心安神

茯苓10克，桂圓肉10克，酸棗仁3克（打碎），大棗10枚，將諸藥煎煮2次，每次約半小時，早晚服用。

益氣健脾

茯苓粉10克，蓮子10克，薏米10克，白米100克，同煮成粥食用。

選購祕笈

以體重結實、外皮色棕褐、無裂隙、斷面白而細膩、嚼之黏性強者為佳。

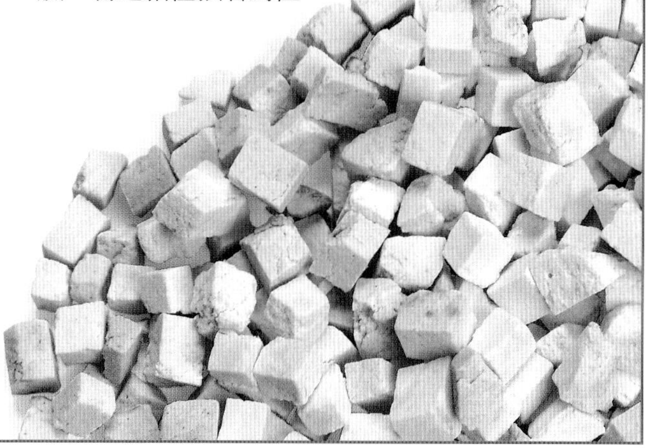

家庭醫生

- **中老年人身體虛弱**：茯苓粉50克，山藥粉50克，麵粉400克，白糖適量。將3種粉及白糖混合均勻，加水及酵母發酵後蒸製為饅頭食用。
- **嬰幼兒秋季腹瀉**：茯苓研為細粉，每次服用0.5～1克，每日3次，用沸水沖泡，加蜂蜜少許調味，溫服。

白茯苓、赤茯苓、茯苓皮、茯神

茯苓是寄生於赤松或馬尾松地下根的多孔科真菌。

茯苓的外面包裹著一層黑色的皮，稱茯苓皮，利尿消腫作用較好。

靠近外皮有一薄層淡紅色的部分，稱赤茯苓，清熱利濕作用較好。

赤茯苓裡的白色部分就是本文介紹的白茯苓，簡稱茯苓。

茯苓塊中心部分有細松根穿過，稱茯神，寧心安神作用較好。

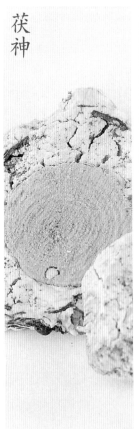

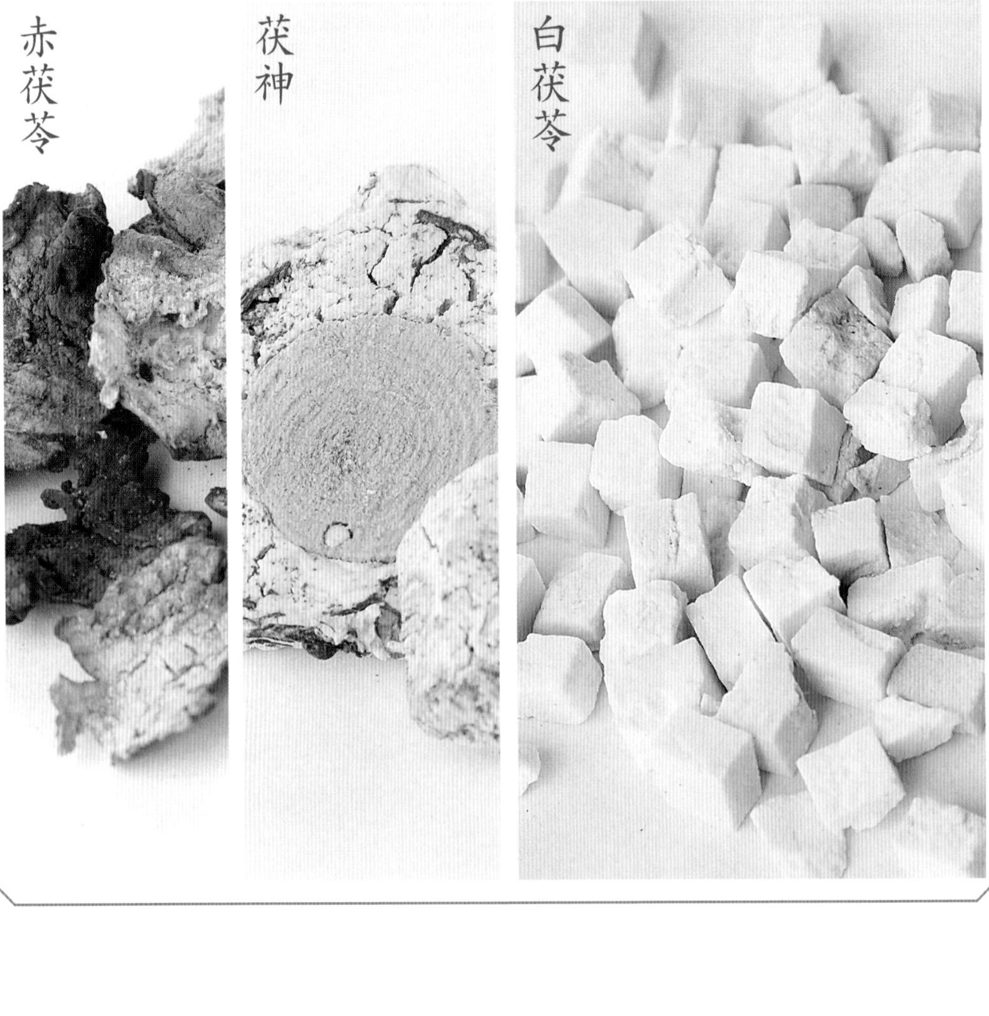

藥膳養生館

		功效	製作
菜點類	茯苓煎餅	安神健脾。	加水將15克茯苓粉、適量藕粉及白糖攪拌均勻成糊狀。取適量調好的茯苓糊攤平在平底鍋上，煎成一片片薄餅後即可食用。
菜點類	茯苓雞腿	美味健身。	水泡35克茯苓與20粒蓮子，上鍋蒸約30分鐘。雞腿2隻各切2塊，用30克醬油、15克料酒及15克冰糖略醃。荷葉2片，洗淨煮軟瀝乾，剪數張。醃好雞塊抹澱粉後炸酥，待呈金黃色，將蒸蓮子與茯苓的水、醃雞塊料及15克醬油加進繼續煮。加水澱粉勾芡熄火，取出雞腿，與茯苓、蓮子一起用荷葉包好，上鍋以大火蒸約30分鐘至熟即可。
菜點類	蓮子茯苓糕	寧心健脾，適用於心陰不足、脾氣虛弱引起的乾渴、心悸、怔忡、食少、神疲。	茯苓、蓮子、麥冬各等份，共研為末，加入白糖、桂花適量拌勻，加水和麵粉和勻，蒸糕食用。
菜點類	茯苓香菇飯	香郁可口。	白茯苓15克研末。香菇25克泡發切絲。油豆腐150克切丁。白米1000克洗淨放鍋中，加適量水、料酒、鹽、醬油。再放入香菇絲、油豆腐丁、茯苓粉，與米混合後，用大火煮沸至水將收乾，改為小火燜煮至飯熟即成。裝碗前將飯拌勻。
菜點類	茯苓清蒸桂魚	健脾利濕，益氣補血。	茯苓15克、桂魚150克，根據個人口味加水及調料同蒸至熟爛，吃魚喝湯。
菜點類	茯苓蜂蜜膏	健脾滲濕，減肥防癌。適用於老年性浮腫與肥胖症、癌症的預防。	茯苓500克，煉蜜1000克，將茯苓研成細末，加入煉蜜拌和均勻，用小火熬成膏狀，裝入瓷罐備用。每次以溫開水沖服10克，1日2次。
飲品類	茯苓酒	利濕強筋，寧心安神。適用於關節炎、四肢麻痺、心悸失眠。	茯苓60克，白酒500克。將茯苓泡入酒中，7天後即可飲用。
飲品類	枸杞茯苓茶	健脾益腎，利尿通淋。	將枸杞50克與茯苓100克共研為末，每次取5～10克，加紅茶6克，開水沖泡約10分鐘即可。每日2次，代茶飲用。

薏米

性味：性微寒，味甘

歸經：歸脾、胃、肺經

適用體質：脾虛濕盛體質

養生劑量：10～20克

適用劑量：15～30克

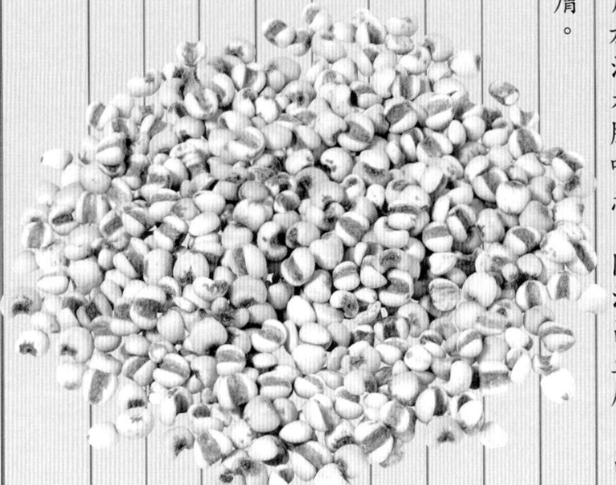

薏米又稱薏苡仁，為禾本科多年生草本植物的成熟種仁。不僅是治病良藥，亦是食療佳品。薏米營養非常豐富。每一百克內蛋白質、脂肪、碳水化合物的含量均居穀類之首。可用於治水腫喘急，防治高血壓、高血糖，嫩膚。

家庭醫生

肺咳血：將豬肺煮熟切成片，蘸薏米末空腹食。

胃癌：薏米、藤瘤、訶子、菱實，每藥10克混合煎服。

脫肛：南瓜瓜蒂3個，薏米120克，加水煎服，連服數日。

治水腫喘急：用郁李仁100克研末。以水濾汁，煮薏米飯，每日2次服食。

天然養生

防癌

薏米對癌細胞有抑制其生長作用之功效，尤其可防治消化道腫瘤和肺癌。

防高血壓、高血糖

有擴張血管和降低血糖的作用。

美白滑潤

長期服用薏米可使皮膚光滑細膩、白淨有光澤。

養神補益

山藥、薏米各9克，水煎代茶飲。

滋潤消腫

冬瓜50克洗淨去皮切塊，與薏米30克小火共煮至冬瓜爛熟。酌加鹽調味，一日分3次飲服。

餐桌宜忌

孕婦忌用。

滑精及小便多者、大便乾結者慎用。

外用妙法

皮膚光潔，無斑無疣：薏米15克，研為細粉，用醋調勻，敷在患處，治療扁平疣療效顯著。

藥膳養生館

		功效	製作
湯粥類	洋參紅棗薏米羹	益氣生津，健脾利濕。	紅棗5枚先去核，後用溫水浸泡；將西洋參2克與生薏米20克同煮至六成熟，加入紅棗同煮至熟爛，加少量水澱粉勾芡，或打成勻漿服用。
	薏米海帶雞蛋湯	活血軟堅，強心利濕，有利於甲亢病人食用。	海帶60克洗淨切條狀，薏米40克洗淨，加水共放鍋裡燉至熟爛，連湯備用；鍋置旺火上，雞蛋2顆打成蛋液，入鍋炒熟，隨即將海帶、薏米連湯倒入，加熱，加鹽、胡椒粉、味精調味即成。
	健脾祛斑湯	祛斑養顏。	薏米50克，蓮子30克，桂圓肉8克，芡實30克，洗淨入鍋，加水適量，旺火燒沸後，改微火煮約1小時至熟，調入蜂蜜即成。每日1劑，可常食。
	薏米絲瓜竹葉粥	提升免疫力。	將絲瓜100克連皮洗淨切片，與洗淨的淡竹葉20克加清水適量，煎沸後去渣取汁。薏米60克淘淨加水煮粥，煮至粥成時趁熱兑入藥汁，隨量服用，每日1次。
	參薏粥	化痰開鬱，降逆止嘔。	將北沙參9克、萊菔子6克、旋覆花6克（布包）煎汁去渣，倒入生薏米中煮爛打成勻漿，再煮沸，每天1劑，分早晚服。
	薏米百合粥	可祛雀斑、痤瘡、濕疹。	薏米50克，百合10克洗淨，加適量水微火煮約1小時至熟，加白糖、蜂蜜調勻即可。
飲品類	薏米水	祛身上及面部的瘊子。	用帶殼的薏米50克，洗淨後加入750克水，煮熬到水減至一半時即可飲用其汁。一般服1個月。
	薏米美膚茶	美容，消炎，消腫。	買磨好的薏米粉，每天早上取15克用熱開水沖泡，加一些冰糖調勻，連喝3個月。
	水煎薏米	可治肺膿腫咳血，肺癰咳血。	薏米粉用水煎汁，加酒少許服之。
	薏米蜂蜜汁	細膩肌膚。	先將薏米250克研細末，裝瓶備用。每次飯前半小時，取10～15克薏米粉加水調勻煮熟，加蜂蜜適量服用。

紅豆

性味：性平，味甘、酸

歸經：入心、小腸經

適用體質：濕盛體質

養生劑量：10～30克

適用劑量：10～30克

紅豆，又名紅飯豆、赤小豆。是一種可食、模樣似黃豆的紅色豆類食物。紅豆含有蛋白質、維生素B_1、維生素B_2、菸酸、鈣、鐵等營養成分，具有較好的利尿消腫、解毒作用。陶弘景說紅豆：「性逐津液，久食令人枯燥。」《食療本草》[①]也云：「久食瘦人。」應用紅豆進行減肥，對有水腫的肥胖症患者效果尤好。

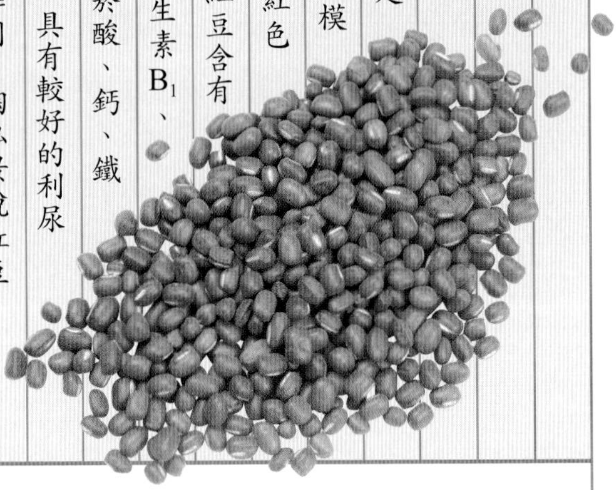

家庭醫生

手足浮腫、小便不利：紅豆50克，加白米50克（洗淨），共煮為粥，早晚溫熱頓服。

口苦脇痛，小便黃赤，陰囊濕癢：紅豆20克，竹葉10克，烏梅10克，共煮汁，分次飲用。

水腫、腎炎：紅豆具有「下水腫，止瀉痢，健脾胃、熱中消渴、降壓、補血」的功效。

天然養生

利水消腫

紅豆性善下行，可以治療水腫腹滿和腳氣浮腫。

解毒排膿

可解毒排膿。痄腮、乳癰、丹毒、爛瘡等症均可外用。

餐桌宜忌

產婦、乳母：多吃有催乳的功效。

減肥瘦身者：《食性本草》[②]：「赤小豆堅筋骨，抽肌肉，久食瘦人。」

被蛇咬傷者百日內忌食。

紅豆能利尿，故尿頻之人忌食。

小藥方

紅豆研成粉末，用冷水調勻，敷在已潰爛的瘡瘍周圍，一日2次，可醫治熱毒癰、外傷血腫及扭傷。

選購祕笈

豆科藤本植物相思子的種子，半紅半黑，和紅豆同有「紅豆」之稱，曾有把有毒的相思子誤作紅豆應用而導致中毒的事件發生，選購時應注意鑑別。

①《食療本草》：係唐代孟詵所撰的《補養方》，後經唐代張鼎增補，改名為《食療本草》。
②《食性本草》：南唐陳士良編著，是論述食療功效的專著。

藥膳養生館

		功效	製作
湯粥類	紅豆粥	清熱解毒，利水消腫。	紅豆50～100克。紅豆加水煮成稀粥。隨意食用。
	紅豆紅棗粥	健脾利水。	紅豆50克，紅棗30枚，花生米60克。將以上三味多加水煎湯代茶飲用，並食花生米、紅豆和紅棗。連服1週。
	通草紅豆粥	健脾利水。	通草6克，紅豆30克。先煎通草取汁，再入紅豆煮粥。空腹服食。
	紅豆薏米粥	健脾利水消腫。	紅豆30～50克，薏米60克。先用砂鍋煮紅豆至爛，再入薏米，煮粥，待食。每日早晚，溫熱服食。
	複方黃耆粥	補氣利水消腫。	黃耆、薏米、糯米各30克，紅豆15克，雞內金末9克，金橘餅2枚。黃耆加水600克，煮約20分鐘，去渣，入薏米、紅豆煮約30分鐘，再入雞內金末、糯米、金橘餅煮粥。每日1劑，分2次，溫熱服食。
	四色粥	清熱生津，利尿解暑。	綠豆、紅豆、麥片、黑芝麻等量，白糖或冰糖適量。先將前四味加水煮粥，臨熟，將白糖或冰糖調入即可。空腹溫服。
	消暑扁豆粥	清暑祛濕，可用作夏季常用之清暑飲料等。	扁豆15克，荷葉半張，紅豆30克，山藥15克，木棉花15克，薏米30克，燈心少許。將以上諸味慢火煮粥，以豆熟透為度。常食之。
	鯉魚冬瓜湯	適用於惡寒發熱、頭暈、咽喉腫痛、小便不利、色黃或赤等。	鯉魚1條，紅豆30克洗淨，冬瓜1500克洗淨去皮切塊，大蔥5棵去皮洗淨切段。魚去鱗及內臟並洗淨，加水1250克與紅豆、冬瓜塊、蔥段共同煮至材料熟透、湯汁收濃。每日1劑，連服七、八天，吃魚喝湯後蓋被發汗。
	冬瓜粥	以利水為主。	冬瓜500克洗淨去皮切塊，紅豆30克、白米60克淘洗淨，加水適量。先將冬瓜塊、紅豆煮成湯後，再放入白米煮成粥食用。每日2次，或單用冬瓜塊、紅豆煮湯飲用，煮湯時不宜加鹽或加極少鹽。
	竹葉菜粥	清熱解毒，涼血益腎，利尿消腫。	竹葉菜60克，紅豆30克，白米60克。先將紅豆和糯米分別洗淨，放入鍋內，加適量清水，用中火煮到米、豆九成熟時，將竹葉菜洗淨，切碎，放入鍋內，改用小火煮至米爛成粥。每日2次，早晚餐服用。

桑寄生

性味：性平，味甘、苦

歸經：歸肝、腎經

適用體質：肝腎虛體質

養生劑量：5~10克

適用劑量：10~20克

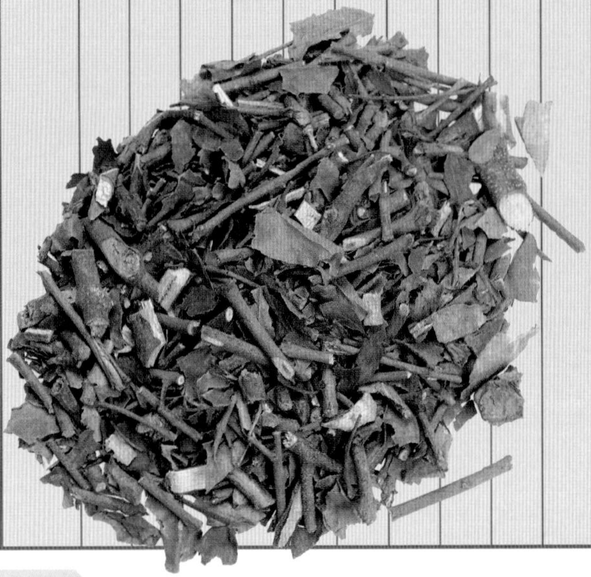

桑寄生，別名廣寄生、寄生。為桑寄生科植物桑寄生的帶葉莖枝。有提升免疫力、治風濕痺痛、排毒、豐胸等功效。古人列為上品。《藥性論》裡記載其有很好的安胎功效。

家庭醫生

高血壓：取桑寄生乾品15克，煎煮約15分鐘後飲用，每天早晚各1次。對治療高血壓具有明顯的輔助療效。

風濕痺痛：用豬脊骨適量，金狗脊15克，桑枝75克，桑寄生、紅豆、老薑各50克煲湯。

糖尿病：桑寄生90克洗淨，夏枯草15克洗淨，豬瘦肉90克洗淨切片，一起小火煲湯，加鹽調味後食用。

天然養生

補益肝腎

桑寄生30克洗淨切片，與雞蛋2顆同入鍋中，加水煎煮，蛋熟去殼，再放入湯中煮片刻後食用。

強筋壯骨

桑寄生配合肉類或雞蛋等製成食療品，有強壯筋骨、滋補內臟及補血功效，可常食。

養血安胎

桑寄生、艾葉水煎汁，加白米煮粥。熟後放阿膠末、紅糖食用。

滋補強身

雞蛋3顆，紅棗7枚，桑寄生60克。洗淨後一起放鍋內加水中火煮約1小時。熟後配茶吃。

餐桌宜忌

桑寄生與益母草同用，最宜女性經期前後食用。

選購祕笈

以枝細、質嫩、色紅褐、葉未脫落者為佳。

藥膳養生館

		功效	製作
菜點類	桑蒲溜蛋泥	養血，固齒。	桑寄生10克、香蒲10克烘乾研末；雞肝30克、雞心1個，洗淨剁泥；蛋黃4個攪散。雞肝泥、雞心泥加紹興酒、味精、鹽拌約5分鐘，加雞蛋黃、桑寄生、香蒲末拌勻。鍋內加油，至五成熱時，放蛋黃雞肝雞心泥，溜炒熟，劃散起鍋入盤。
	寄生黃芩燉豬腎	適於胎動不安，妊娠腰疼。	豬腰1對，剖開去腰臊洗淨，每個切3片；桑寄生15克，黃芩10克，與豬腰片共放入陶瓷罐內，加水500克。旺火隔水燉至豬腰片爛熟，加鹽調味後吃肉喝湯。
湯粥類	桑寄生首烏湯	舒筋活絡，利關節，養血安神。	桑寄生25克、制首烏15克、紅棗3枚。加1500克水一起放入煲中先浸約20分鐘，用大火煮至水滾，再以小火煲約1小時後，即可飲用。
	桑寄生蘆根黃鱔湯	清熱利濕，養肝滋陰，補氣益血，調節免疫系統，增強體力。最宜慢性肝炎患者食用。	用黃鱔2～3條去腸臟及頭，與蘆根30克、桑寄生30克一同放入鍋中，加水煮熟成湯，加鹽調味。飲湯食黃鱔。
	桑寄生何首烏湯	令頭髮烏黑。	桑寄生50克、何首烏20克、生薑片適量、大棗3枚。將材料洗淨，入鍋加入2500克清水煮約1小時，根據個人口味調味即成。
	桑寄生蛇肉湯	補肝益腎，通經活絡。	桑寄生50克，鮮蛇肉150克，紅棗10枚去核，生薑2片。蛇肉洗淨切段，出水後瀝乾，以少許油煎香；桑寄生、紅棗洗淨；以上材料全放入瓦煲內，加水煮約3小時至熟，加鹽調味食用即可。
飲品類	降脂飲	減肥降脂。	荷葉24克，何首烏12克，山楂24克，草決明24克，桑寄生15克，鬱金10克，為1日量。製成浸膏，每日服用2次。
	桑寄生山楂茶	降脂滋潤。	把山楂50克、桑寄生30克略微沖水洗淨。放湯煲內，加水2000克用大火煲滾約10分鐘，轉用小火繼續煲約1小時。加適量冰糖，等冰糖溶後熄火。
	桑寄生艾葉汁	治療妊娠血虛胎動、胎漏。	桑寄生30克，微炒過的艾葉20克，阿膠末20克，先水煎前2味藥，濾汁，然後加入阿膠末攪拌至溶化飲用。每日1次。

五加皮

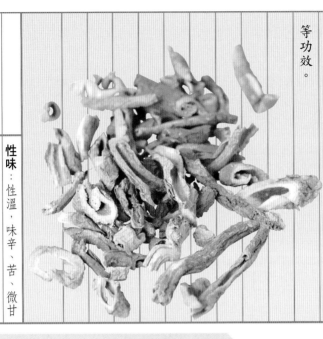

性味：性溫，味辛、苦、微甘

歸經：入肝、腎經

適用體質：風濕水腫體質

養生劑量：3～5克

適用劑量：5～10克

五加皮又名五茄，尚有豺漆、五花、木骨、追風使、刺通、白刺等異名。載於《神農本草經》，列為上品。歷代本草均有記載，具有祛風濕、補肝腎、強筋骨、活血脈等功效。

家庭醫生

風濕性關節炎：南五加皮50克，糯米500克。南五加皮洗淨，加水適量，泡透煎煮，每30分鐘取煎液1次，共取2次，再將煎液與糯米共同燒煮，做成糯米乾飯，待冷，加酒麴適量，拌勻，發酵成酒釀，每日適量佐餐食。

小兒佝僂病：五加皮120克，鹿角霜60克，燒酒500克，將上2味藥入燒酒泡10日，去渣過濾，加紅砂糖適量，1日2～3次，適量飲服。

貧血：五加皮、五味子各6克，加白糖，開水沖泡代茶飲，每日1劑。

天然養生

補腎壯陽

仙茅（米泔水浸）120克，淫羊藿120克，五加皮120克，桂圓肉100枚。將上述藥材切片，裝入絹袋內，浸於4500克白酒中，21日後啟用。每次10克，早晚各服1次。

藥膳養生館

		功效	製作
菜點類	五加皮溜黃魚	補虛祛濕，驅風散濕。體虛、風濕病經久不癒者食之相宜。	黃魚1條（約500克），去鰓、鱗、內臟，洗淨，兩側切花刀。南五加皮10克加水煎煮兩次，取湯汁備用。黃魚掛麵糊，炸熟至酥脆，放碟中。將南五加皮湯汁放炒鍋中，加黃酒、糖、醋、鹽各適量，加熱拌炒，至湯汁透明黏稠，澆在魚身上即可。
湯粥類	五加皮粥	祛風勝濕，活血止痛。	五加皮20克，劉寄奴10克，白米100克。將五加皮、劉寄奴煎湯去渣取汁，以藥汁煮白米為粥常用。
	參耆當歸粥	可治關節炎。	取人參3克、黃耆20克、當歸10克、五加皮15克洗淨，加適量清水，放入砂鍋內煎煮，取湯與白米200克同煮粥。待粥將成時加入冰糖20克，同煮兩沸至熟即可。每日1劑，分餐食之。
飲品類	五加皮酒	可治風濕性關節炎。	鮮嫩桑枝120克，大豆黃卷①120克，生薏米120克，功勞子（一種中藥）120克，五加皮60克，金銀花60克，木瓜塊60克，蠶砂60克，川黃柏30克，松仁30克，燒酒5000克，白蜜②120克。將桑枝、大豆黃卷、生薏米、功勞子、金銀花、五加皮、木瓜塊、蠶砂、川黃柏和松仁以絹袋盛好，與燒酒和白蜜同裝入壇內密閉，隔水小火加熱約1.5小時後取出，再浸7日即可飲用。每日1～2盅。

①大豆黃卷：為大豆的種子（黑大豆）發芽後曬乾而成。
②白蜜：一種野生蜂蜜。該蜜白而細膩，氣味芳香濃郁，口感純正，是上乘滋補品。

消除熱毒中藥

預防和治療因火熱之毒而引起的咽喉腫痛、面部痤瘡及肝陽上亢

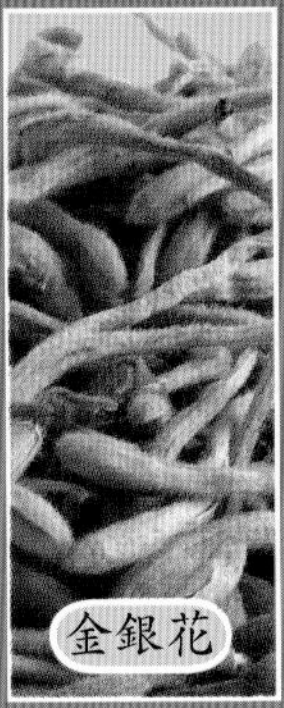

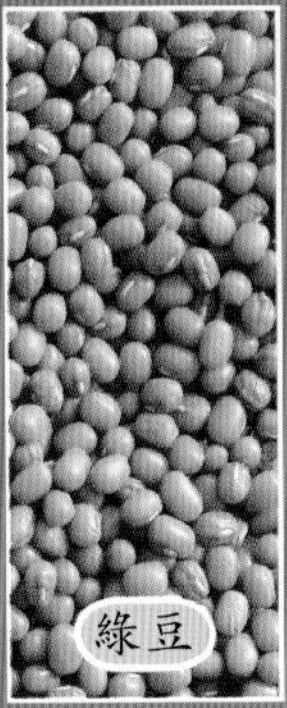

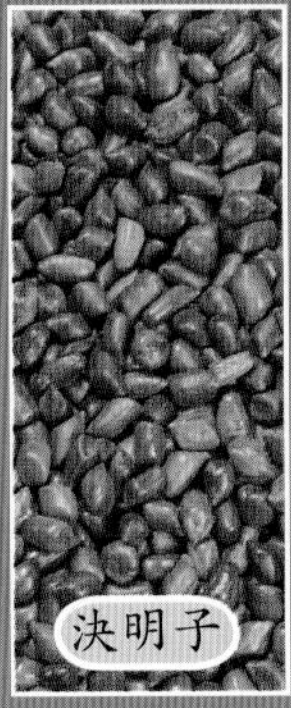

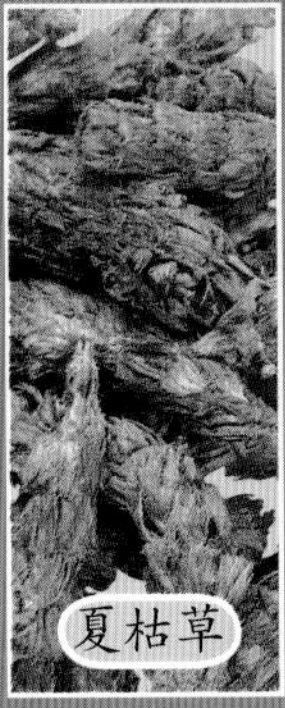

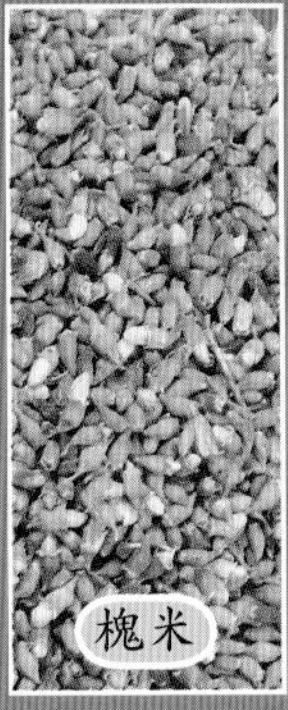

金銀花

金銀花又名金花、銀花、忍冬花。是我國古老的中藥材，享有「藥舖小神仙」之譽。含木犀草素、肌醇等多種成分，具廣泛抗菌作用。可防暑、治咽喉腫痛、降血壓、降血脂、養顏，治療各種熱性病效果顯著。有「中藥抗生素」「綠色抗菌素」之稱。

性味：性寒、味甘

歸經：歸肺、胃、大腸經

適用體質：實熱體質

適用劑量：9～15克

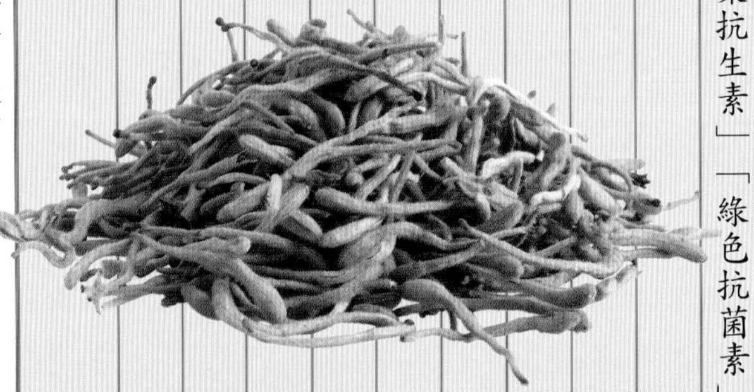

餐桌宜忌

宜夏季或有熱病時飲用。

金銀花宜與蓮子或蘆根等搭配食用，具有清心安神、解暑熱、助消化的功效。

虛寒體質者及女性月經期內忌食。

選購祕笈

以花團未開放、色黃白肥大者為佳。

天然養生

消暑開胃

夏季經常以金銀花代茶飲用，可開胃寬中。加點菊花效果更好。

預防感冒

馬蘭頭、金銀花各50克，甘草10克。加水250克，煎汁飲服。

養顏美容

山楂15克，金銀花5克，冰糖適量，沸水沖泡飲用。可潤膚抗衰老。

潤腸通便

金銀花、大黃按3:1同泡茶飲，加適量蜂蜜飲用。

清火解毒

金銀花、綠豆各30克，生甘草10克，水煎2次，混合當茶飲。

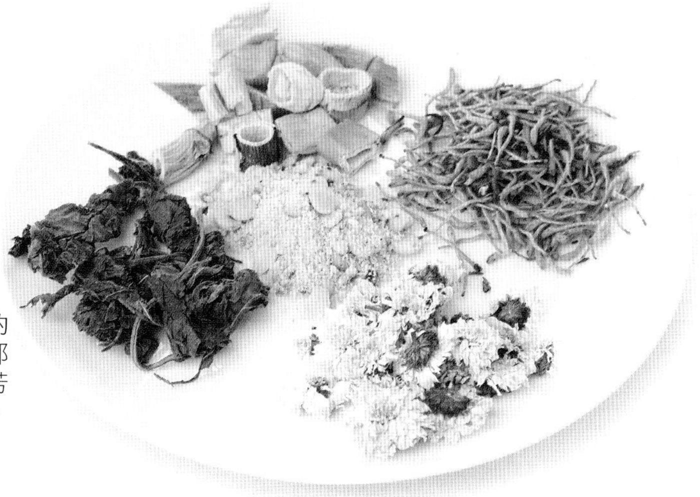

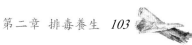

花類中藥通常包括完整的花、花序或花的某一部分。大都含有揮發性的芳香物質，屬性輕揚向上，有解表升發的作用。

家庭醫生

暑熱瀉痢：金銀花20克，鐵鍋烘乾研末，以糖水或蜜水調服。

呼吸道炎症：金銀花10～20克，水煎服，每日2次。

降血脂：金銀花9克，開水沖泡當茶飲。降血脂並治牙周炎。

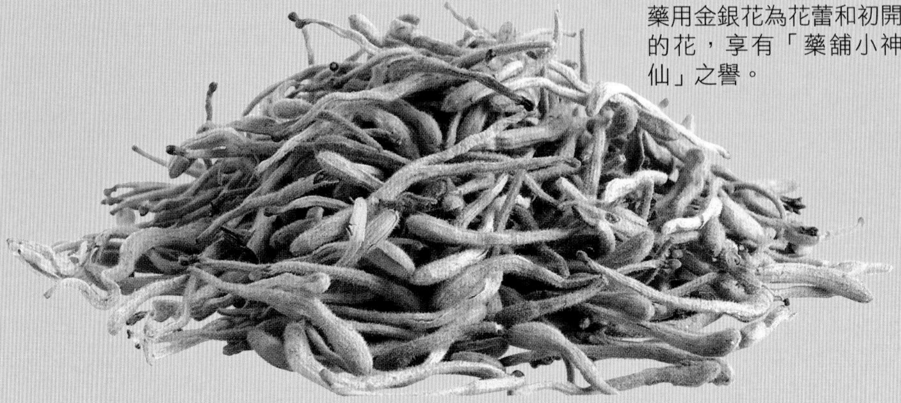

藥用金銀花為花蕾和初開的花，享有「藥舖小神仙」之譽。

炮製不同功效異

金銀花飲片大致可分為生藥、炒藥、炭藥3種。這3種製品的性味和功效有差別，在應用上也各有擅長。

生藥：是把鮮品金銀花經過日曬、陰乾或烘烤等方法而製成的乾品，也指鮮品金銀花。生藥味甘微苦，性寒，善清解上焦和肌表之毒邪。主要用於溫病初起發熱、微惡風寒、口微渴者。金銀花自古有「瘍科聖藥」之稱，還可用於癰疽疔毒。

炒藥：炒藥是把金銀花置於鍋內，用小火將花炒至深黃色為度。炒藥味甘微苦，性寒偏平，其清熱解毒之功善走中焦和氣分①，多用於溫病中期。常與黃芩、石膏、蘆根、竹茹、梔子等同用，具有清解內毒、透邪外出、和胃止嘔之作用。

炭藥：是用大火清炒，將金銀花炒至焦黃或焦黑，貯存備用。炭藥味甘微苦澀，性微寒，重在清解下焦及血分之熱毒。主要用於痢疾。

①氣分：1.泛指氣的範圍及其病症。2.病症名。指溫熱病衛氣營血辨證的實熱階段。

藥膳養生館

		功效	製作
菜點類	山楂銀花湯	酸甜適口，散瘀清熱。	將乾山楂15克洗淨去核放入砂鍋中，加適量水煮開，改小火煨，加金銀花30克，共燉約10分鐘。加入60克蜂蜜調勻，去渣飲汁。
菜點類	金公雙葉粥	宣肺利咽，清熱解毒。	先將茶葉和蘇葉各3～6克及金銀花、蒲公英各30克加水煎煮，再加入白米50克煮成粥即可。
菜點類	蒲公英銀花粥	清熱解毒。可輔療乳腺炎、扁桃腺炎、膽囊炎、眼結膜炎。	先煎蒲公英60克、金銀花30克，去渣取汁，再入白米50～100克煮成粥。
菜點類	果紅湯	滋味酸甜，養顏美容，開胃健脾。	將山楂15克及金銀花5克放入鍋內，加水適量，煮約20分鐘後濾渣，加入紅豆200克同煮至爛熟，放少量冰糖調味飲用。
菜點類	金銀花粥	清熱敗火。治療風熱感冒、咽喉腫痛。	白米60克煮至快熟時，放入30克乾金銀花稍煮片刻，熟後加適量白糖調味即可。
飲品類	金銀花地骨茶	治療口臭、虛火大。	地骨皮40克，加1440克（6杯）水煮熟，再加金銀花10克，熄火燜幾分鐘，冷卻後加一點蜂蜜飲用。
飲品類	複方銀菊茶	清熱去火，輔療肺炎。	金銀花21克，菊花、桑葉各9克，杏仁6克，蘆根30克。水煎去渣後加蜂蜜30克，代茶飲。
飲品類	仙人掌菊花飲	解熱毒，降血壓、血脂。	仙人掌100克去皮洗淨，用果汁機絞汁；金銀花20克洗淨入鍋煎汁，煎成時放適量冰糖和仙人掌汁攪拌至糖化，起鍋用紗布濾汁，灌入熱水瓶，代茶熱飲。
飲品類	金銀花防暑湯	生津止渴，防止中暑。	金銀花30克，加白糖適量，開水沖泡，涼後即可飲用。
飲品類	蜜糖銀花露	清涼甜蜜，防流感和結核病，治療咽炎。	金銀花30克加水500克，煎汁去渣，冷卻後加入蜂蜜調勻。每日飲數次。

綠豆

綠豆為豆科一年生草本植物綠豆的種子，又名青小豆。營養價值很高，富含微量元素。可防治中暑、去火、解毒、除痘、美白祛斑。綠豆粉可治療瘡腫燙傷，綠豆皮可明目，綠豆芽可解酒。如古人所言：「真濟世之良穀也！」

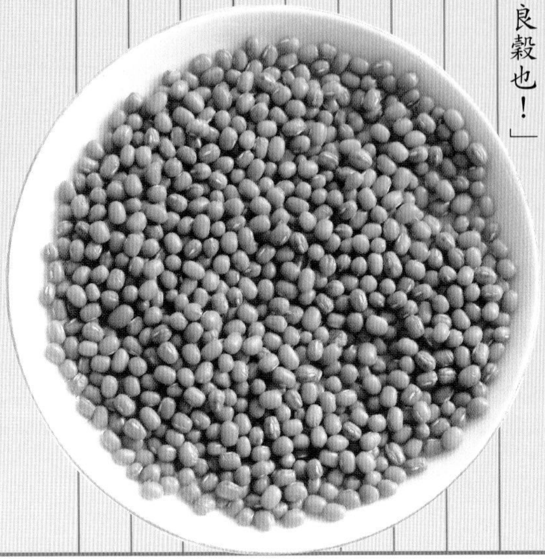

性味：性平，味甘、酸

歸經：入心、小腸經

適用體質：濕盛體質

養生劑量：10~30克

適用劑量：10~30克

家庭醫生

內外痔瘡：綠豆150克，豬大腸1段，將綠豆放入豬大腸中，兩端紮緊，燉煮吃。

腸炎：綠豆40克，鹽10克，水煎代茶飲。

痄腮：綠豆160克，黃豆80克，紅糖120克，煮至豆爛，加糖服。

天然養生

防暑去火

綠豆150克，煎水代茶飲用。

提神去煩

取綠豆衣、西瓜翠衣各40克。水煎代茶飲用。

清熱解毒

先將白菜根莖頭1個洗淨切片，再同綠豆芽30克同煮，渴時代水飲。

餐桌宜忌

脾胃虛弱者不宜多食。

綠豆不宜煮得過爛，以免降低其清熱解毒功效。

用法大全

綠豆枕敗火：將煮綠豆湯剩下的綠豆皮曬乾，摻以綠豆裝枕。可防頭痛腦熱、眼赤喉腫。

潔面除痘：用綠豆湯洗臉5分鐘，可天然祛痘。

選購祕笈

綠豆以當年產的為佳。

藥膳養生館

		功效	製作
菜點類	甘草綠豆燉白鴨	清熱解毒、平肝利水，可輔療中毒性肝炎。	把生甘草20克潤透洗淨切片，綠豆90克洗淨去雜質，白鴨肉100克洗淨切4公分見方的塊。同放入鍋內，加水500克煮沸，改用小火煨約50分鐘至熟，加鹽攪勻即成。
菜點類	甘草綠豆飯	生津止渴，清熱解毒。	生甘草30克切片，綠豆、白米各100克洗淨。加水煲飯，煲熟即成。
菜點類	綠豆銀耳羹	養陰潤肺，清熱解毒。	綠豆90克洗淨。銀耳溫水發透，去蒂，撕成瓣狀。加水400克同入鍋煮。先用大火煮沸再改用小火煎煮約1小時至熟，加入冰糖至溶即成。
湯粥類	紅糖綠豆沙	甜糯適口，清熱解毒。	綠豆60克洗淨，先入水中泡軟，再放在鍋中加入約1000克水，上旺火燒開再用小火煮，至綠豆呈糜狀，加入紅糖調味，稍煮即成。
湯粥類	綠豆南瓜湯	生津益氣，止渴祛暑。	乾綠豆50克洗淨，和鹽拌合，略醃一會兒。南瓜削皮去瓤，洗淨切方塊。鍋內加水500克，先下綠豆大火煮沸約2分鐘，加水再煮沸。將南瓜塊下入，蓋上鍋蓋小火煨煮約30分鐘，至綠豆開花即成。
湯粥類	海帶綠豆湯	湯濃鮮美。清心涼肺，降血壓、血脂，除痘。	綠豆15克洗淨，海帶15克切絲。加甜杏仁9克入鍋加水同煮。並加入布包玫瑰花。煮熟後撈出玫瑰花包，加入紅糖即成。
飲品類	瓜菜綠豆飲	營養豐富，清鮮美味。	綠豆、紅豆洗淨，溫水泡脹。入鍋加水大火煮開，調慢火把豆子煮爛後加冰糖，糖溶後熄火。豆湯放涼。西瓜去皮去子，切方丁，檸檬和菠菜榨汁，加入做好的豆湯中即成。
飲品類	紅棗山楂綠豆飲	清暑養心，和脈降壓。主治各種高血壓病。	將山楂15克洗淨切片，放入砂鍋，加水濃煎2次，每次約30分鐘。過濾合併2次煎汁備用。紅棗10枚，綠豆100克洗淨後放入砂鍋，加水適量煮沸，改中火煨煮至綠豆熟爛。調入山楂濃汁，繼續煨煮至沸即成。
飲品類	綠豆湯	清涼防暑。	將綠豆100克、白米20克及水3000克放入高壓鍋中，煮沸約20分鐘至熟，待涼後飲用。

決明子

決明子別名草決明、馬蹄決明。為豆科一年生草本植物的乾燥成熟種子。以其有明目之功而名之。含有糖類、蛋白質、脂肪、大黃酚、大黃素，還含有人體必需的多種微量元素，可清熱、排毒、降血壓、治目赤腫痛、減肥。

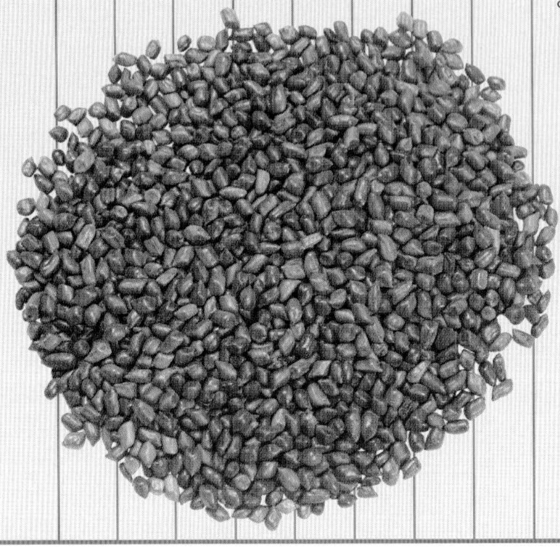

性味：性微寒，味甘、苦、鹹

歸經：歸肝、大腸經

適用體質：陰虛陽亢體質

治療劑量：10～15克

家庭醫生

目赤腫痛：決明子15克，開水沖泡去渣，加適量的蜂蜜代茶飲用。

通便：決明子10～15克，煎服。

高血壓：決明子15克入鍋炒黃，研末，夏枯草9克洗淨切碎，同放杯內，開水沖泡當茶服。最宜肥胖與高血壓患者飲用

天然養生

降血壓、降血脂

取30克決明子，2克綠茶，沸水沖泡代茶飲3～5次。可預防高血壓、高血脂、高血糖等中老年人易患病。

益腎明目

將決明子500克入鍋炒黃，入瓶保存，每次取20克放保溫杯中，滾水沖泡飲用。

清暑排毒

取荷葉3克，炒決明子6克，玫瑰花3朵。開水沖泡飲用即可。

餐桌宜忌

血虛眩暈及長期便溏腹瀉者忌食；決明子不宜久煎。

用法大全

薰洗陰道：決明子30克，水煎約20分鐘，薰洗陰道每次15～30分鐘。治療陰道黴菌。

決明子枕治失眠：決明子枕頭可防治失眠、落枕。

選購祕笈

顆粒飽滿均勻、呈黃褐色者為佳。

藥膳養生館

		功效	製作
湯粥類	決明子凍	保護眼睛。	生決明子50克洗淨炒香，放入煮沸的水中，中火熬汁。再用125克（半碗）冷水把半包瓊脂粉拌勻。煮好的決明子汁去渣倒入另外的鍋內。將瓊脂粉加入決明子汁充分拌勻。將調好的汁倒入模具內放冰箱冷藏。食用時淋些鮮奶油。
	紫菜決明湯	治療高血壓、頭昏腦脹。	紫菜50克洗淨切碎，決明子20克洗淨瀝乾，同入鍋內，加水煎2次，每次用水500克，煎約半小時，去渣取汁。分兩三次服。
	決明子煲白菜子湯	清熱利尿，清肝明目，潤腸通便。	決明子50克用布袋盛裝，將白菜子500克、燉肉3塊、蜜棗5枚、生薑3片洗淨。鍋內加水，水滾後下入全部材料慢火煲約1小時至熟，加鹽調味即可。
	決明雞肝湯	補肝腎，滑嫩鮮香。	決明子10克研末。鮮雞肝200克切片，放碗中加鹽和香油醃約3分鐘，再加3克乾澱粉拌勻。黃瓜和胡蘿蔔各10克切片。炒鍋加油燒至七成熱，放蔥末、薑末、紹興酒、白糖、鹽、味精、決明子末、黃瓜片、胡蘿蔔片翻炒，鮮湯勾芡，倒入雞肝片翻炒至熟，加蒜末、香油起鍋。
	海帶決明湯	清熱明目，降脂降壓。	將海帶30克洗淨，浸泡約2小時，連湯放入砂鍋，再加入決明子15克，煎煮約1小時以上即成。
	決明子粥	可治療頭痛、高血壓、高血脂及習慣性便祕。	先把決明子15克入鍋炒香，取出待冷卻後煎汁，或加白菊花10克同煎取汁去渣，放白米100克煮粥，加入適量冰糖食用。
飲品類	桃仁決明蜜茶	活血降壓，清肝益腎。適合高血壓、腦血栓患者服用。	桃仁10克，加決明子12克水煎，加適量蜂蜜調味即成。
	玉米決明蘿蔔汁	呵護雙眸。	玉米300克及決明子200克，以開水燙煮過，再以冰水冰鎮，晾涼後一起放入榨汁機，再加入胡蘿蔔片150克，養樂多①2瓶打成果汁即可。
	菊楂決明飲	平肝降壓，潤腸通便。適於高血壓兼冠心病患者。	將決明子15克打碎，同菊花10克、生山楂片15克水煎。代茶飲。

①養樂多：一種活性乳酸菌飲品。

夏枯草

性味：性寒，味辛、苦

歸經：歸肝、膽經。

適用體質：肝陽上亢體質

適用劑量：10～15克

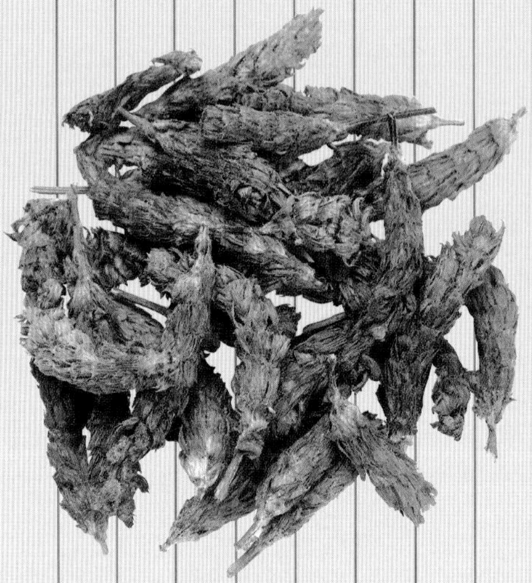

夏枯草又名枯草花，是唇形科多年生草本植物夏枯草的果穗或全草。古人以此草夏至後即枯而命名。有清肝、明目、降血壓、治咽喉病的作用。夏枯草煎劑對痢疾桿菌、傷寒桿菌、大腸桿菌和葡萄球菌、鏈球菌等均有抑制作用。

家庭醫生

降血壓：夏枯草50克，杭白菊、苦丁茶各25克，決明子20克，水煎代茶飲。

赤白帶下：夏枯草花開時採集，陰乾後研為末，每次6克，飯前用水送服。

急性扁桃腺炎，咽喉腫痛：鮮品夏枯草60～90克，水煎服。

乳腺炎：夏枯草、蒲公英各30克，水煎服。

天然養生

抗菌消炎

內服煎劑，常用量為10～15克。外用煎水洗或搗敷。

防癌

夏枯草對癌細胞有抑制作用，常食夏枯草食品可防癌。

清肝明目

夏枯草、綠茶各等量。將夏枯草切碎成小段，與綠茶混勻，每次取適量泡茶飲。

餐桌宜忌

身體衰弱、脾虛胃弱者宜慎用。

用法大全

夏枯草枕明目：枕夏枯草枕可清肝去火，適合肝火內盛的青少年族群。

小藥方

《本草綱目》記載，夏枯草可治打傷金瘡，把夏枯草放在口中嚼，隨後敷在傷處，效果顯著。

藥膳養生館

		功效	製作
菜點類	**夏枯草煲瘦肉**	清肝火，降血壓。適用於高血壓病人、熬夜後頭暈頭痛及眼紅者食用。	用夏枯草10克、豬瘦肉50～100克，加水適量共煲，肉熟後加鹽少許調味，吃肉喝湯，每日1次。
	夏枯草炒鴨條	滋陰，散結。	夏枯草鮮嫩莖葉250克，烤鴨（去骨）150克。夏枯草洗淨，入滾水略氽，撈出過涼水，擠水切段。鴨肉切條。油鍋燒熱，煸香薑絲、乾辣椒絲，下鴨條翻炒，再下夏枯草、鹽、清湯少許，翻炒至成熟入味即可。
	夏枯草炒肉絲	散結，滋陰。	夏枯草鮮嫩莖葉300克洗淨，入滾水略氽，撈出過涼水，控乾。油鍋燒熱，煸香薑蓉、蔥花，下150克肉絲煸炒，加醬油、料酒、鹽和少許水，炒至肉熟，下夏枯草炒入味即可。
	夏枯草燜香菇	清熱降壓。	夏枯草鮮嫩莖葉250克洗淨，入滾水氽過後，撈出用涼水浸洗，控乾；香菇5朵用開水泡發，洗淨，去蒂。泡香菇水待用。油鍋燒熱，入夏枯草煸炒，下香菇、泡菇水、料酒、味精、鹽翻炒熟，以水澱粉勾芡、淋雞油，顛翻幾下出鍋即成。
湯粥類	**夏枯草排骨湯**	清熱降壓。	夏枯草150克、排骨250克、蜜棗5枚。將全部材料放入鍋中，加清水3000克（12碗）煲約2小時至熟，加鹽等調味即成。
	夏枯草粥	清肝降火明目，降壓消炎。	將夏枯草花30克洗淨，切段，裝入乾淨布袋，放入鍋中。加水適量，小火熬成藥汁，去藥袋。白米100克洗淨，加適量水及藥汁，旺火煮沸後改小火熬至成粥即可。
飲品類	**夏枯草清涼茶**	清熱養陰，明目散結。適用於甲狀腺癌合併囊腫者。	先將白茅根22克，夏枯草、淡竹葉各11克，白菊、花生、甘草各5克，一同浸入2500克（10碗）水中約10分鐘，再上火以小火煮約1小時，過濾。濾液加入冰糖調味即可。每次1碗，每天2次。
	夏枯草黃酒飲	止血，適用於肺結核咳血。	夏枯草50克，黃酒100克，加水煎煮至無酒味時，取過濾液20～40克，日服3～4次。

槐米

性味：性微寒，味苦

歸經：歸肝、大腸經

適用體質：血熱體質

適用劑量：10～15克

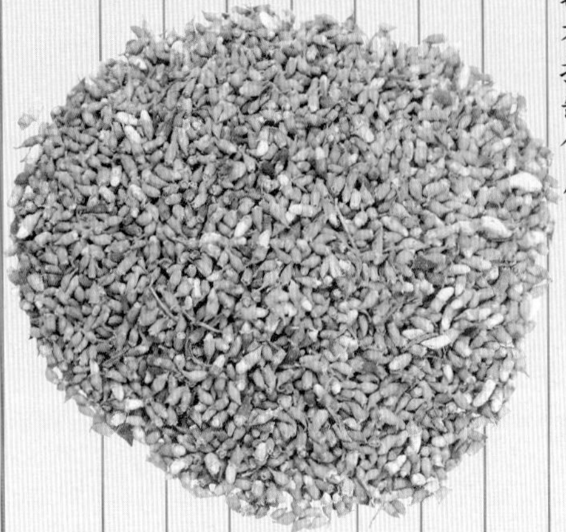

槐米，又名白槐、槐花。為豆科植物槐樹的乾燥花及花蕾。民間常作茶飲原料使用，我國不少地區還有蒸食槐花的習慣。槐米有降火敗毒，治高血壓、便祕，防中風的作用。槐花含芸香甙、槐花二醇、葡萄糖和葡萄糖醛酸及鞣質，有抗炎作用，對病毒及皮膚真菌也有抑制作用。

家庭醫生

高血壓、頭暈：槐米、鮮槐花、菊花各9克，決明子6克，水煎服或泡水代茶飲。

口周皮炎：鮮槐花15克配凌霄花6克、炒山梔、連翹、藿香、生石膏各10克，水煎服。

各種出血症：槐米、白芨各9克，百各霜、仙鶴草、蒲黃各6克，水煎服。

天然養生

降火敗毒、明目

菊花、槐米、綠茶各3克，用開水沖泡，頻飲。

消暑

取一些槐米茶，放在水杯內，沖入開水後即可飲用。最宜夏季消暑去火。

清肝、瀉火明目

夏枯草、菊花、黃芩各3克，用開水沖泡，可以清肝、瀉火明目。

餐桌宜忌

脾胃虛寒及陰虛發熱而無實火者慎服。

用法大全

薰洗治痔瘡腫痛：
槐角[①]、苦參各15克，白礬6克，水煎薰洗。

選購祕笈

以花蕾幼小如米、色黃綠、乾燥、無雜質者為佳。

①槐角：槐樹的果實。

藥膳養生館

		功效	製作
菜點類	槐花清蒸魚	清熱利濕。	鯽魚或鯉魚500克，洗淨去鱗、鰓、內臟，魚體軀幹部斜切3～5刀，放入砂鍋，加蔥白7小段、薑片20克、蒜片20克、鹽、料酒和適量水，小火蒸約20分鐘至熟。放洗淨的槐花15克，加味精、香油少許調味即可。
	槐米芝麻腸	潤腸通便。	豬直腸1條洗淨，將槐花100克、黑芝麻100克塞進直腸裡面，兩端用線紮緊，放鍋中加水煮兩三個小時至熟即可。
	槐米煲牛脾	祛濕熱，涼血，止血，健脾消積。	用槐花米15克，牛脾250克，加入清水適量，不加鹽，倒入鍋中用小火煮熟，飲湯吃牛脾。
	冰糖白芨魚翅	滋補美顏。	將魚翅30克以溫水發透、洗淨撕成條；白芨10克洗淨；冰糖30克打碎。將魚翅、白芨、冰糖放入燉鍋內，加清湯300克，置大火燒沸，再用小火熬約30分鐘至熟即可。每日1次。
湯粥類	馬齒莧槐花粥	清熱解毒，涼血止血。	鮮馬齒莧揀雜洗淨，入沸水中汆軟撈出，切末備用。槐花揀雜洗淨，晾乾研末待用。白米洗淨放入砂鍋，加水，大火煮沸，改小火煨煮成稀粥，粥快成時放入槐花末並加入馬齒莧碎末及紅糖，再用小火煨煮熟。早晚2次分服。
	兩地槐花粥	清熱固經，用於月經過多。	將生地、地骨皮、槐花各30克洗淨，煎水去渣取汁，與白米30～60克共煮為粥。每日1次，可連服3～5日。
飲品類	地榆槐花蜜飲	清熱涼血，抗癌止血，適用於子宮頸癌陰道出血。	地榆60克洗淨，揀雜切片，煎煮2次，每次約40分鐘，合併2次濃液，放入砂鍋加30克槐花，加水再煎約10分鐘，盛出以紗布濾渣，兑入蜂蜜30克拌勻。早晚2次分服。
	大黃槐花蜜飲	清熱涼血，適於大腸癌患者引起的便血。	生大黃4克揀雜洗淨，晾乾切片，煎煮約5分鐘去渣留汁待用。鍋中加槐花30克、綠茶2克，加水煮沸，倒入生大黃藥汁，離火拌入蜂蜜15克。早晚2次分服。
	槐米茶	清火潤喉，可治便祕。	槐米20克，膨大海2～3枚，沸水沖泡。

中藥消除腸道積滯

預防和治療因宿食積滯之毒而引起的消化不良、腹脹、便祕及口臭

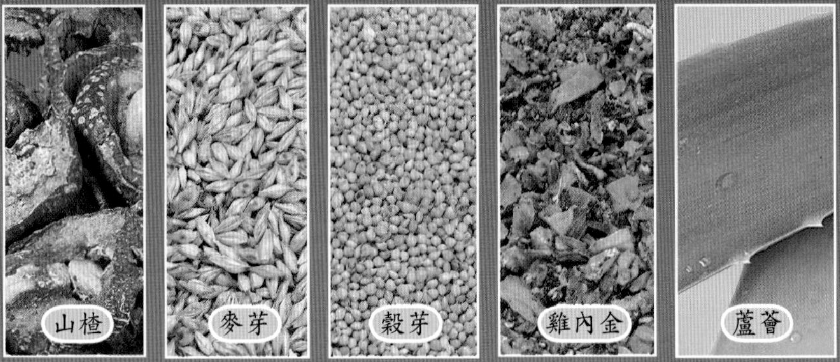

山楂

性味：性微溫，味甘、酸

歸經：歸脾、胃、肝經

適用體質：食積血瘀體質

養生劑量：5～10克

適用劑量：10～30克

山楂又名山裡紅、紅果。古人稱它「酸楂」。是薔薇科植物山楂的果實。為人們喜食的水果，也是一種常用中藥。具助消化、降血脂、降血壓、治月經不調、祛斑作用。柳宗元詩中就有「傖父饋酸楂」的詩句。《本草綱目》中有將山楂「去皮、核，搗和糖、蜜作為楂糕」的記載。

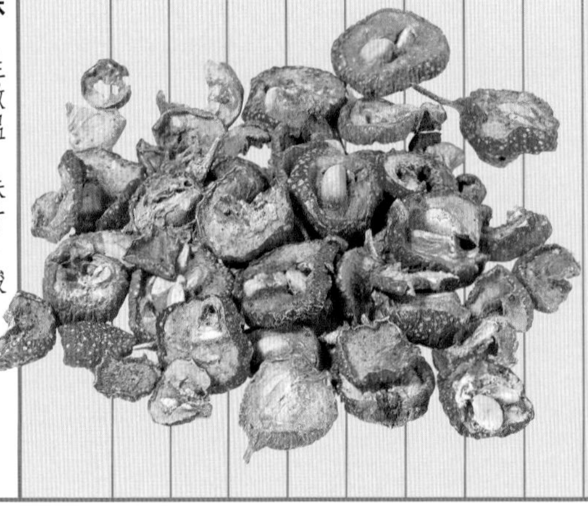

餐桌宜忌

孕婦不宜多食。

空腹或消化性潰瘍患者不宜多食。

中氣不足者，尤其是食用人參等補氣藥者，慎食。

食後宜及時漱口以防損傷牙齒。

選購祕笈

以個圓、色潤、無蟲蛀者為佳。

家庭醫生

血脂異常：山楂15克，何首烏10克，槐米10克，水煎分早中晚服用。

高血壓病：山楂10克，菊花5克，夏枯草5克。開水浸泡代茶飲，有較好的降血壓作用。

風濕性關節炎、水腫：山楂樹根60克加水煎服。

冠心病、心絞痛：山楂10克，川芎5克，丹參5克，水煎代茶飲。

夏季暑熱、食欲不振：山楂5克，陳皮3克，薄荷葉5片，開水沖泡，加白糖少許，代茶飲，有消暑開胃，生津止渴的功效。

天然養生

消食調脂

山楂、麥芽各30克，決明子15克，水煎約30分鐘，加茶葉、荷葉各6克煮約10分鐘。當茶飲。

健脾開胃

山楂10克，炒麥芽10克，黨參10克，白朮5克，大棗10枚，將諸藥煎煮2次，合併藥液加白糖少許調味，代茶飲。

祛斑美顏

山楂、當歸各10克，白蘚皮、白蒺藜各5克。沸水沖泡，燜約20分鐘代茶飲。

排毒消脂

山楂15克、荷葉12克，將山楂、荷葉加水1000克，煎煮取汁，隨意代茶飲。

健脾開胃方

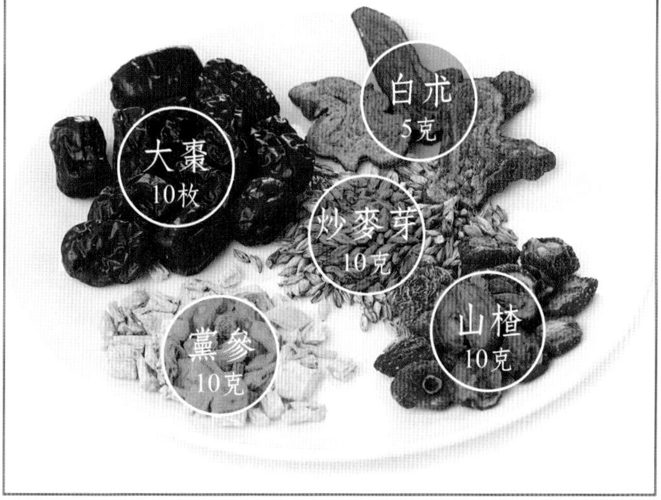
白朮
5克
大棗
10枚
炒麥芽
10克
黨參
10克
山楂
10克

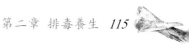

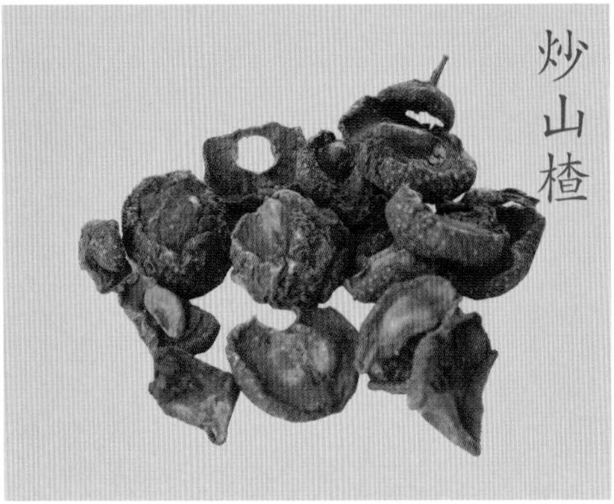

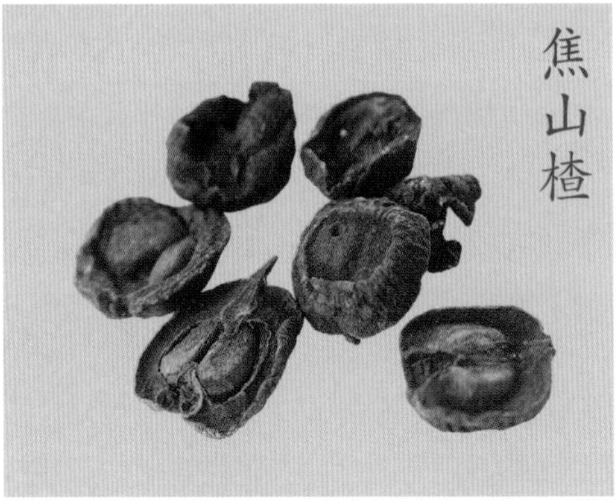

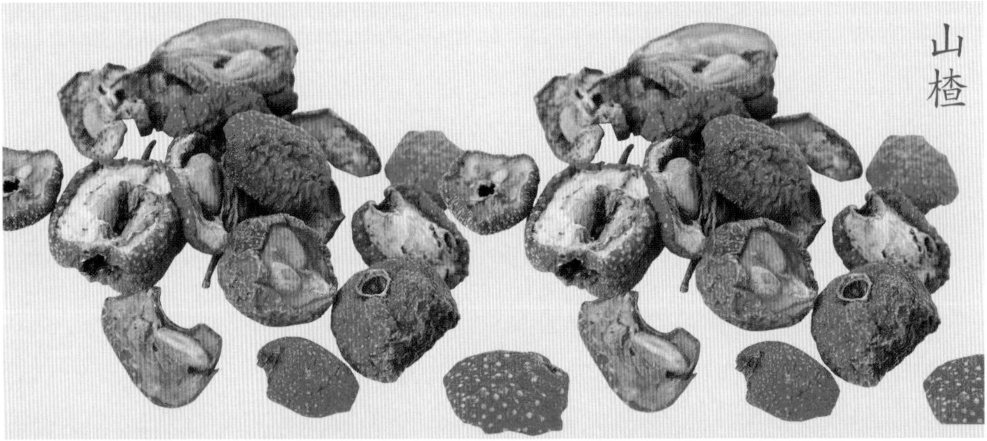

炮製不同功效異

山楂：揀淨雜質，篩去核。

炒山楂：取揀淨的山楂，置鍋內用小火炒至外面呈淡黃色，取出，放涼。

焦山楂：取揀淨的山楂，置鍋內用大火炒至外面呈焦褐色，內部黃褐色為度，噴淋清水，取出，曬乾。消食止瀉。

山楂炭：取揀淨的山楂，置鍋內用大火炒至外面呈焦黑色，但須存性①，噴淋清水，取出，曬乾。止瀉、消食化積、活血散瘀。

①存性：使藥物一部分炭化，另一部分仍能嚐出原有的氣味，這就是存性。

藥膳養生館

		功效	製作
菜點類	山楂肉絲	美味營養。	鍋中放入適量水煮滾，放入山楂10克煮約10分鐘至出味，放入豬後腿肉絲200克及蔥段3個、薑片10克一起煮熟後撈起，棄去蔥段、薑片，拌入鹽、花椒粉、梅子醋適量，再放入蔥末拌勻即可。
	蜜餞山楂	消脂，補虛，活血化瘀。對肥胖症有一定療效。	取生山楂500克，蜂蜜250克。山楂除柄及核放入鍋中，加水適量，煮至七成熟時，加蜂蜜以小火煎煮至熟透即可。冷卻後放瓶內貯存。隨取隨吃。
湯粥類	鯉魚山楂雞蛋湯	可輔療冠心病。	鯉魚1條去雜洗淨切塊，加料酒和鹽醃約15分鐘。麵粉150克加水、白糖各適量及雞蛋液1個攪成麵糊。魚塊下麵糊中裹勻，取出後沾上乾麵粉。鍋置火上，放油燒熱，爆香薑片後下魚塊炸約3分鐘盛出。山楂加少量水上火煮，調入白糖等調料，再加麵粉製成芡汁，倒入炸好的魚塊煮約15分鐘至熟，撒上蔥段、味精即成。
	山楂蓮葉排骨湯	生津開胃，消暑補益。	排骨600克洗淨斬段。山楂50克、烏梅2枚和生薏米50克分別用清水浸透洗淨。新鮮荷葉2塊清水洗淨。先將山楂、排骨段、烏梅和生薏米放入瓦煲內，加適量清水用猛火煲至水滾，然後改中火煲約3小時至熟，放入新鮮荷葉稍滾，加鹽調味即可。
	山楂粥	健脾胃，消食積，散瘀血，輔療高血壓。	先將山楂入砂鍋煎煮，取濃汁去渣，然後加入白米100克、白糖30克、水適量煮粥。不宜空腹食。
飲品類	菊花山楂飲	健脾消食，降脂，適用於冠心病、高血壓、高血脂。	菊花15克、山楂15克、決明子15克。一起洗淨放入鍋中，放入清水適量，把全部材料煎煮成濃汁飲用。
	山楂桂枝紅糖水	光澤肌膚，溫經通脈，化瘀止痛。	將山楂肉15克、桂枝5克裝入瓦煲內，加水500克（2碗），小火煎剩250克（1碗）時，加紅糖30克調勻煮沸即可。

麥芽

性味：性平、味甘

歸經：歸脾、胃經

適用體質：食積體質

適用劑量：10～15克

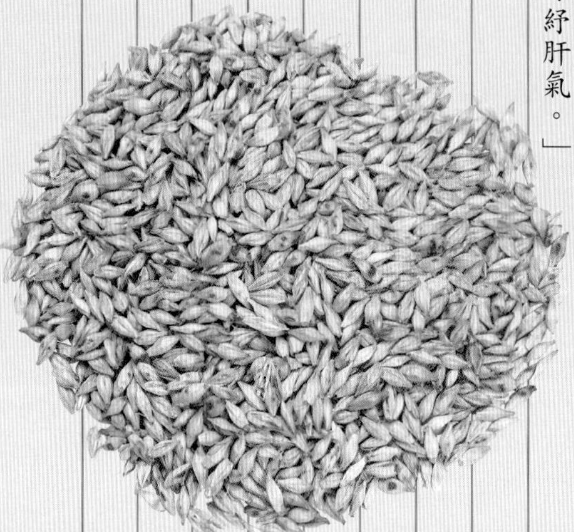

麥芽又名年麥、麥蘖、草大麥，乃禾本科一年生大草本植物大麥的成熟果實乾燥而成。含有豐富維生素、麥芽糖和卵磷脂。可消食、消脹、提神、回乳、壯陽。近代名醫張錫純曾評價說：「麥芽雖為脾胃之藥，同時也可紓肝氣。」

家庭醫生

厭食症：焦神曲、焦山楂、焦麥芽各4.5克，雞內金1.5克，枳殼3克。共研末，水煎，每日1劑，3次服。

回乳：炒麥芽60～90克，水煎代茶飲，每日1劑，連服7日左右。

經前乳房脹痛：生麥芽200克放入砂鍋內，煮沸後改小火煎煮約20分鐘，濾藥液，再加水煮約10分鐘，濾出藥液混合，早晚分服。每次經前3天連服3劑。

天然養生

降脂消脹

麥芽50克、穀芽25克、陳皮15克、冰糖少許。同用2000克水煮沸後小火再煮約15分鐘，過濾後飲用。

提神生津

麥芽泡水當茶飲，可明目提神，消食生津。

疏肝壯陽

麥芽很適宜肝氣鬱結型陽痿患者煎水代茶常飲。

消食化積

沙棘果、山楂各10克，麥芽15克。水煎飲用。

安神催眠

龍骨60克，白石英、麥芽、夜交藤、酸棗仁各45克，合歡花27克，共研末水煎，睡前半小時飲用，每次20克。

開胃健胃

生穀芽、麥芽各15克，山藥10克，蓮子肉15克，水煎飲用，每日3次，每次40～60克。

餐桌宜忌

哺乳期女性不宜服用。

藥膳養生館

		功效	製作
菜點類	麥芽山楂糕	健胃，對消化不良者尤宜。	大麥芽100克，山楂50克，糯米150克（炒），白糖75克，將前3味研為末，加白糖拌勻。加少量蜂蜜拌勻，壓成方塊糕，蒸熟即可。
	麥芽山楂雞蛋羹	最宜於胃痛症食欲不佳者。	麥芽、山藥各15克及山楂18克洗淨，加清水適量，以小火煮約1小時，去渣取汁；雞蛋2顆，打蛋液調勻；葛粉適量，以開水調糊。把上述藥汁煮沸，下雞蛋液及葛粉糊攪勻煮沸，熟後加適量鹽調味即成。
湯粥類	麥芽山楂瘦肉湯	健脾消滯，利尿解毒。	將麥芽、山楂各50克，荷葉20克，燈芯花5朵都用清水洗淨，瘦肉350克洗淨切塊。瓦煲內倒1250克（5碗）水，煮開後將所有材料放入。中火煲約1小時至熟，加鹽調味即可。
	麥芽山藥牛肚湯	健胃消滯。	麥芽100克，山藥、黨參、雲苓各50克，陳皮、八角、茴香各6克，紅棗4枚去核洗淨浸泡；牛肚500克洗淨切塊，與上述全部材料及生薑3片一起放鍋內，加水3000克，大火煮沸後改小火煲約3小時至熟，加適量鹽調味即成。
	陳皮麥芽粥	理氣行滯，最宜女性妊娠期浮腫、胸悶、厭食等症。	將陳皮12克、麥芽30克水煎取汁，與洗淨的白米60克同煮粥食用。
	麥芽紅豆粥	消水腫。	麥芽100克，紅豆60克，白米適量，煮粥同食。
飲品類	山楂麥芽茶	消食，最宜於飲食積滯引起的嘔吐。	山楂15克、麥芽10克，加1000克（約4碗）水，煮至湯汁濃縮成500克（約2碗），加點紅糖調味即可。
	麥芽玫瑰飲	緩解經前緊張煩躁情緒。	將麥芽裝入濾茶袋。與玫瑰一同放入焖燒杯或保溫瓶中。以1000克熱水沖泡，浸泡幾分鐘後即可飲用。
	決明子麥芽茶	化食，明目。	決明子15克，麥芽、山楂各25克，茶葉、荷葉各8克。將決明子、山楂與麥芽一起放入鍋中，加適量清水煮約半小時。加入茶葉、荷葉後，再煮約5分鐘，去渣倒出茶汁飲用。

穀芽

性味：性微溫、味甘

歸經：歸脾、胃經

適用體質：食積體質

適用劑量：10～15克

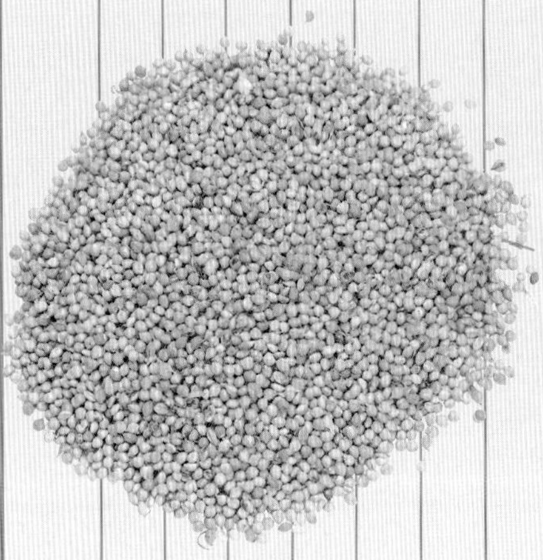

穀芽，又名稻芽。為禾本科一年生植物稻的成熟果實經發芽乾燥而成。富含蛋白酶、維生素A、B群維生素、澱粉及蛋白質等多種營養物質。其蛋白酶有助於蛋白質消化，能消食開胃、增加食欲。此外，穀芽還可行氣、和中、消脹。《本草綱目》載：「穀芽消煩、活中、益精、健脾、止瀉。」

家庭醫生

消化不良：穀芽每次10克左右，熱水沖泡後飲用。症狀消除後停服。

傷食嘔吐：穀芽、山楂、檳榔、枳殼各等量，碾末沖服，每次1～2克，每日3次。

腹脹：穀芽研末，加薑汁、鹽少許和勻製成餅，再加炙甘草、砂仁、白朮（麩炒）末做成丸。白開水送服，每次10克，每天3次。

天然養生

健脾消導

用蓮肉、生穀芽、麥芽各15克，山楂10克，水煎服，可補脾胃消食。

養胃

穀芽有和胃功效。常食有穀芽成分的粥如四仙粥，可健胃，並可治療萎縮性胃炎。

瘦身

山楂、穀芽、麥芽各5克，酸梅5枚，冰糖適量。同放入煲中，加2000克（約8碗）水慢火煲約45分鐘，加冰糖，溶化後飲用。

生津補益

用穀芽蒸餾取露，代茶飲用。

餐桌宜忌

穀芽不宜多食。

選購祕笈

以南方早稻穀加工的穀芽為佳。

藥膳養生館

類別	名稱	功效	製作
菜點類	開胃消食糕	開胃化積，健脾胃。宜於小兒消化不良。	苦消頭、隔山撬、雞屎藤各100克烘乾研末；焦山楂20克，麥芽、穀芽各30克，萊菔子15克，建曲20克共研末；山藥粉50克，麵粉500克，與上兩種藥末混勻，加水揉和，加酵母粉發酵，發好揉入白糖100克，大火蒸熟；出籠切塊。飯前吃。
菜點類	穀芽餅	健脾進食，寬中消脹。	取穀芽120克，研為細末。薑絞碎取薑汁。將穀芽末、薑汁加入鹽少許拌和勻，做成餅，小火烤脆即可食用。
湯粥類	穀芽麥芽鴨肫湯	健脾胃，助消化。	穀芽、麥芽各30克，鴨肫（鮮品）1～2個。將鴨肫剖開，去除肫內汙物，但不要除去內金；洗淨後切片。全部放入鍋內，加清水適量，小火煮約1小時至熟，加鹽調味即成。飲湯吃鴨肫。
湯粥類	健運麥穀芽湯	健脾和胃，復原益氣。可治療慢性胃炎。	麥芽、穀芽各30克，雞內金、山藥各15克，黨參10克，甘草5克。水煎飲用。
湯粥類	焦三仙粥	消食止瀉。適於胃癌或放療、化療後所出現之脾胃虛弱及飲食積滯。	焦山楂、焦麥芽、焦穀芽各30克，分別揀雜，與淘洗淨的白米50克同放入砂鍋，加水浸泡片刻，大火煮沸，改用小火煨煮成稠粥。早晚2次分服。
湯粥類	四仙粥	和胃養胃。可治療萎縮性胃炎。	焦山楂、焦神曲、焦麥芽、焦穀芽各10克，加白米50克，共煮約30分鐘成粥，長期服用。
飲品類	靈芝薄荷穀芽茶	補腦益智。用於夏季煩熱、氣虛煩勞。	靈芝2克，薄荷、穀芽各5克，白糖25克（有糖尿病者以代糖代替），水250克。靈芝洗淨切片，薄荷洗淨切段，穀芽炒香與靈芝片加水和白糖煮熟至湯濃，下薄荷段煎熬約10分鐘即成。
飲品類	穀芽芒果飲	開胃，消滯。	15克芒果核，麥芽、穀芽各30克，2枚蜜棗，加水共煮，當茶來飲用。
飲品類	八珍湯	調補氣血，治癰膿。	黨參15克，白朮、茯苓、當歸、穀芽、金銀花、白芍各9克，川芎、陳皮各6克，生甘草3克。水煎服，每日1次。

雞內金

性味：性平、味甘

歸經：歸脾胃、小腸、膀胱經

適用體質：食積體質

適用劑量：3～10克

雞內金又名內金、炙內金，俗稱雞肫皮。為雞的胃內膜。始載於《本經》。我們於日常生活中常把它當垃圾扔掉，殊不知它有藥用價值。雞內金含大量蛋白質，不僅能促進胃腺分泌，還能增強胃蠕動。中醫認為，雞內金有開胃消食。防治尿道結石、腎結石、膽結石的功效。且可防脫髮。

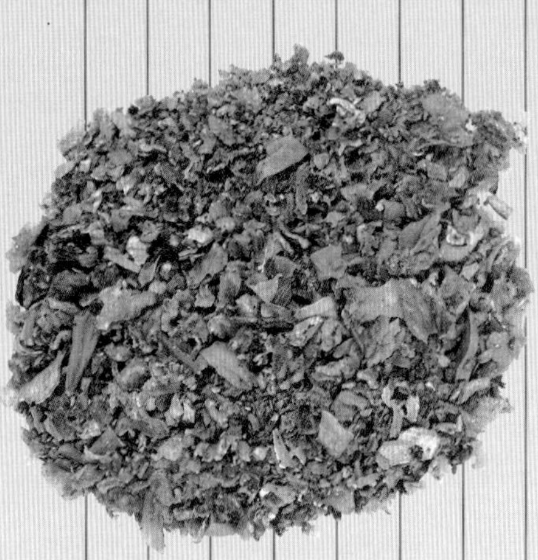

家庭醫生

斑禿：雞內金炒焦研細。每次服25克，1日3次，溫水送服。

傷食嘔吐：雞內金10克，炒麥芽10克，水煎，頻飲。治一切飲食所傷。

血栓閉塞性脈管炎：山楂60克，雞內金、紅花各9克，紅糖30克，每日1次，分2次煎服。

天然養生

開胃消食

雞內金30克，瓦片焙黃，研末，每次1～2克，開水沖服，日服2次。最宜小兒消食。

防治尿道結石

每天早晨用雞內金1克泡茶飲用。

行氣和胃

雞內金6克，砂仁1.5克，共研末。白米30克，白糖少許同煮粥食用。

養胃健脾

雞內金6克，陳皮3克，砂仁15克研末，白米30克煮粥，粥成入藥末，加白糖食用。

餐桌宜忌

雞內金以生用為佳。

忌空腹狀態下服用。

凡大氣下陷或咳嗽吐血等症，忌用雞內金。

選購祕笈

以形體大、色黃、乾燥、完整無破碎者為佳。

藥膳養生館

		功效	製作
菜點類	內金煮黃鱔	健胃健脾。	取黃鱔1條，收拾淨，切段。加雞內金少許，煮熟，依個人口味加鹽等調味食用。
菜點類	竹筍炒鴨肫	消食積，通石淋。	竹筍200克洗淨切片，雞內金30克研末，鴨肫100克切片，木耳30克發透去蒂，蔥20克切段，薑10克切片。放油燒至六成熟時加蔥段、薑片炒香，放鴨肫片、竹筍片、木耳及紹興酒，鹽少許，熟後加雞內金粉炒勻即可。
菜點類	紅棗內金宜脾糕	健胃，增進食欲。	紅棗30克，白朮10克，乾薑1克，雞內金10克。先將上述材料煮熬取汁，再將汁與麵粉500克及適量糖製成糕，蒸熟即可。
菜點類	消食脆餅	消食健胃。	將雞內金1～2個洗淨曬乾或小火焙乾，研末。將雞內金粉與麵粉100克及鹽、芝麻各適量一起和麵，擀成薄餅，在鍋內烙熟，小火烤脆即可。
湯粥類	雞內金羊肉湯	輔療腹痛泄瀉、大便水狀。	羊肉250克洗淨切塊，雞內金、紅棗、乾薑片各15克洗淨浸透，蔥10克切段。羊肉塊放入鍋中炒至乾身，倒出洗淨。將羊肉塊、雞內金、紅棗、乾薑片、蔥段放入瓦煲內，加入清水、紹興酒，用中火煲約2小時至熟，調入鹽、味精即成。
湯粥類	雞內金橘皮粥	消積健脾，適用於膽結石患者。	雞內金、橘皮各適量，同研細末，用小火先煎約半小時，加入糯米50克煮成稠粥。每日分2次空腹食。
飲品類	山藥內金蜂蜜飲	健胃消食，治療積食腹脹。	山藥30克、雞內金9克，水煎取汁，調入蜂蜜15克，攪勻。每日1次，分2次溫服。
飲品類	雞內金烏梅汁	可治膽結石及預防此病。	雞內金300克，烘乾碾成細末；烏梅10枚煎汁；取雞內金粉6～10克，以烏梅湯送服，每天可飲3次。
飲品類	核桃內金飲	可治尿道結石。	取核桃肉適量，用香油炸酥，涼後研碎備用。取適量雞內金同細砂混炒至燙、起泡後，揀出雞內金研末。每次取核桃碎肉和雞內金末各15～20克，以冰糖水沖服，可每日2次。

蘆薈

性味：性寒、味苦

歸經：歸肝、大腸經

適用體質：陰虛體質

適用劑量：0.6～1.5克

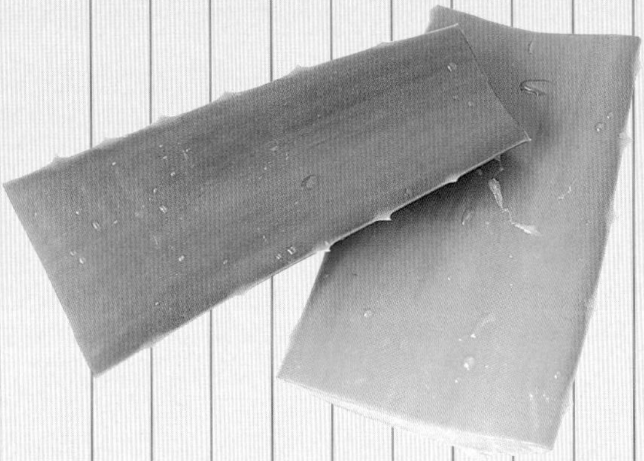

蘆薈為百合科蘆薈屬，是一種古老而神奇的植物，早在遠古時已被當作草藥使用。唐代對蘆薈藥用就有記載。其葉內含多種營養成分，如蘆薈酊、蘆薈烏辛、蘆薈多糖等。具有清火、排毒、通便、養顏等多種養生功效。

家庭醫生

降血壓：蘆薈可軟化血管，降低血中膽固醇含量。高血壓患者可食蘆薈及蘆薈食品輔療高血壓。

痔瘡：口服蘆薈乾粉或鮮葉汁治療十分有效。也可用乾粉和凡士林配成50%的軟膏或蘆薈汁，塗抹肛門周圍。

天然養生

養肝降壓

石蓮3片洗淨，蘆薈1片去皮取肉。同放杯內加冰塊拌勻，以蜂蜜調味後食用。

預防癌症

服用蘆薈乾粉、鮮汁、鮮葉或多食蘆薈菜餚可防癌。有癌症家族史者更應及早服用蘆薈預防。

調理內分泌

取鮮蘆薈葉15克水煎，服2～3次，可排出體內毒素並預防糖尿病。

餐桌宜忌

胃不好者忌食。

青黴素過敏者慎食。

蘆薈作為胃腸藥服用時，孕婦慎用。

用法大全

消痘除斑：將生蘆薈葉搗爛絞出汁。用蘆薈汁兌水擦皮膚患處。

口腔炎：蘆薈葉去刺洗淨磨泥，用水稀釋4倍，含漱並在口中停留數秒。2小時1次。

藥膳養生館

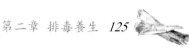

		功效	製作
菜點類	椰香蘆薈煲烏雞	調理氣血、美容養顏，適合體虛脾虛的女性飲用。孕婦和月經期者少食。	蘆薈200克洗淨去皮切絲、椰子1顆取肉切丁、烏雞1隻剖洗淨切塊、黃耆25克，以上材料一起放入已熬好的高湯中，上鍋蒸約3小時至熟，加鹽調味即成。
菜點類	蘆薈扣豬肘	色澤透亮，味美可口。調理腸胃，增強機體免疫力。	蘆薈250克去皮取肉切片，1個刮好的豬肘抹蜂蜜後下鍋炸至呈金黃色撈出。鍋燒熱，投大料炒香，盛出放入裝豬肘的碗內，放蔥段、薑片、鮮湯、鹽、味精、醬油，再放蘆薈片，上鍋蒸約2小時。豬肘取出棒骨，從內切十字刀，扣碗上，原汁倒入，放蘆薈片再上鍋蒸約15分鐘至熟取出。淨鍋上火，豬肘原汁倒入，加湯燒沸，調味勾芡盛出，澆在豬肘表皮即可。
菜點類	木瓜盅拌蘆薈絲	清涼，助消化。	木瓜1顆，挖去內瓤雕成船形。蘆薈500克，去外皮取肉切絲，用開水略氽撈出晾涼。蘆薈絲擺碗中，再放燙熟的韭菜頭、黃椒絲各50克，香菜25克，加適量白糖、味精、鹽攪拌均勻，裝在木瓜內，灑上熟芝麻即成。
湯粥類	蘆薈水晶凍	冰鮮清涼，養生美味。	蘆薈去皮，果肉榨汁300克，冰起備用。水煮沸，將砂糖125克和果凍粉45克拌勻倒滾水中煮沸，將蘆薈汁和薄荷酒30克一起加入果凍水中拌勻。冰凍約2小時後可吃。可整盤吃也可切小塊調糖水吃，倒杯中做蘆薈果凍亦可。
湯粥類	蘆薈金菇雞絲湯	鮮香甘潤，有消炎解毒的功效。	鮮金菇300克，去根，放沸水鍋中燙一下，撈出待用。雞胸肉300克，洗淨去皮切絲，用醬油、澱粉、胡椒粉、油各適量拌勻醃製片刻。蘆薈葉去皮取肉，入沸水略氽，撈出後切片。鍋內加清水，煮沸後入金菇煮約3分鐘，倒入雞絲煮至剛熟，放入蘆薈葉肉片、白糖調味即可。
飲品類	蘆薈飲	緩解心煩便祕，輔療濕熱瘀髓型白血病。	將蘆薈1片，蘋果、梨各1顆用榨汁機榨汁，加白糖25克調和，即可飲用。每日2次。

活血化瘀中藥

預防和治療心腦血管疾病及婦科疾病

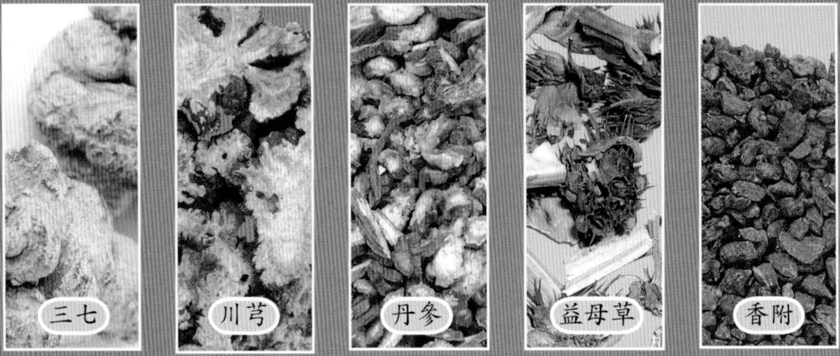

三七

性味：性微溫，味甘、微苦

歸經：歸肝、胃經

適用體質：氣虛血瘀體質

養生劑量：1～3克

適用劑量：3～10克

三七又名田七，明代著名的藥學家李時珍稱其為「金不換」。三七是中藥材中的一顆明珠，清朝藥學著作《本草綱目拾遺》中記載：「人參補氣第一，三七補血第一，味同而功亦等，故稱人參三七，為中藥中之最珍貴者。」

三七具有「生打熟補」之功效，即服生三七，能活血化瘀、消腫止痛、治跌打勞傷有效；服熟三七（用雞油或其他油將生三七炸黃即熟三七），能補血強身，擅長補血，補氣，治高血脂、前列腺炎。現代研究證實，三七具較強抑癌效果。

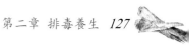

餐桌宜忌

三七忌與豆製品、蘿蔔同用。

孕婦忌服。

血虛無瘀者忌服。

外用妙法

褥瘡：三七鮮葉洗淨甩乾、搗爛敷於傷口表面，紗布包紮，一兩天更換1次，至癒合。

外傷流血：三七研磨成粉，直接撒在傷口上，可以快速止血、止痛，好得快，而且不留疤痕。

天然養生

益氣活血

三七10克，黃耆10克，桃仁10克（打碎），紅花5克，水煎，分早中晚服用。

補脾腎

生曬參10克，三七5克，雞肉100克。一起隔水燉約1.5小時，加鹽調味。食雞飲湯。

理氣和胃

取砂仁5克、三七2克研末，與藕粉30克，白糖適量拌勻，沖泡飲服。

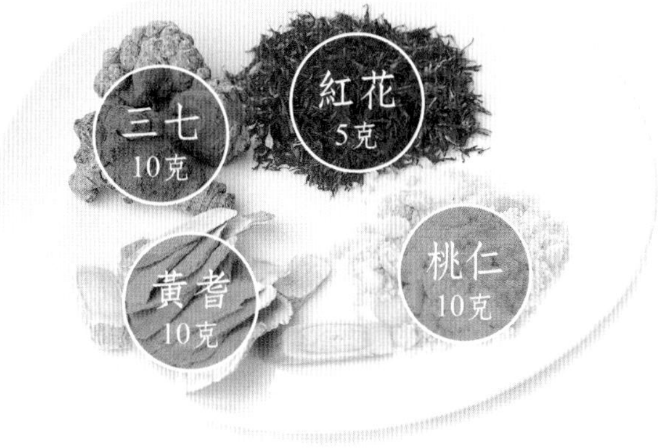

益氣活血方

家庭醫生

中風及中風後遺症：三七10克，川芎10克，水蛭5條，水煎代茶飲。

冠心病心絞痛：三七粉1克，紅參粉1克，元胡粉1克，溫水或黃酒沖服，每日3次。

慢性肝炎：三七粉1克，靈芝粉1克，生曬參粉1克，開水沖服，早中晚服用，1個月為1個療程。

三七鑒別需仔細

由於三七屬於名貴藥材，故偽品較多，如菊三七、藤三七、竹三七、薑黃、莪朮等，購買時要注意鑑別。

菊三七：呈拳形團塊狀，表面呈灰棕色或棕黃色，有瘤狀突起及斷續的弧狀溝紋，突起的頂端有莖基或芽痕，下部有細根或斷痕，質堅實，不易折斷，斷面灰黃色顯菊花心，氣無，味甘後微苦。

藤三七：呈不規則的紡錘形或類圓柱形，有的稍扁，略彎，表面呈灰褐色，具有彎曲的縱縐紋及少數殘留鬚根，有瘤狀突起的芽及折斷後的圓形疤痕，體較重，質硬脆，斷面類面色，顆粒狀或呈黃棕色角質狀。氣微，味微甜，嚼之有黏滑感。

竹三七：竹鞭狀，結節膨大，節間較短，每節有一淺槽，節上方有一圓形深陷的莖痕，有緻密的縱皺紋及凸起圓點根痕，質堅脆，易折斷，斷面較平坦，呈黃白色至淡黃色。

薑黃：呈卵圓形或紡錘形，表面粗糙，呈淺黃褐色，頭部鈍圓，底部稍尖，具上疏下密的環狀節和鬚根痕。質堅硬，斷面呈棕黃色，角質狀，近外側有一黃色環紋，中部具黃色點，微有香氣，味極苦辛。

莪朮：長圓形、長卵形、卵形、長紡錘形，有明顯的環節，表面光滑呈灰褐色或灰黃色，橫斷面呈淺棕色，內皮層環紋呈黃白色，維管束為點狀、淡黃色，氣微香，味微苦而辛。

薑黃

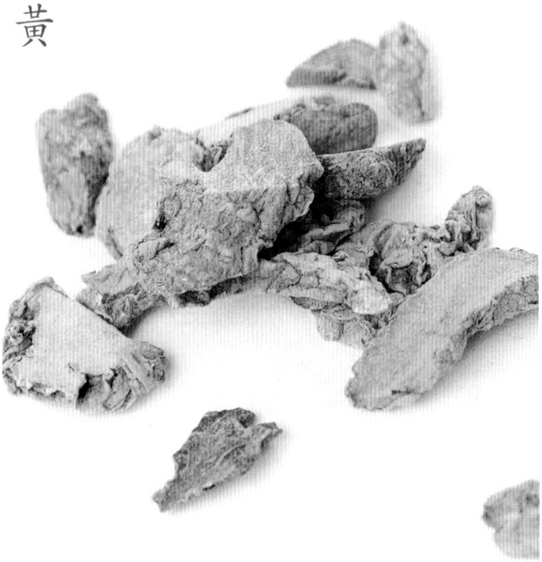

三七

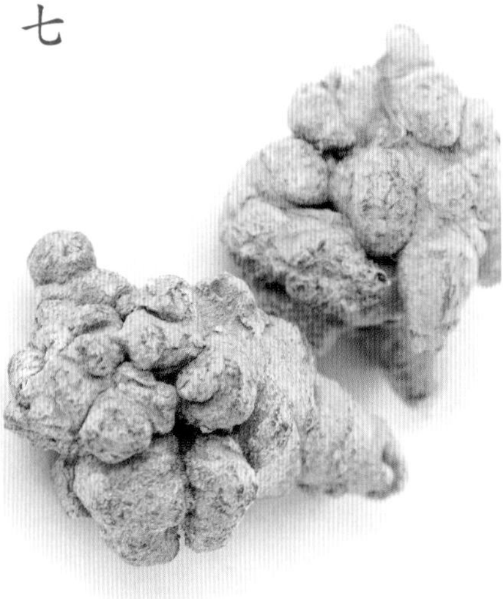

藥膳養生館

		功效	製作
菜點類	三七蒸鮮藕	祛瘀血，消腫，健脾，生肌，減肥。	三七10克研粉；鮮藕500克洗淨去皮切塊；薑5克切片，蔥10克切段。以上材料與鹽、味精、香油同放蒸盆內，加上湯200克，上蒸籠置大火上蒸約45分鐘至熟即可。
	三七燉烏雞	止血散瘀，消腫。	三七10克研粉；烏雞宰殺後去毛、內臟及爪；薑切片，蔥切段。以上材料與料酒同放鍋內，加水2500克，置大火上燒沸，再用小火燉煮約35分鐘至熟，加入鹽、味精、香油調味即可。
	三七汽鍋雞	消腫，減肥。	三七研粉；烏雞肉洗淨，切塊；薑拍鬆，蔥切段。以上材料加料酒同放汽鍋內，置大火上蒸25分鐘以上至熟，停火，取出汽鍋，加入鹽、味精、香油調味即可。
湯粥類	三七芡實烏龜湯	祛瘀消症，健脾益胃。	三七12克洗淨，切片；芡實50克、豬腿肉150克洗淨。烏龜半隻宰後去除腸雜，斬塊。全部材料與生薑片15克一起放瓦鍋內，加水適量，煮約2小時至熟，加鹽調味即可。
	山楂大棗三七粥	可治肝硬化。	白米100克洗淨，與山楂20克、大棗12克放鍋內加水適量煮粥，待粥熟，調入三七粉3克、蜂蜜適量即可食用。每日早餐溫熱食用。
	陳皮三七粥	化瘀理氣。可治胃癌。	將皂莢樹蕈、陳皮各適量焙乾研末，每次2克，與三七粉2克、紅砂糖少許同服，溫開水送下。每天3次，連續服用。
飲品類	洋參三七飲	保健心血管。	取生曬參、西洋參各5克，用燉盅隔水蒸，取汁送飲3克三七末。
	靈芝三七飲	治冠心病和心絞痛。	取靈芝30克，三七粉4克，燉飲。早晚各飲1次。

川芎

性味：性溫、味辛

歸經：歸肝、膽、心包經

適用體質：血瘀體質

適用劑量：3～6克

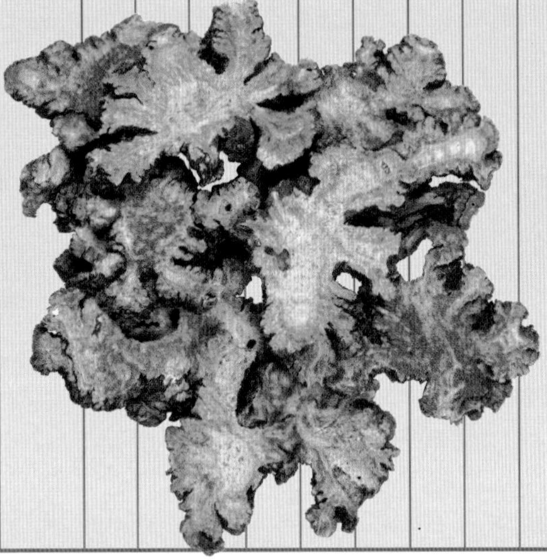

川芎，為傘形科植物川芎的乾燥根莖。

有活血行氣、祛風止痛、疏肝解鬱之功效。且能擴張頭部微血管，促進血液循環，增加頭髮的營養供應，使頭髮有良好的柔韌性和不易變脆的功能，延緩白髮生長，保持頭髮潤澤。

家庭醫生

風寒感冒，頭痛鼻塞：川芎、白芷、羌活、細辛、防風、薄荷、荊芥、甘草等量研末。每次6～10克。開水沖泡或水煎代茶飲用，每日3次。

氣滯血瘀型頸椎病：水煎川芎10克、當歸15克，去渣取汁，再加蠶蛹15克、白米50克熬粥服用。

天然養生

活血

用當歸、紅花、川芎各12克，丹參、雞血藤、三稜、莪朮各9克，生牡蠣、珍珠母各30克，每日1劑，水煎服，4週為1療程。

養血活血

取熟地、當歸、白芍、川芎各適量，水煎飲用。此為有名的四物湯。

預防中風

地龍、川芎、赤芍、牛膝、丹參各10克。水煎服，每日2次，每次150克。

餐桌宜忌

宜女性食用。

用法大全

寒凝血瘀型子宮肌瘤：肉桂、川芎、吳茱萸、元胡、烏藥、沒藥各等量，研末，以凡士林調膏，敷貼關元穴，以紗布固定。經前5～7天開始使用。

足跟骨質增生：川芎45克研末，分裝袋，每袋15克。藥袋放在鞋裡，直接與患處接觸，每天換1次，3個藥袋交替使用，換下的藥袋曬乾後仍可繼續使用。

藥膳養生館

		功效	製作
菜點類	三味油豆腐	營養美味。	川芎、玉竹、旗參各2克，黑棗3枚，加清水300克，清燉約3小時，加入油豆腐2塊（200克），再燉約40分鐘至熟，下鹽調味即可。
菜點類	熟地川芎燉羊肉	滋補肝腎，提升免疫力。	將羊肉洗淨切塊，熟地、桑寄生、當歸、川芎各適量，全部放入鍋內，加水適量，以小火煮約3小時至熟。加鹽等調味食用。
菜點類	川芎煮田螺	活血行氣。	川芎浸軟切片；田螺去殼及腸雜，洗淨，切片；薑切片，蔥切段。將川芎片、田螺片、蔥段、薑片、料酒、鹽、味精、香油同放鍋內，加水1500克，大火燒沸後以小火煮約20分鐘至熟。
菜點類	天麻川芎魚頭	可治火熱型頭痛症。	魚頭去鱗、鰓，洗淨；川芎、茯苓各10克切片，與天麻25克入米泔水泡1～6小時，撈出天麻在米飯上蒸透切片，與川芎片、茯苓片一起放入魚頭內，然後入蔥段、薑片，上鍋加水蒸約30分鐘。去蔥段、薑片，加入水澱粉、白糖、鹽、味精、胡椒粉，燒開入香油調味即可。
湯粥類	強筋健骨排骨湯	強筋骨，健身。	山藥、骨碎補、紅棗、枸杞、黃耆各9克，川芎3克，麥冬、桂枝各6克，排骨250克洗淨切塊，所有藥材裝紗布袋中，與排骨塊一起置鍋中，加水2000克燉煮約20分鐘，燉至排骨熟後，加鹽調味即可。
湯粥類	四物烏雞湯	滋陰補血。	烏雞宰殺，去毛、腳、內臟，入沸水中氽燙，撈出沖淨。當歸、川芎、白芍、熟地各適量，洗淨切片，裝入布袋。雞與藥材袋一起放入砂鍋中，加水，大火煮沸後，撇去浮沫，加薑片，轉小火慢燉至雞肉熟爛，加鹽調味後撈出藥包、薑片即可。
飲品類	二皮四物飲	清熱涼血，適合陽亢青春期女性。	取地骨皮、白癬皮、丹皮、生地、赤芍、當歸、川芎、牛膝各適量，水煎飲用。自月經期完全結束後12～15天起開始服用，每日2劑，連服6～9劑，連飲3個月經週期。

丹參

丹參，別名紅根、紫丹參、血參根。民間還將其稱為「丹心」。為唇形科植物丹參的根。是著名的「活血化瘀」中藥，神農本草經列其為上品。丹參能夠促進血液循環，擴張冠狀動脈，增加血流量，防止血小板凝結，預防心肌缺血。

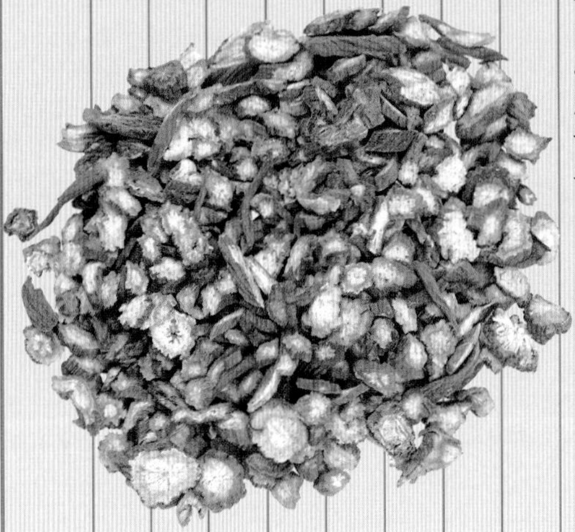

性味：性微溫、味苦

歸經：歸心經、心包經、肝經

適用體質：血瘀體質

養生劑量：5~10克

適用劑量：10~20克

家庭醫生

- **腦血栓中風患者**：丹參15克，川芎10克，水蛭5克。水煎，分早中晚服用。
- **慢性肝炎**：丹參10克，枸杞10克，五味子5克，大棗5枚，諸藥水煎2次，每次約40分鐘，合併藥液分早晚服用。
- **慢性腎炎**：丹參15克，川芎10丹參15克，生黃耆20克，靈芝10克，水煎代茶飲。

天然養生

- **益氣活血**
  丹參10克，三七5克，生曬參5克。水煎，分早中晚服用。
- **補血清肝，通經潤便**
  山楂250克加丹參500克，枸杞250克，蜂蜜、冰糖各適量，製成養肝消瘀蜜食用。
- **補精血，益肝腎**
  丹參洗淨吸乾水，放碗內和米飯一同蒸後，取出陰乾保存；取加工過的丹參和制首烏一起放杯中，沸水沖泡約30分鐘，代茶飲。

餐桌宜忌

丹參宜對症慎服。

無瘀血者慎服。

不能跟藜蘆一起服用。

感冒時不能服用，易引邪入內。

月經期間不能服用。

選購祕籍

以條粗、色紫紅、無蘆頭、無鬚根者為佳。

藥膳養生館

		功效	製作
菜點類	丹參燒大鱔	鮮香濃郁。	淨白鱔350克，頂刀切①成厚片後入熱油炸成金黃色。丹參3克與清湯300克，紹興酒10克，生抽6克，魚露4克，蠔油4克，糖2克調勻，上籠蒸約25分鐘後，與白鱔同入鍋燒熟。
	紅花丹參蒸魚翅	滋陰活血。	紅花、丹參各6克，桃仁3克，川芎4克洗淨，裝杯加水蒸約1小時，去渣留藥液。魚翅50克發透，撕絲。火腿50克切片，菜膽100克洗淨切段，薑拍鬆，蔥切段。全部材料與藥液一同放入杯內，加雞湯，上鍋蒸約30分鐘至熟。每日2次，1天吃完。
	丹參蒸鵪鶉	去瘀血，補五臟，清濕熱，減肥胖。	將丹參15克洗淨潤透，切片；鵪鶉2隻宰殺去毛、內臟及爪；薑切片，蔥切段。將丹參片、鵪鶉、薑片、蔥段、料酒、味精、香油、鹽各適量同放燉盅裡，加湯，放在大火大汽蒸籠內，蒸約30分鐘至熟即可。
湯粥類	丹參豬心湯	可治心肌病，也可用於各類心臟病、心功能不全的輔助食療。	取黨參15克，丹參、黃耆各10克，用紗布包好，加適量水與1個淨豬心燉熟，加鹽調味，吃豬心飲湯，每日食用1次。
	丹參冬青豬蹄湯	活血通脈，解毒除瘡。適於血栓閉塞性脈管炎。	豬蹄1隻，毛冬青100克，雞血藤、丹參50克。豬蹄洗淨剁塊，毛冬青、雞血藤、丹參放入紗布袋中，和豬蹄塊一起放入砂鍋加水小火燉煮，至豬蹄爛熟後去藥袋，加鹽等調味即可。
	紅花丹參糯米粥	養血、活血、調經，適用於月經不調，有血虛、血瘀者。	紅花、當歸各10克，丹參15克，煎汁去渣，加糯米100克煮粥。每日2次，空腹食。
飲品類	丹參酒	活血調經，養心除煩。適用於瘀血型月經不調。	丹參30克洗淨切片，放入紗布袋內，紮口，置酒罐中，倒入500克白酒，蓋好蓋，浸泡15天後飲用。
	丹參冰糖飲	活血安神。	丹參15克，加水200克。煎煮約20分鐘，去渣，加冰糖適量，以微甜為度，分2次飲服。

①頂刀切：一種刀工技法。即頂著肌肉的紋路切（與肌肉紋路成90度直角橫切），這種刀法能把纖維組織或筋切斷，烹製出的菜餚才易於嚼爛。

益母草

性味：性微寒、味苦辛

歸經：歸心、肝、膀胱經

適用體質：血瘀體質

適用劑量：9～20克

益母草，別名茺蔚、坤草，是一種草本植物。可治閉經、月經不調、痛經，是歷代醫家用來治療婦科疾病之要藥。它含有硒、錳等微量元素，可抗氧化、防衰老、抗疲勞及抑制癌細胞增生，有養顏功效。相傳武則天因長年使用益母草製成的美容品，八十歲時仍容顏不老。

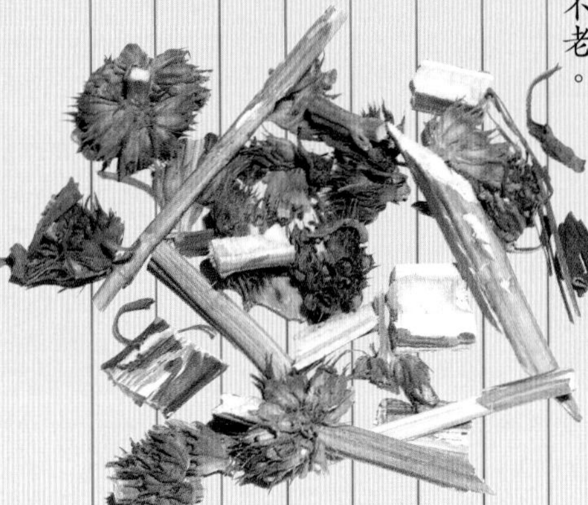

家庭醫生

痛經：益母草15克、雞蛋1顆，加水同煮。熟雞蛋去殼，吃蛋飲湯。

閉經：黑豆研碎，益母草、砂仁洗淨與黑豆共煎汁服用。適用於血虛氣滯型閉經。

小兒疳痢、痔疾：用適量益母草葉與白米同煮粥食用。

天然養生

活血化瘀

益母草500克切段曬乾，燒成灰。以醋調成丸，火燒呈紅。反覆7次後研細過篩，以蜂蜜調勻後存放於瓷器中。每天飯後服1粒。可治雀斑、黑斑、黃褐斑。

調經

益母草汁10克，生地黃汁、藕汁各40克、生薑汁2克、蜂蜜10克。先煮白米100克，米熟後加藥汁及蜂蜜，煮粥即可。

餐桌宜忌

陰虛血少、月經過多、寒滑瀉痢者忌服。

孕婦忌服。

用法大全

祛痘面膜：益母草碾末，黃瓜榨汁。加蜂蜜調勻。晚上洗臉後敷面，乾後洗去。

選購祕笈

以質嫩、葉多、色灰綠者為佳。

藥膳養生館

		功效	製作
菜點類	益母草燉烏雞	活血化瘀，滋陰減肥。	益母草15克，裝入紗布袋後紮緊；與烏雞1隻，薑片、蔥段、料酒各適量同放燉鍋內，加水2800克，置大火上燒沸，再用小火燉煮約35分鐘至熟，加入鹽、味精、香油即可。
	益母草燉墨魚	滋陰，養血，減肥。	益母草10克洗淨，以紗布包好紮口；墨魚300克發好，去骨洗淨切塊；薑切片，蔥切段。將益母草袋、墨魚塊、薑片、蔥段、料酒同放燉鍋內，加水1800克，大火燒沸後改小火燉約45分鐘至熟，加鹽、味精、香油調味即可。
	益母草煮絲瓜	活血調經，利水消腫，減肥。	益母草10克洗淨入鍋，加水500克煮約25分鐘，過濾留汁。絲瓜300克去皮洗淨切片；薑切片，蔥切段。將益母草液、絲瓜片、薑片、蔥段、料酒同放鍋內，加水1500克，大火燒沸再改小火煮約25分鐘至熟，加鹽、味精、香油調味即可。
	益母草煮萵筍頭	利水消腫，減肥。	益母草10克洗淨放鍋內，加水500克煮約25分鐘，過濾去渣留汁。薑切片，蔥切段；萵筍頭300克去皮洗淨切塊。將益母草汁液、薑片、蔥段、萵筍頭片、料酒同放燉鍋內，加水1500克，大火燒沸後改小火煮約25分鐘至熟，加鹽調味即可。
湯粥類	益母草紅棗瘦肉湯	調經止痛，活血化瘀。	瘦肉200克洗淨、切塊，紅棗6枚去核、洗淨。益母草75克用水洗淨。將益母草、紅棗、瘦肉塊放入砂煲內煮滾後，再改用小火煮約2小時至熟，下鹽調味即可。
飲品類	益母草柳丁飲	活血調經，適用於閉經氣滯血瘀或寒凝血瘀症。	益母草50～100克，柳丁30克，紅糖50克。先將益母草和柳丁水煎取汁，加紅糖調味服食。每天1劑。
	益母草薑棗煎	治產後腹痛。	益母草50克、生薑30克、大棗20克、紅糖15克，水煎飲用。每天1劑。

香附

性味：性寒，味苦、辛

歸經：歸肝、三焦經

適用體質：氣滯體質

適用劑量：5～10克

香附為莎草科多年生草本植物莎草的根莖，又名雀頭香、香附子、香附米、雷公頭。中醫認為其具有治療痛經、月經不調、閉經、崩漏之功效。因此歷代許多醫家均稱香附為婦科良藥。《本草綱目》稱：「可散寒、解鬱、消積食、消腫，治吐血、帶下、月經不調等。」

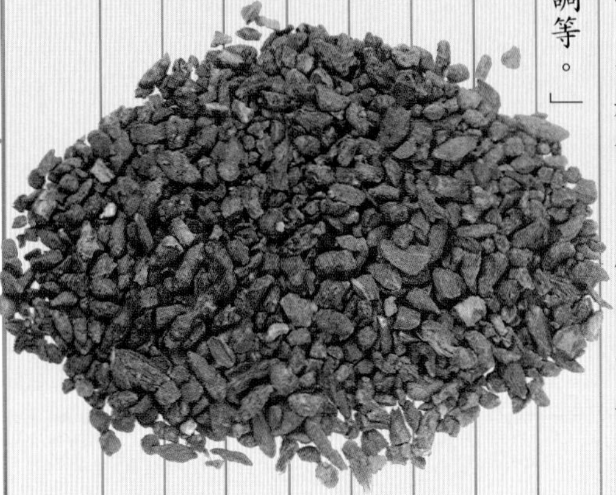

家庭醫生

崩漏：香附15克，當歸、五靈脂各6克，共炒黑再研末，分3次用溫水沖服。

妊娠嘔吐：香附12克，紫蘇葉、陳皮、生薑各9克，水煎服，每日1劑，早晚各1次。

天然養生

疏肝理氣

香附對肝胃不和之肝、胃痛有較好的效果。清代宮妃就食用有香附成分的「四制香附丸」舒肝解鬱。

調經養血

香附是婦科疾病的良藥，常食香附飲品或菜餚可調經養血，有婦科保健之功效。

安神止痛

香附60克、川芎30克，炒後研末，每日2次，每次6克，以茶水送服。

疏肝解鬱

當歸20克，香附30克，黃酒250克。將2味中藥洗淨，浸泡酒中3天，每次服15～30克，日服2次。

餐桌宜忌

氣虛無滯者慎服；陰虛、血熱者禁服。

小藥方

《本草綱目》記載，香附炒後研細，濃煎紫蘇湯送服香附末3～6克，可安胎順氣。

藥膳養生館

		功效	製作
菜點類	香附陳艾燉雞	輔助治療妊娠腹痛。	香附、陳艾各10克，杜仲15克，童子雞1隻（約500克），生薑片6克，阿膠15克。先將子雞去毛與內臟洗淨，入香附、陳艾、杜仲於砂鍋內與雞同燉，將熟時入生薑片，再燉煮約20分鐘至熟，加鹽少許調味，每次用熱湯溶化阿膠5克服食，每日3次。雞肉可佐餐食用。
湯粥類	冬瓜香附湯	可治療妊娠水腫。	冬瓜500克去皮切塊，和香附12克共煮熟成湯，加鹽等調味品適量，食冬瓜喝湯。
湯粥類	玫瑰香附順肝湯	豐胸，調理經期，疏肝解鬱。	豬肝300克洗淨切片，加少許澱粉拌勻；蔥2根洗淨切段。香附5克洗淨，與乾燥玫瑰花7朵，加750克（3碗）水，煮約5分鐘出味後熄火，去渣留湯。湯汁煮滾後，滴數滴橄欖油，入豬肝片、蔥段、薑片，快火煮熟，加鹽、料酒調味即可。
湯粥類	養血美容湯	調血氣，美顏。	料酒、白芍、生地、紅花、香附、黨參、白朮、當歸各10克，北沙參15克，茯苓、川芎、木香各6克，入砂鍋內，加水適量，先大火煮沸，後用小火煎取藥湯；再取藥渣煎1次，合兩次藥湯。每次空腹飲50克，每日3次。
湯粥類	香附芡實粥	疏肝理氣。	將香附放入鍋中，加適量清水煎煮，去渣，加入芡實、白米各適量煮粥，待粥熟時，加白糖調味即成。
飲品類	香附紅糖水	活血行氣止痛，適用於經期頭痛。	當歸、川芎、牛膝、香附、延胡索各15克，益母草25克，放入紗布袋中，加1000克水，熬煮約45分鐘，過濾取汁後加紅糖15～30克拌勻即可飲用。
飲品類	香附陳皮茯苓茶	對肝脾不調型病毒性肝炎尤為適宜。	炒香附10克、山楂20克洗淨切片，同放布袋紮口，入砂鍋，水泡片刻，大火煮沸。入陳皮10克、茯苓30克攪勻，改小火煨約30分鐘，取出藥袋，入適量紅糖，小火煨至沸，早晚兩次分服，頻飲。

一味中藥
補養全家

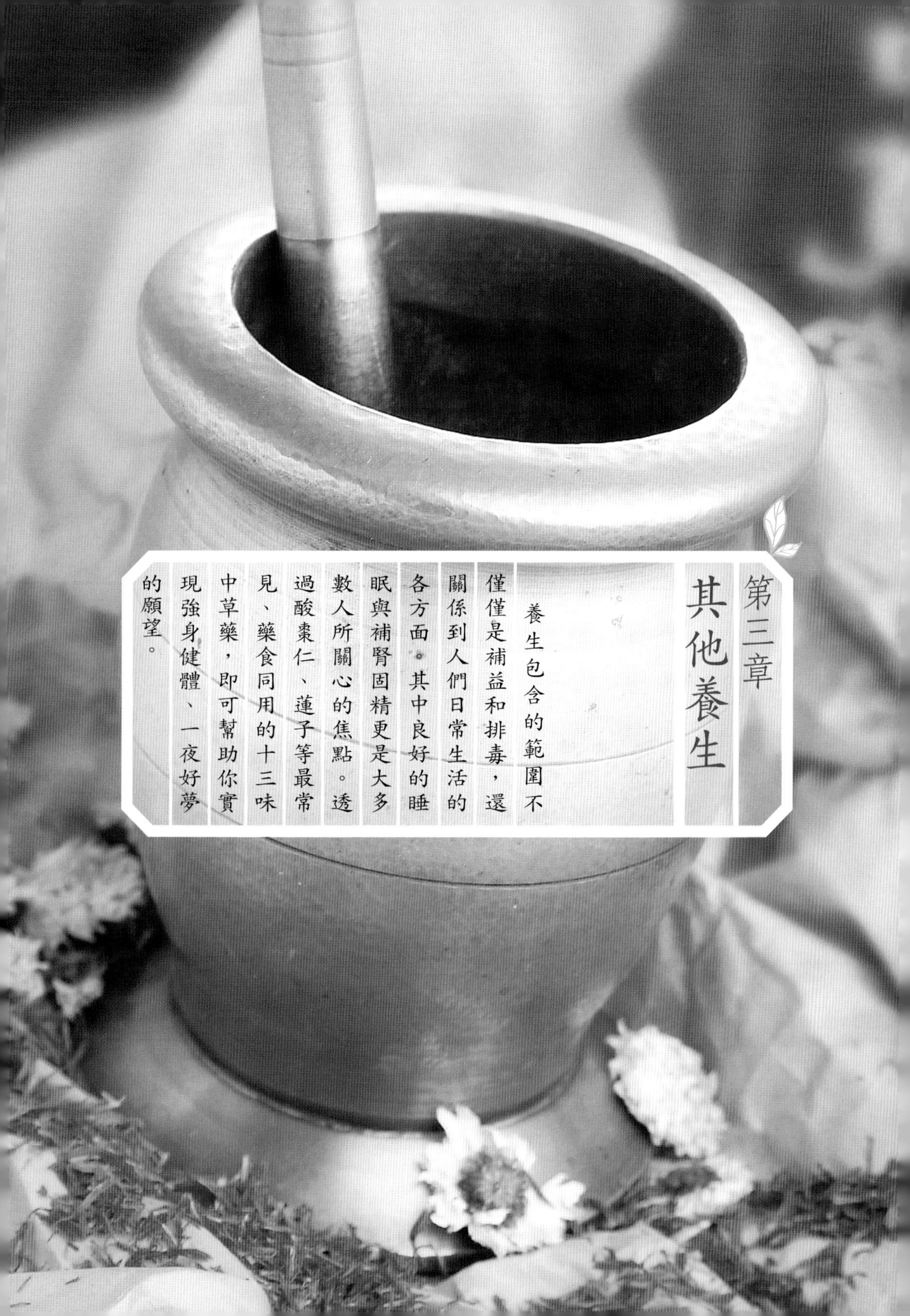

第三章 其他養生

養生包含的範圍不僅僅是補益和排毒，還關係到人們日常生活的各方面。其中良好的睡眠與補腎固精更是大多數人所關心的焦點。透過酸棗仁、蓮子等最常見、藥食同用的十三味中草藥，即可幫助你實現強身健體、一夜好夢的願望。

安神中藥

預防和治療失眠多夢

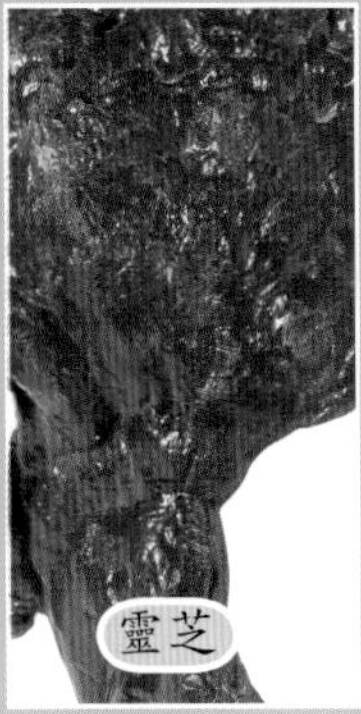

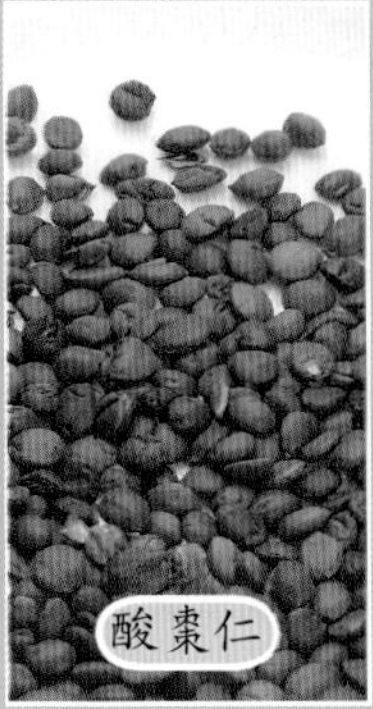

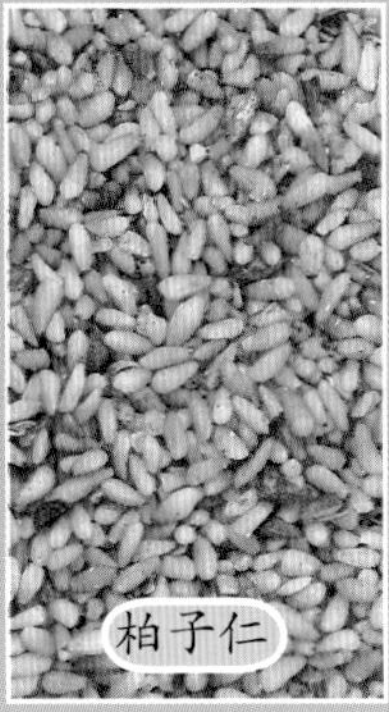

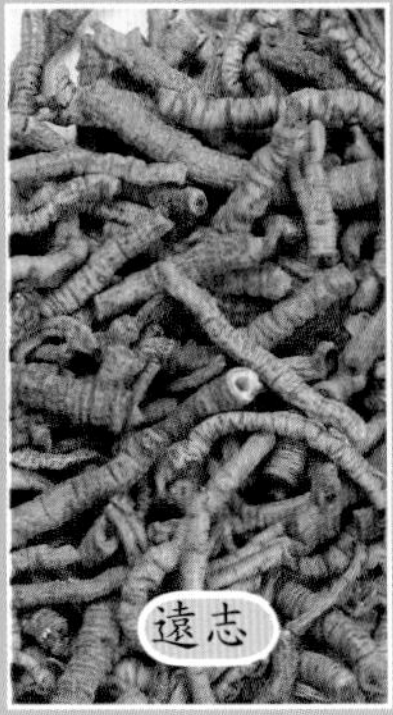

靈芝

性味：性平、味甘

歸經：歸心、肝、肺經

適用體質：氣虛體質

養生劑量：3～5克

適用劑量：10～20克

靈芝，自古以來就被認為是吉祥、富貴、美好、長壽的象徵，有「仙草」「瑞草」之稱，中華傳統醫學長期以來一直將其視為滋補強壯、固本扶正的珍貴中草藥。「靈芝」一詞，最早見於東漢張衡《西京賦》：「浸石菌於重涯，濯靈芝以朱柯」，但早在遠古神話和先秦典籍中，就有許多關於靈芝的記述。我國的第一部中藥學專著《神農本草經》就將靈芝作為上品藥收錄於書中，認為「久食，輕身不老延年」。

靈芝入藥最早載於《神農本草經》，是傳統的補益藥，歷代本草典籍均有記述。靈芝具補氣養血，養心安神等多種養生功效。

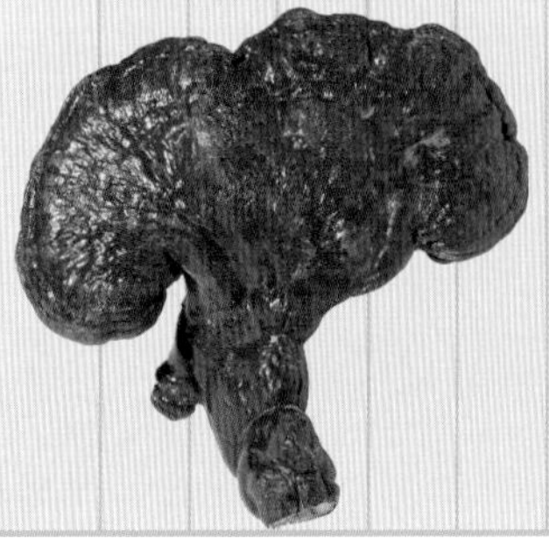

餐桌宜忌

患有頑固性皮膚瘙癢者忌用靈芝。

正發熱、惡寒者不宜。

選購祕笈

以菌蓋大、菌柄長、質堅實、光澤如漆者為佳。

天然養生

預防肝病

靈芝片、黃耆各50克，紅棗6枚，瘦肉250克，生薑2片，共燉熟調味食用。

提升免疫力、抗癌

靈芝15～20克，大棗60克，水煎後加蜂蜜4克，久服可提高機體免疫力並抑制癌細胞生長。

安神

靈芝10克粉碎，加白糖15克，與小麥片50克同煮粥，可緩解神經衰弱、睡眠不安。

健胃養胃

靈芝片40克，加500克黃酒浸10天後日服2次，每次30克。

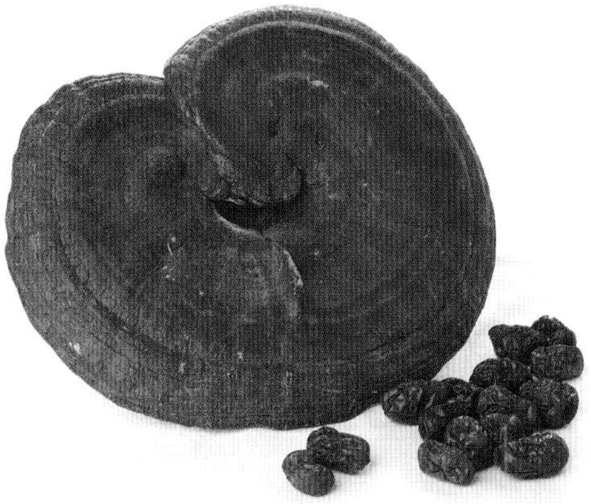

家庭醫生

肝硬化：靈芝9克，黃耆18克，當歸16克，瘦豬肉片100克，共煮至熟，加鹽調味，去藥渣食肉，每日1次，連服10～15天。

白血球減少症：靈芝15克，黃耆18克，豬（牛）蹄筋100克，共煮熟調味食用。

慢性支氣管炎：靈芝15克，浙貝母5克，核桃仁10克，甜杏仁10克。將靈芝與貝母煎煮2次，將核桃仁與杏仁搗碎後用沸藥液沖泡，每日分早晚服用。

赤芝和紫芝

靈芝為真菌類植物，其子實體由菌蓋和菌柄兩部分組成，市場銷售的靈芝子實體主要為赤芝和紫芝兩種，形狀基本相似，僅顏色有所不同。

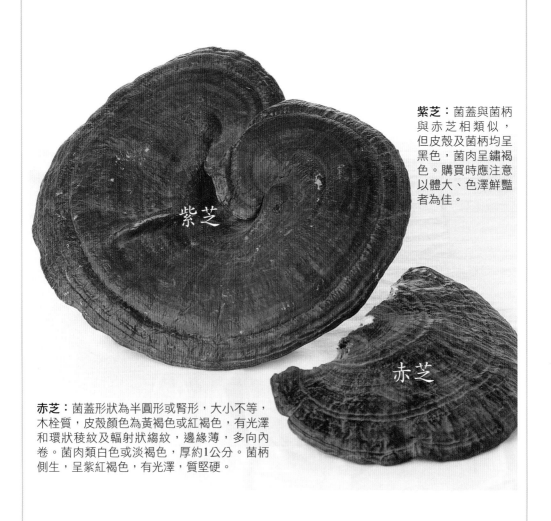

紫芝：菌蓋與菌柄與赤芝相類似，但皮殼及菌柄均呈黑色，菌肉呈鏽褐色。購買時應注意以體大、色澤鮮豔者為佳。

赤芝：菌蓋形狀為半圓形或腎形，大小不等，木栓質，皮殼顏色為黃褐色或紅褐色，有光澤和環狀稜紋及輻射狀縐紋，邊緣薄，多向內卷。菌肉類白色或淡褐色，厚約1公分。菌柄側生，呈紫紅褐色，有光澤，質堅硬。

藥膳養生館

		功效	製作
菜點類	靈芝煲烏龜	滋陰補血，健脾益氣。	將烏龜1隻放入沸水中燙死，去內臟、頭、爪，切成塊，放入瓦鍋中，加靈芝30克及去核的紅棗10枚，再加清水適量煲至熟，加鹽調味即可。每週1～2次。
	靈芝鴨	滋陰補肺，益腎止咳。	淨鴨1隻；靈芝、肉桂、草果各5克，水煎濾汁；藥液放鍋中，加生薑片、蔥段、鴨子煮熟，稍晾。取適量滷汁放鍋內，加適量鹽、冰糖屑、味精拌勻，放鴨子於小火上邊煮滾邊澆滷汁，均勻澆滿鴨子後撈出塗香油即可。
	靈芝凍	祛火養肝。	靈芝10克洗淨，加水500克，大火煮滾後轉小火煎約30分鐘，濾汁後加紅棗10枚續煮約15分鐘，加冰糖適量、瓊脂粉10克，煮溶後放入容器中，放進冰箱讓其凝成果凍狀。
湯粥類	鯽魚冬瓜靈芝湯	健脾利水，解毒抗癌。	靈芝10克放鍋中，水煎約40分鐘，取汁1500克；鯽魚1條去鱗、鰓及內臟，洗淨，以鹽擦兩面稍醃。鍋置火上，放油燒熱，放入魚煎至兩面微黃，加白酒、靈芝湯煮沸，加冬瓜塊250克、冬菜適量，煮至湯水呈乳白色，加鹽、胡椒粉調味即可。
	靈芝絲瓜湯	清熱解毒，扶正抗癌。	靈芝150克研末入鍋，煮約20分鐘，去渣取汁。雞蛋2顆，打蛋液加鹽調勻；絲瓜500克去皮洗淨切塊。鍋置大火上，放油10克燒熱，入薑絲炒香，下蔥白10克、絲瓜塊、木耳40克、靈芝汁煮熟，加雞蛋液煮熟，加鹽、味精調味即可。
	靈芝腐絲湯	治療乳腺癌。	將豬排骨湯1000克倒入砂鍋內，入靈芝粉15克、2張豆腐皮切的絲、枸杞20克、香菇絲30克及番茄塊50克煮熟，再加鹽、味精調味即可。
飲品類	靈芝飲	治療甲亢、失眠、腹瀉。	靈芝10克切片，水沖泡或煎煮代茶飲用。
	靈芝人參酒	治肺癆久咳、痰多、氣喘、消化不良。	靈芝片50克，人參20克，冰糖500克，裝入紗布袋置酒罈中，加1500克白酒，密封浸10天後，日飲2次，每次15～20克。
	靈芝銀耳汁	治咳嗽、心神不安、失眠多夢、健忘。	靈芝9克，銀耳6克，冰糖15克，同入鍋中，加水後以小火燉約2小時至銀耳成稠汁，取出靈芝殘渣不用，其汁分3次服用。

酸棗仁

性味：性平、味甘酸

歸經：歸心、肝經

適用體質：心肝血虛體質

適用劑量：10～15克

酸棗仁，別名山棗、酸棗子、別大棗、刺棗。為鼠李科植物酸棗的乾燥成熟種子。有治失眠、陽痿、前列腺炎及鎮靜之功效。酸棗仁的功效始載於漢《神農本草經》：「主煩心不得眠」。《金匱要略》中的酸棗仁湯方中也有「以酸棗仁之入肝安神最多為君」的記載。

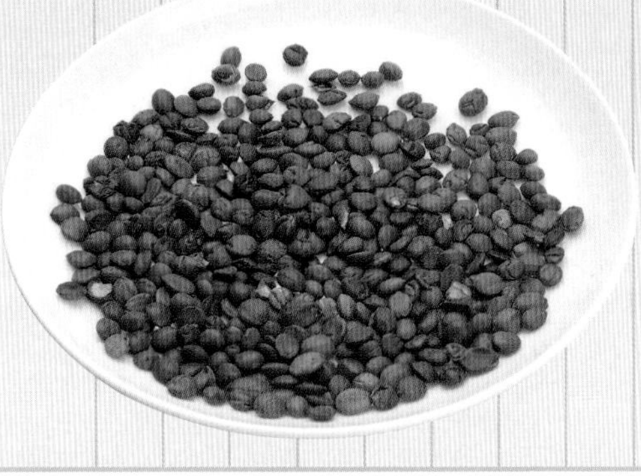

家庭醫生

失眠：酸棗仁15克，搗碎煮汁除渣，加適量白米熬粥，睡前服，對各種失眠及心悸均有療效。

前列腺炎：鮮生地黃10克，酸棗仁6克。將生地黃切片，酸棗仁研為細末，沸水沖泡飲服。每日1劑，連用6劑。

天然養生

安神鎮靜

酸棗仁15克，麥冬、遠志各5克，以水500克煎成藥汁50克，於睡前服用。

養心解煩

百合5克，酸棗仁、花茶各1克，一起用沸水沖泡飲用。

緩解女性更年期症狀

酸棗仁50克和米酒1000克放入瓶中，存陰暗處。15天後加入50克冰糖，3個月完成。喝前需過濾酸棗仁，每次1杯，1天2～3杯。

餐桌宜忌

宜孕婦食用。

有滑泄症狀者慎服。

酸棗仁不宜久炒至油枯。

《得配本草》記載，肝旺煩躁，肝強不眠者，忌服。

選購祕笈

以粒大、飽滿，有光澤，外皮紅棕色，種仁色黃白者為佳。

藥膳養生館

		功效	製作
菜點類	妙香舌片	滋補肝腎，寧心安神。	酸棗仁12克烘乾研粉。豬舌1根洗淨，入沸水略氽，去外皮切片。黑木耳20克洗淨發透，去蒂撕瓣。蔥切段，薑切絲。豬舌片加一半薑絲、一半蔥段與酸棗仁粉、紹興酒、鹽、醬油、澱粉各適量後，加水調勻。炒鍋燒熱，加油燒至六成熱，下剩餘的薑絲、蔥段爆香，再下醃漬好的豬舌片翻炒，之後下黑木耳炒熟即可。
菜點類	百合棗仁排骨	清心，滋陰，安神。	百合20克洗淨，用溫水浸泡約10分鐘。酸棗仁10克，用刀背略微壓碎。小排骨200克洗淨，氽去血水，放入鍋中，加入百合、酸棗仁後，再加入750克（3杯）水，放入電鍋中，加鹽調味，煮至開關跳起後即可食用。
湯粥類	豬心棗仁湯	補血養心，益肝寧神。	豬心1個，切成兩半，洗淨，放鍋內，然後把洗乾淨的酸棗仁、茯苓各15克及遠志5克一塊放入，加入適量水，置火上，用大火燒開後撇去浮沫，轉小火燉至豬心熟透，加鹽調味後即成。每日1劑。
湯粥類	地黃棗仁粥	有養陰退熱的作用。	生地黃、酸棗仁各30克，白米100克。將酸棗仁加水研碎，取汁100克；生地黃加水煎取汁100克；大米煮粥，待粥將熟時加入酸棗仁汁、生地黃汁，煮至粥熟即成，每日1次。
飲品類	桂圓棗仁飲	養血安神，益腎固精。	炒棗仁10克搗碎，用紗布袋裝。芡實12克，加水500克，煮約半小時後，加入10克桂圓肉和炒棗仁藥袋，再煮約半小時。取出棗仁藥袋，加適量白糖調勻，濾出汁液即可。
飲品類	酸棗仁甜菊茶	益陰斂汗，專治陰血不足、虛煩失眠，最宜月經前飲用。	酸棗仁、茯神各10克與甜菊葉3片，以500克的水煮沸，接著將藥材撈除。以藥汁趁熱沖泡紅茶飲用。

柏子仁

性味：性平、味甘

歸經：歸心、腎、大腸經

適用體質：心血虛體質

適用劑量：10～15克

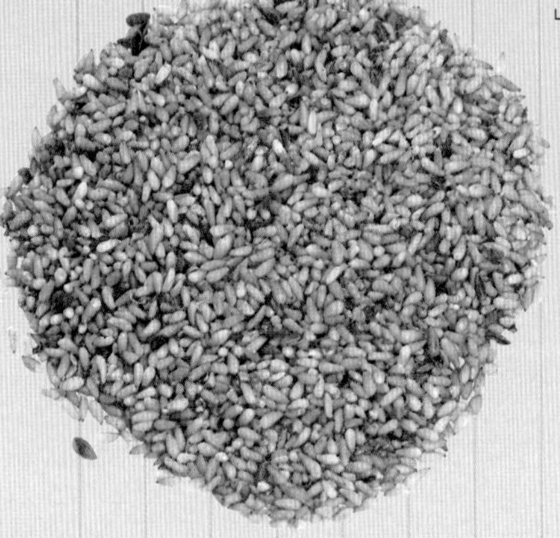

柏子仁，為柏科常綠植物側柏的種仁。能寧心定志、補腎滋陰、潤腸通便。明李時珍讚：「柏子仁，性平而不寒不燥，味甘而補，辛而能潤，其氣能透心腎，益脾胃，宜乎滋養之劑用之。」其含大量揮發油，能滋潤皮膚。《神農本草經》說柏子仁：「令人潤澤，美色。」

家庭醫生

便祕：甜杏仁、松子仁、大麻子仁、柏子仁各10克，共搗爛，加開水500克沖泡代茶飲。

精少不育：人參、麥門冬、肉蓯蓉各18克，山茱萸、山藥各300克，熟地黃、桑葚各500克，鹿茸1對，龜板膠、枸杞各240克，魚鰾、菟絲子各120克，當歸150克，北五味子90克，紫河車2個，柏子仁60克。諸藥水煎服。

天然養生

潤膚澤面

柏子仁15克去皮殼搗爛，白米100克淘淨，一起放鍋中，加水大火煮沸，再用小火熬至湯濃米爛後，加蜂蜜即成。每日1～2次，溫熱服食。

安神潤腸

柏子仁15克，沸水沖泡。每日1劑，代茶頻飲。

鎮靜安眠

柏子仁適量，豬心1個，柏子仁放入豬心內，加水及適量鹽燉熟後服食。

餐桌宜忌

去殼柏子仁易泛油，引起變質變味，煮粥時應注意。

心神失養、驚嚇恍惚，心慌、失眠、遺精、盜汗者宜食；老年人慢性便祕者宜食。

大便溏薄者忌食；痰多者亦忌食。

選購祕笈

以粒大飽滿、顏色黃白、油潤肥厚者為佳。

藥膳養生館

		功效	製作
菜點類	蒸柏子仁豬肝	補氣，養血，通經。可治療閉經。	將豬肝150克洗淨，切口後裝入10克柏子仁，上鍋蒸熟。每日1劑，分2次服。每次以25克黃酒溫服。
菜點類	柏子仁炒三菇	消除疲勞，增強體力，補肝開胃。	柏子仁50克搗碎，以紗布包好煎汁。洋菇、金針菇各150克及草菇10枚洗淨瀝乾。空心菜250克洗淨切段。炒鍋入油燒熱，放入空心菜炒熟調味，盛出瀝油，鋪盤底。生薑片煸炒後倒入柏子仁汁、調味料、洋菇、金針菇、草菇煮約5分鐘，以水澱粉勾芡，盛出澆在空心菜上即可。
湯粥類	柏子仁養心湯	養心寧神。	將豬心1個入沸水略汆，撈出沖淨。柏子仁30克、酸棗仁25克、炙北耆15克、遠志15克、茯神25克、五味子5克、生地25克、黨參25克洗淨，與豬心同放入煲內，注入適量清水煲約2小時至熟，加鹽調味即成。
湯粥類	安神肉絲粥	寧心安神，潤腸通便。	熟地黃50克切細，泡軟，打碎。柏子仁25克及酸棗仁10克洗淨，吸乾，打粉。香菇5朵洗淨，用水泡軟切絲。裡脊肉100克切絲，加醬油、澱粉、香油拌勻。白米適量洗淨，加熟地黃碎粉煮粥，加入香菇絲、肉絲，煮至肉熟，加柏子仁粉、棗仁粉拌勻即可。
湯粥類	二仁粥	此粥適用於失眠伴多夢易醒、膽怯心悸、心膽氣虛者。	柏子仁15克，炒酸棗仁20克，白米100克。先將柏子仁、棗仁搗碎，和白米一同煮粥，待粥將熟時加入適量蜂蜜，再煮沸，睡前服食。
湯粥類	龍牡柏子仁粥	可治療失眠。	龍骨、牡蠣50克，柏子仁30克，白米100克，前3味煎汁，去渣取汁，與白米共煮粥。每日1劑，分2次食用。
飲品類	柏子五味飲	適用於心膽氣虛型的失眠。	柏子仁15克、五味子15克、酸棗仁15克，煎服，沖入蜂蜜適量。
飲品類	柏子仁酒	祛風解毒，養血安神。	柏子仁（生研）、雞屎白（炒）各50克及生薑25克細篩，共炒至焦色，趁熱投入1000克白酒中候涼去渣。每次空腹服5～10克，每日早晚各1次。

遠志

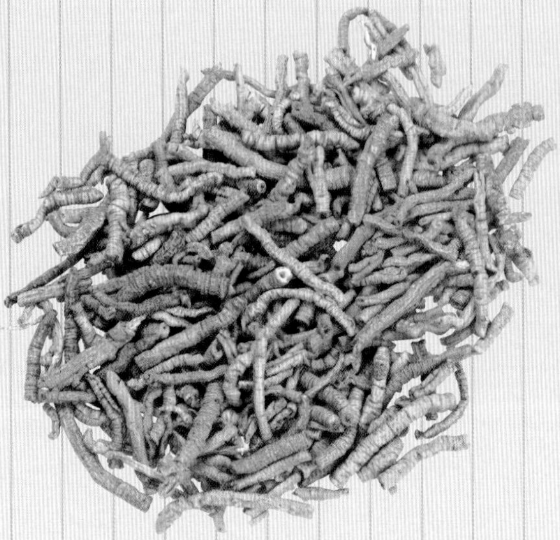

遠志是金牛草（又名紫花地丁）的根。

有安神益智、祛痰鎮咳的功效。主治驚悸、健忘、失眠、夢遺、咳嗽痰多等症。

性味：性溫，味辛、苦、微甘

歸經：入心、腎、肺經

適用體質：心腎不交體質

適用劑量：5～10克

家庭醫生

失眠、健忘：遠志150克，茯苓60克，菖蒲150克。上述藥材加工成細末，每日早、中、晚各服1次，每次空腹用開水沖服3～5克。

高血壓：生遠志、菊花、天麻、川芎各15克，天竺黃12克，柴胡、石菖蒲、僵蠶各10克。研末裝入膠囊。餐前半小時服，每次20克，每日3次。

天然養生

溫補心陽

遠志（去心）、茯神（去木）、肉桂、人參、炒酸棗仁、黃耆、當歸（酒浸）各50克，炙甘草25克。上述藥材研為粗末，每次服20克，加生薑5片，水煎，不拘時服用。

輕身延年

遠志（去心）、石菖蒲（去毛）、酸棗仁（炒）、麥冬（去心）各50克，當歸（酒洗）、甘草、枸杞各100克，甘菊花、生地、人參、黃連各25克。上述藥材研為細末，入朱砂25克為衣，煉蜜為丸，如梧桐子大，每次50丸，以茶送下。

補血血氣

遠志（去心）、山藥、柏子仁、巴戟天（去心）、續斷、杜仲各100克，菟絲子、荊實、山茱萸、五味子各125克，肉蓯蓉、牛膝各200克，搗為細末，空腹溫酒送下。

餐桌宜忌

有胃炎及胃潰瘍者慎用。心腎有火，陰虛陽亢者忌用。

選購祕笈

以根粗壯、皮厚者為佳。

藥膳養生館

		功效	製作
湯粥類	豬心棗仁湯	具補血養心、益肝寧神之功用。可治心肝血虛引起的心悸不寧、失眠多夢、記憶力減退等症。	豬心1個，酸棗仁、茯苓各15克，遠志5克。把豬心切成兩半，洗淨，與洗乾淨的酸棗仁、茯苓、遠志一塊入鍋，加適量水，用大火燒開後撇去浮沫，改小火燉至豬心熟透後，加鹽調味即成。每日1劑，吃心喝湯。
	三味安眠湯	安眠。	酸棗仁9克，麥冬、遠志各3克，以水500克煎成50克，於睡前服用。
	遠志蓮粉粥	補中，益心志，聰耳明目。適用於健忘、怔忡、失眠等症。	遠志30克、蓮子15克、白米50克，先將遠志泡去心、皮，與蓮子均研為粉，再煮白米粥，待熟後入遠志粉和蓮子粉，再煮一二沸即可。
	桂圓枸杞湯	補腎，養心，安神。	桂圓肉10克，枸杞10克，遠志3克，棗仁3克，當歸6克，白糖適量。將原料洗淨放入鍋內，加入適量清水，慢火煮至湯汁收濃，放入白糖後即可食用。
	聰明湯	可治療兒童智力發育遲緩，易忘事。對痰多、舌苔白厚等亦有療效。	取白茯神10克、遠志10克、石菖蒲10克。水煎2次，合併煎液。每日1劑，煎液分2次服。
飲品類	太生清毒飲	營養神經，養陰生津，減輕或清除毒素。	太子參20克，生地黃20克，遠志10克，麥冬20克，甘草20克，以水煎服。
	靈芝飲	健胃、消炎、利尿、降壓、強心。對老年慢性支氣管炎、支氣管哮喘、高膽固醇血症、神經衰弱、慢性肝炎有一定療效。	靈芝3克，五味子5克，遠志5克，何首烏2克，枸杞5克，覆盆子5克，紫蘇1克，當歸5克，川芎5克，甘草4克，桂皮2克，八角1克，陳皮1克，肉豆蔻1克。將各種原料洗淨、粉碎，加水煎2次，每次1～2小時。把兩次煎液合併，放置6～8小時後，用數層紗布過濾。根據口感加入適量白糖，溶解後再加水1000克，如有沉澱可再過濾，並裝瓶封口，每瓶100克。製作過程中一定要保持器皿和手部的潔淨，以防飲料被細菌污染。

收斂固精中藥

預防和治療自汗、盜汗、遺精滑泄及帶下過多

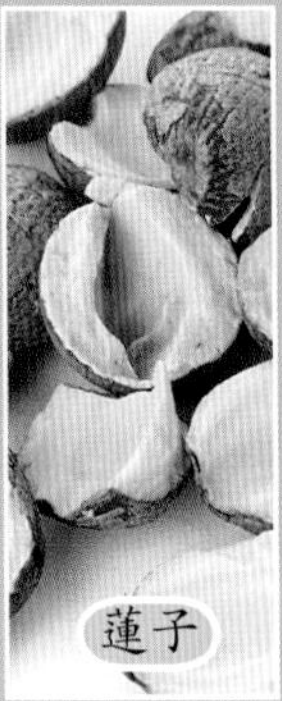

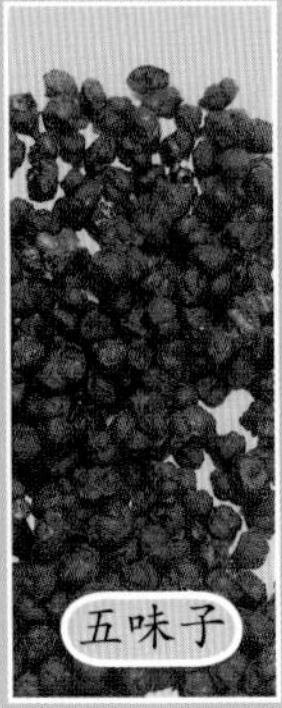

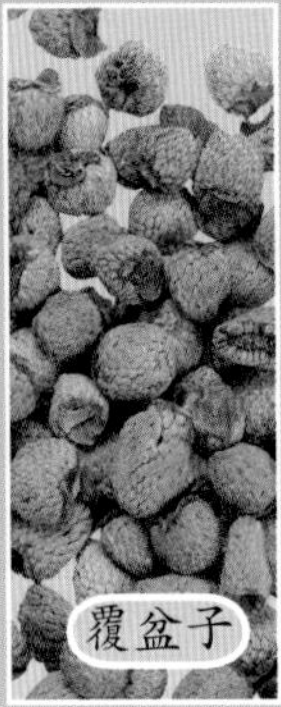

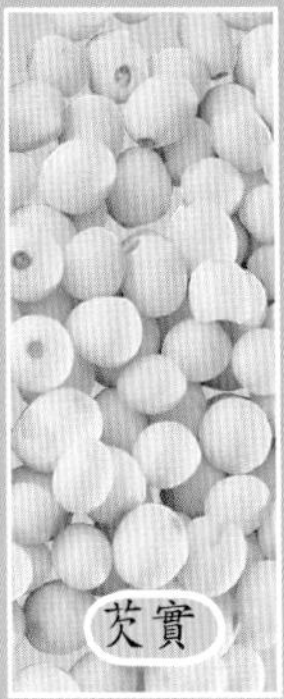

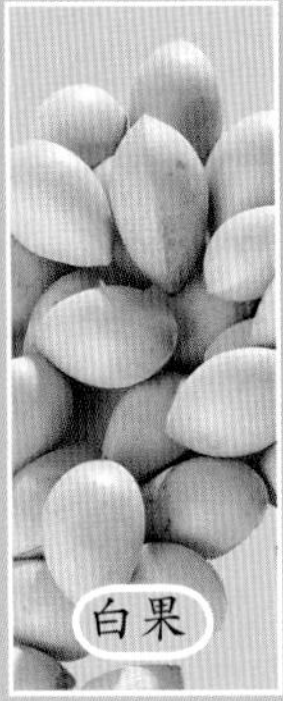

蓮子

性味：性平，味甘、澀

歸經：歸脾、腎、心經

適用體質：脾腎虛體質

養生劑量：5~10克

適用劑量：10~20克

自古以來，蓮不但為文人墨客所鍾愛，也是中醫藥學家偏愛的中藥，更是尋常百姓日常生活中的滋補食品。

蓮子，古稱石蓮子。自古即是老少皆宜的滋補佳品。歷代達官貴人常食的「大補三元湯」，其一元即蓮子。蓮子是一副妙藥，可治遺精帶下、高血壓、心悸失眠。

古人說吃蓮子能返老還童、長生不老。其在養心安神、健腦益智、益腎固澀、消除疲勞等方面的藥用價值，歷代醫藥典籍皆多有記載。

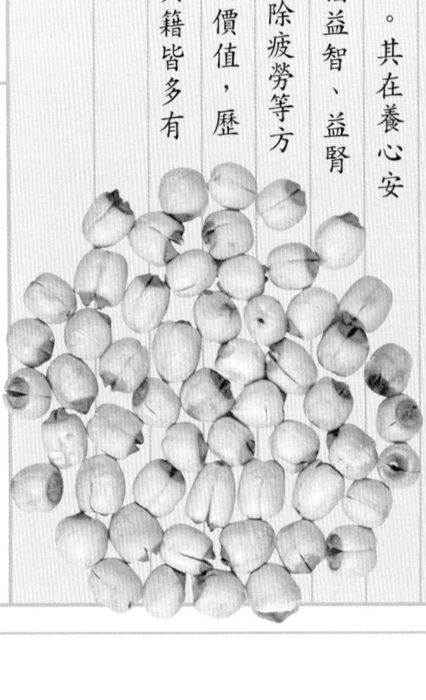

餐桌宜忌

蓮心不可與蟹、龜類同食。

患感冒、便祕及痔瘡者忌食。

蓮子最忌受潮受熱。

選購祕笈

以顆粒均勻、質地緊實、無異味的蓮子為佳。

天然養生

益腎補脾

蓮子肉30克煮爛，加糯米100克煮粥食用。聰耳明目、健脾胃，且治遺精。

養心安神

蓮子120克去心、皮蒸爛；鮮鳳梨30克切塊，桂圓肉、罐頭青豆、罐頭櫻桃各15克，冰糖180克，同煮湯，熟後加熟蓮子。

潤膚豐胸

紅棗、蓮子加適量冰糖煮熟。木瓜剖開去子，放紅棗、蓮子、蜂蜜，上蒸籠蒸透食用。

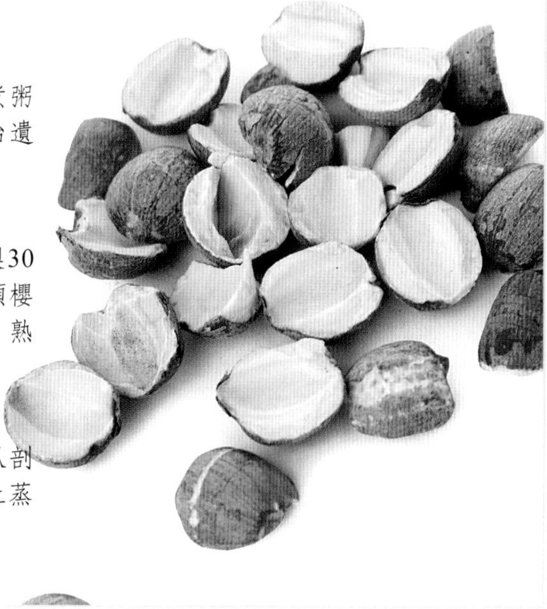

家庭醫生

心悸失眠：蓮子心30個，水煎，放鹽少許，每晚睡前服，治失眠、心熱夢多。

高血壓：蓮子心25克，水煎當茶飲，治高血壓。

脾虛久瀉：蓮子（去心）、芡實（去殼）各60克，鮮荷葉1片，同糯米煮粥食用，可治婦女腰痠、帶多。

清蓮入藥來

蓮一身都是寶，均能入藥。

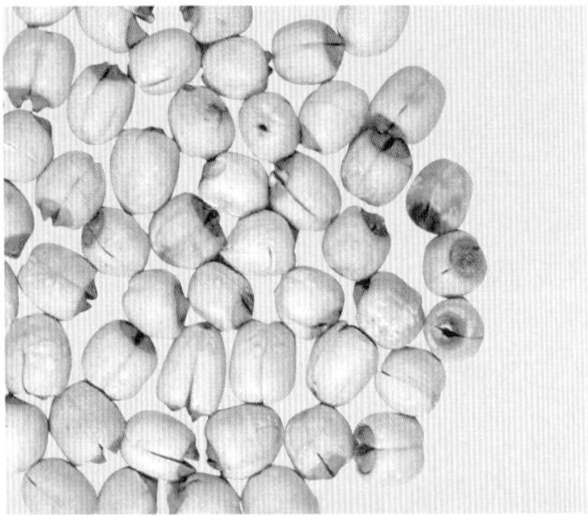

其根莖為藕，生用清熱、涼血，熟用健脾開胃。
其藕節止血散瘀。
其梗通氣寬胸。
其葉清暑解熱。
其花清暑止血。
其子補脾益腎，養心安神。
蓮子中還有綠色的蓮子心，能清心除煩。

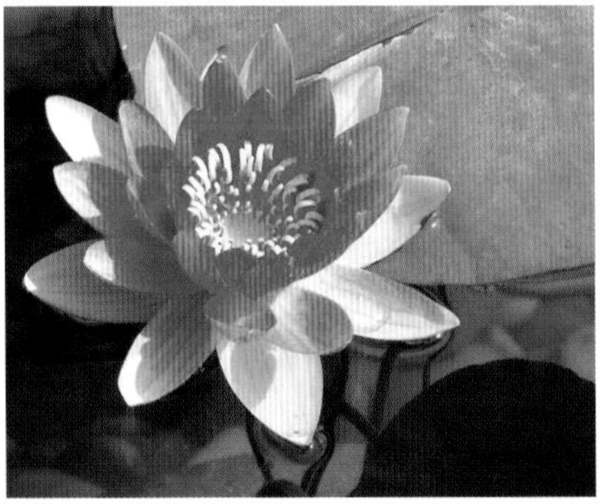

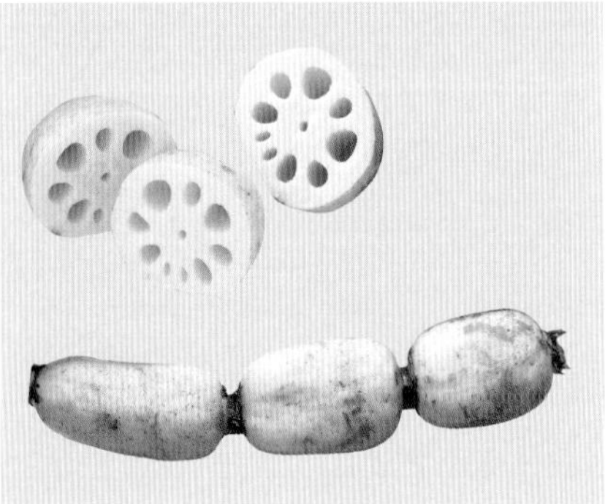

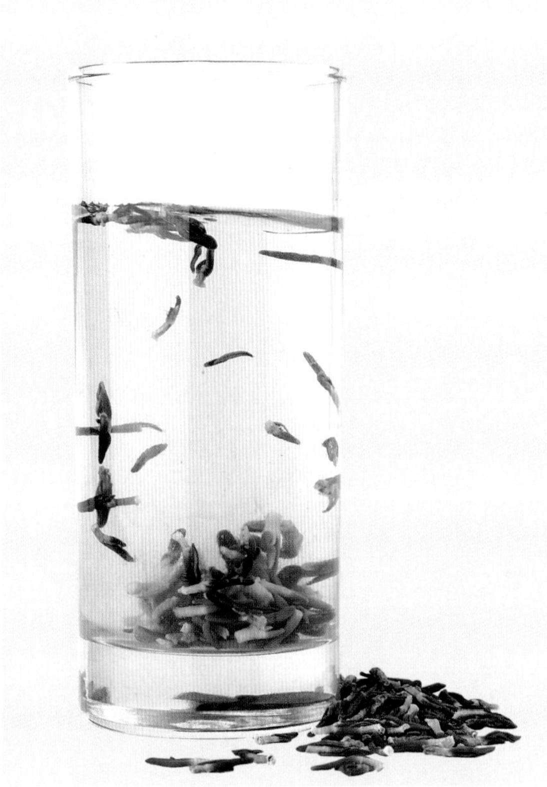

藥膳養生館

		功效	製作
菜點類	蓮子雞丁	健脾補腎，養心強身。	雞胸肉250克切丁，用蛋清、澱粉拌勻；香菇10朵泡軟，同10克火腿肉切塊；蓮子60克去心蒸熟。先將雞丁在油鍋中煸至七成熟，再入蓮子、香菇塊、火腿塊及鹽等調味品翻炒至熟即可。
	蓮子炒蓮藕	鮮美，安神。	蓮子洗淨，加水煮20～25分鐘後撈起；蓮藕洗淨切片。起油鍋爆蔥段、辣椒片，將蓮藕片炒至八成熟，加水，煮沸後加入鹽等調味料及蓮子一起翻炒，加蓋中火燜3～5分鐘至熟即可。
湯粥類	葡萄乾蓮子素湯	清熱去肥膩，適合炎熱天氣飲用。	蓮藕450克洗淨切塊。蓮子75克，百合、芡實各38克洗淨。煲滾適量水，放入葡萄乾38克、蓮藕塊、蓮子、百合、芡實，煲至滾後，改慢火煲約2小時至熟，下鹽調味即可。
	人參蓮肉湯	補氣益脾，適合病後體虛者食用。	白人參10克；蓮子（去心）10枚，用適量水泡發，與白人參一同放入碗中，加冰糖30克，上鍋蒸1小時後即可食用。人參可留待次日再加蓮子用同樣方法蒸熟食用，可連用3次。
	蓮子沙參豬肉湯	潤肺益脾，除虛熱，養心神，適用於肺結核、低燒乾咳、慢性支氣管炎。	蓮子、北沙參、百合各50克，豬瘦肉250克切片，同煮熟成湯，加鹽調味食用。
飲品類	冰糖蓮子飲	補肝胃，益腎氣。	將蓮子50克去心，冰糖50克打碎。將蓮子放鍋內，加水1000克，煎煮約1小時，放冰糖煮溶。每日2次，每次1碗。
	蓮子六一湯	可治泌尿系統感染。	蓮子（去心）60克，生甘草10克，同煮熟，加冰糖適量食用。
	桂花蓮子茶	清甜滋補。	將蓮子15克洗淨，放在鍋中用小火煮至軟。起鍋前加少許枸杞、冰糖、桂花，稍煮一下即可。

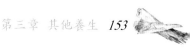

五味子

性味：性溫，味甘酸

歸經：歸肺、心、腎經

適用體質：肺腎虛體質

適用劑量：5～10克

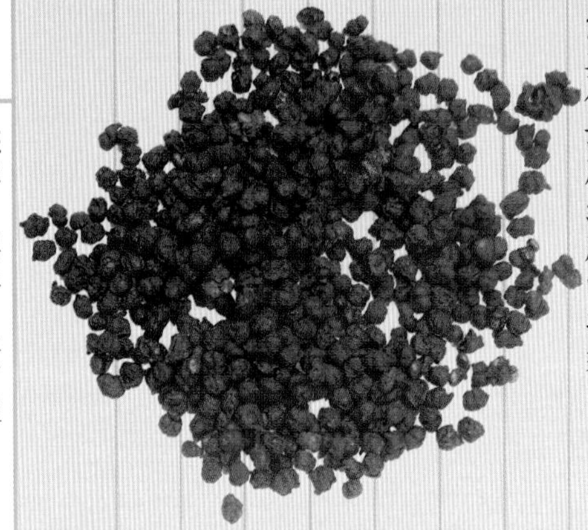

五味子，木蘭科五味子或華中五味子的乾燥成熟果實。可治療腎虛遺精、慢性支氣管炎，且能保護心臟。對神經系統各級中樞都有興奮作用，能改善人的智力，增進記憶力，提高工作效率，改善視力和聽力，增加冠狀動脈血流量，具抗疲勞、抗衰老和增強免疫系統功能與保護肝細胞的功效。

家庭醫生

腎虛遺精：北五味子500克洗淨，冷水浸泡1夜後，用手按去核，留其果肉，加上好蜂蜜1000克，小火熬成膏。每日清晨空腹服用5～10克。

慢性肝炎：五味子200克，女貞子200克，大棗去核100克，蜂蜜50克。將五味子、女貞子及大棗洗淨煮爛，搗成膏狀，加入蜂蜜攪拌均勻，不拘時服用，每次15～30克。

天然養生

養生補益

醋炙五味子和10克剪碎的枸杞放入瓷杯中，以沸水沖泡，溫浸片刻，再加入白糖攪勻後即可飲用。滋腎陰、助腎陽。

滋陰補陽

五味子10克，枸杞10克，菟絲子10克，杜仲10克。水煎茶代飲。

滋補肝腎

五味子10克，枸杞10克，生曬參5克，大棗5枚。水煎代茶飲。

生津止渴、清燥保健

烏梅10克，五味子5克，紅棗3枚洗淨與茶葉2克同放杯中，沖入300克開水泡開，加蓋燜約10分鐘，除藥渣飲用。

餐桌宜忌

外感發熱患者忌服。

咳嗽初起或痧疹初發者忌服。

選購祕笈

以粒大、果皮紫紅、肉厚、柔潤者為佳。

藥膳養生館

		功效	製作
菜點類	**五味子煲仔雞**	益氣生津，補肺養心，宜上消型糖尿病患者食用。	香菇20克發透，切兩半；五味子9克洗淨；雞肉200克洗淨切塊；薑拍鬆，蔥切段。炒鍋置中火上，加油50克，把蔥段、薑放入爆香，下雞塊，炒至變色，加入香菇、五味子、紹興酒、鹽、上湯300克，中火燒沸，小火煲約30分鐘至熟即成。
菜點類	**人參五味子燉瘦肉**	活血清熱，滋陰養心，宜心陰虛之冠心病患者食用。	人參10克洗淨潤透、切片；麥冬10克洗淨去心；五味子6克洗淨；冬菇30克洗淨，切兩半；薑5克拍鬆；蔥10克切段。豬瘦肉50克切塊，先放燉鍋內，加冬菇、薑、蔥段、鹽、人參片、麥冬、五味子，加雞湯600克。大火燒沸後再用小火煮約1小時至熟即成。
菜點類	**五味子燉鴨**	補肺益腎，止咳平喘，適合肺癌與腎虛型病人食用。	取五味子50克，與適量鴨肉塊同放入砂鍋內，小火煮或蒸2小時左右至熟，根據個人口味調味食用。
湯粥類	**五味子北耆排骨湯**	補益五臟，延緩衰老。	五味子、北耆各50克，南杏、北杏各25克，排骨250克，蜜棗5枚。以上全部材料加清水3000克（約12碗），入鍋煲約2小時至熟，加鹽調味即可。
飲品類	**五味扶衰酒**	補氣血，滋肺腎，養心安神。	五味子、柏子仁、丹參各30克，桂圓肉、黨參各50克，放入白酒2000克，密封一段時間後適量飲用。
飲品類	**五味子大棗人參飲**	可治療產後血暈。	五味子50克、大棗10枚、人參12克，水煎共煮。取藥汁加紅糖適量，溫服，每日1劑。
飲品類	**人參麥冬五味子茶**	益氣生津，斂陰止汗。	人參3克切片，五味子3克拍碎，麥冬10克洗淨。同置杯中，沸水沖泡，悶置約15分鐘後即成。每日1次，代茶頻服，至味淡時，嚼食參片、麥冬。

覆盆子

性味：性微溫，味甘酸

歸經：歸肝、腎經

適用體質：腎虛體質

適用劑量：5～12克

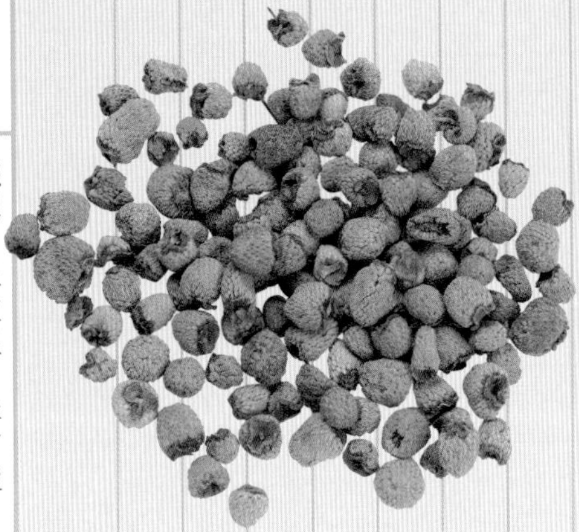

覆盆子，為薔薇科植物華東覆盆子的乾燥果實。古稱覆盆子為「金玉之品」。能治陽痿、遺精，提升免疫力，回乳。覆盆子含有大量的類兒茶素和抗氧化黃酮，是很強力的抗氧化劑，能對抗體內多餘的自由基、強化血管、預防心血管疾病和癌症。被譽為「癌症殺手」、「天然偉哥」。

家庭醫生

回乳：白米100克，黨參、覆盆子各10克，大棗20枚，白糖適量，共煮粥食用。

遺精：熟地、芡實、仙茅、覆盆子、菟絲子各15克，山茱萸、生龍骨、生牡蠣、鎖陽各30克，每日1劑，水煎服。

目暗不明：覆盆子配伍熟地、枸杞、女貞子各10克，共研為末，加煉蜜和丸，如梧桐子大，每次服3～10克。

天然養生

益腎澀精

覆盆子15克，綠茶適量。將上2味泡茶不拘時溫服。適用於尿頻、陽痿等症。

提升免疫力

金盞花、香蜂草、野薔薇果、玫瑰花、覆盆子各2～3克，共同泡茶飲用。亦具消炎、緩解神經緊張之效。

消疲勞，抗衰老

將適量覆盆子擊碎後，用紗布袋包起來，用水泡至果皮柔軟，連同洗淨的白米一起下鍋煮粥。

餐桌宜忌

腎虛火旺，小便短赤者慎服。

陽強患者忌用。

腎熱陰虛患者忌用。

選購祕笈

以果大、飽滿、完整、色黃綠、潔淨、無梗葉等雜質者為佳。

藥膳養生館

		功效	製作
菜點類	白果覆盆子煲豬小肚[1]	具補肝腎、縮小便之功效，可治療小兒夜間多尿或遺尿症。	白果5枚洗淨，炒熟，去殼；豬小肚100～150克洗淨，切成小塊。鍋中注入清水，將白果、覆盆子10克、豬小肚塊放入鍋內，燒開煮熟後加少許鹽即成。
	覆盆子啤酒酵母乳酪	味道香濃，口感清新。可促進腸胃蠕動，增強新陳代謝。	將鮮奶與鮮奶油煮至燙手（約70℃），放入糖與瓊脂粉，以小火煮，拌勻後即關火，不要煮滾。準備小杯子倒入，待涼後放入冰箱。食用時加入覆盆子和啤酒酵母粉即成。
	覆盆子豬肉煲	可治療小兒遺尿。	覆盆子30克，加水500克（約2碗），小火煎至250克（1碗），去渣取湯；再用藥液煮瘦豬肉片100～150克，不加調料，小火煮熟，肉和湯同時吃下。
	覆盆子枸杞燉豬肉	益腎，滋補。	覆盆子、女貞子、枸杞、桂圓肉各12克，豬瘦肉片200克。將以上4味藥材洗淨，與瘦肉片同入鍋中，加1500克水，煲約2小時至熟，加鹽調味即可。
	覆盆子慕司	滋味濃郁，口感細膩。	將覆盆子汁加入砂糖、吉利片，一起充分攪勻，再將淡奶油打開，放在一起攪拌均勻即可。配上1小杯甜酒，口感更清爽。
	覆盆子燉麻雀	補腎氣，壯陽道，益精氣。	先煮菟絲子、覆盆子，取汁去渣；麻雀去毛、翅、足、嘴、腸雜，斬碎炒熟，與白米、藥汁一起煮粥，粥成加蔥末、鹽調味，空腹食。
湯粥類	生精煎	益腎澀精。	熟地、山藥、覆盆子、枸杞、菟絲子各15克，棗皮10克，澤瀉12克。同入砂鍋，加水適量煎湯飲用。
飲品類	女貞覆盆子酒	改善女性更年期症狀。治療性冷感與陰道乾澀。	女貞子、覆盆子、桑葚子、枸杞、西洋參、冰糖各150克，加米酒3瓶，入廣口瓶密封浸泡3星期，過濾後裝瓶放冰箱。每晚飲1小杯。

①豬小肚：即豬膀胱。

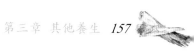

芡實

芡實，又稱「雞頭米」，含有澱粉、蛋白質、礦物質及維生素，對人體有較好的營養作用。芡實為睡蓮科一年生草本植物芡的乾燥成熟種仁。有補脾去濕、益腎固精之功效。《神農百草經》稱芡實：「主治濕痺腰脊膝痛，補中，除暴疾，益精氣，強志，令耳目聰明。」

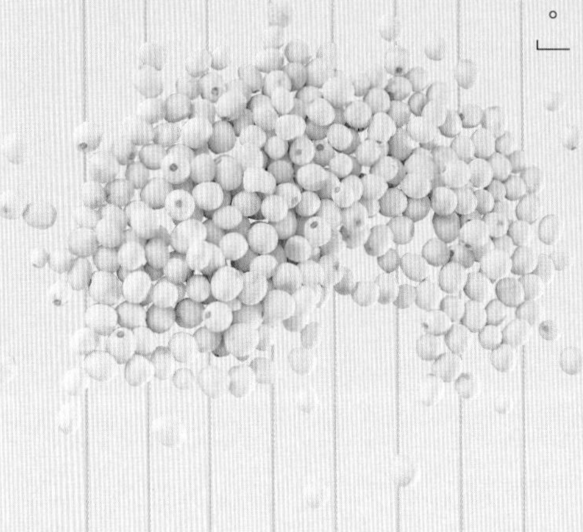

性味：性平，味甘、澀

歸經：歸脾、腎、心經

適用體質：脾腎虛體質

適用劑量：6~12克

家庭醫生

中老年脾虛便溏：芡實30克，蓮子20克，薏米10克，大棗10枚，白米100克，將諸藥洗淨與白米同煮成粥食用。

糖尿病：芡實150克，老鴨1隻，鹽少許。將芡實洗淨，用水浸泡。將老鴨開膛去內臟洗淨後，將芡實放入鴨腹中，然後把整隻鴨子放入瓦煲內，加適量清水用小火煲3小時左右至熟，加鹽少許，調味後食用。

天然養生

健脾養胃，益腎固精

芡實50克，枸杞20克，金櫻子10克，鴨1隻，調料少許。將鴨去毛及內臟，洗淨切為小塊，加諸藥及調料燉煮一兩個小時至熟，食肉喝湯。

健脾止瀉

芡實50克，薏米50克，一同炒熟後研為細粉，早中晚用開水沖服，可加白糖少許調味。

補脾腎

芡實、蓮子各10克，鮮山藥50克，白米100克，加水共煮成粥，每日2次，每次1碗。

餐桌宜忌

便祕者不宜服用。

選購祕笈

以粒大、完整、乾燥、無蟲蛀、色澤白淨、粒上殘留內種皮為淡紅色的為佳。

藥膳養生館

		功效	製作
菜點類	白蓮釀藕	本方藥食並茂，造形美觀，令人睹之欲食。可作病後體弱及慢性腸炎、慢性腎炎、支氣管擴張、尿道感染患者之膳食。	鮮藕500克，瓜片、橘紅、薏米、百合、芡實各15克，糯米125克，蜜櫻桃30克，白糖50克，豬油60克。蓮子適量，刷淨皮、去心；薏米、百合、芡實加清水上蒸籠蒸熟待用。鮮藕用竹筷透通孔眼。糯米淘洗乾淨，由孔裝入藕內，抖緊，用刀背敲拍孔口，使之封閉不漏。加水煮後放入清水中漂起，刮去表面粗皮，切成0.6公分厚的圓片待用。瓜片、橘紅切丁，蜜櫻桃對剖。將豬油修成一方形，鋪於碗內，蜜櫻桃隨意擺成花紋圖案，再相繼放入瓜片、橘紅丁和薏米、百合、芡實、蓮子，同時將藕片擺成風車形，放好後灑上白糖放籠上蒸熟，後翻於圓盆內，揭去豬網油，將其餘白糖收成糖汁掛上即成。
湯粥類	核桃芡實煲排骨湯	日常飲用，有助增強記憶力與滋補強身。	排骨500克，核桃肉150克，芡實100克，陳皮1小塊。排骨洗淨，入沸水汆燙後撈出瀝乾備用，陳皮泡軟並去瓢，芡實洗淨，將所有材料放入砂鍋，加1500克（約6碗）水，大火煲滾後轉小火慢煲約1.5小時至熟，調入適量鹽和少許油即可。
	八寶清補涼湯	有健脾止瀉、滋陰潤肺、除煩安神等作用，適用於肺虛咳嗽、慢性腹瀉、失眠、夢多、男子遺精夢泄、婦女白帶淋漓等症。	薏米、山藥、蓮子、大棗各40克，百合、沙參、芡實、玉竹各20克，共煮湯，加糖，連湯帶渣服食，是夏天及體虛火旺不受溫補之人的清涼補品。
	芡實銀杏小肚湯	具有健脾補腎、收斂止瀉、縮小便的食療功效，而健康人飲用，也可以補益脾腎、強壯身體。	芡實150克，豬小肚4個，白果50克，陳皮1角。先將豬小肚（即豬的膀胱）翻轉用鹽搓擦，且用清水洗淨，去除異味；白果去殼取肉，用清水浸去外層薄膜後洗淨；芡實、陳皮分別用清水浸透且洗乾淨。以上材料一起放入已經煲滾了的水中，繼續用中火煲3小時左右至熟，以少許鹽調味即可。

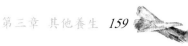

白果

性味：性平，味甘、澀、苦

歸經：入肺經

適用體質：肺虛體質

適用劑量：5～10克

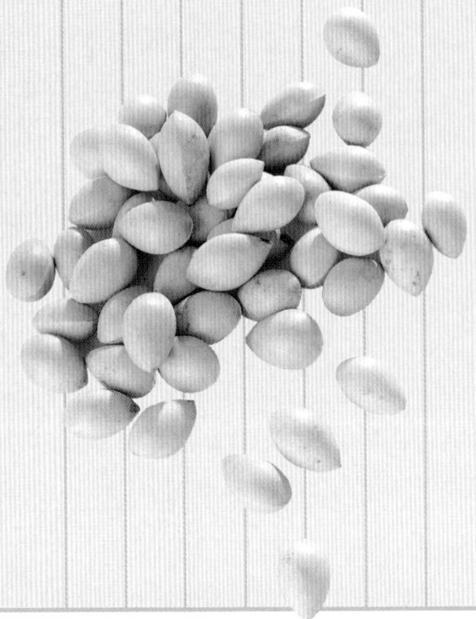

白果，別名銀杏核。是銀杏科植物銀杏的乾燥成熟種子。《本草綱目》將其列為果部。含多種獨特成分，對很多虛證都具補益作用。有治腎虛、白帶過多，防治咳嗽、哮喘，美白等作用。中醫用以治療腎虛、痰喘及婦女白帶多等症。食用白果可養生延年，宋代將其列為皇家貢品。

家庭醫生

支氣管哮喘：白果仁10～20克（炒，去殼），加水煮熟，加入砂糖或蜂蜜，連湯食之。

大便下血：白果30克，藕節15克，共研末，1日分3次開水沖服。

咳嗽痰喘：白果仁6克，麻黃、甘草各5克，水煎服。

天然養生

潤肺益氣

秋天多食白果，可提升免疫力，預防氣喘感冒等疾病。

美白抗衰老

白果去殼8～12粒，薏米100克，加水熬粥，食時以白糖調勻。

預防癌症

白果防癌有奇效，可每天吃2枚保健。

安神鎮靜

白果仁3枚，桂圓肉7枚，同燉服，每天早上空腹服用1次。

補腎固精

白果肉10個，芡實、金櫻子各8克，水煎服。

餐桌宜忌

宜熟食或製成蜜餞食用；生食不宜過多。

5歲以下的幼兒忌吃白果。

有實邪者忌服。

不宜長期服用。

選購祕笈

以大而均勻、種仁飽滿、殼色白黃者為佳。

藥膳養生館

		功效	製作
菜點類	**白果雞丁**	滋味醇鮮，營養豐富。	白果200克去殼和嫩雞肉丁500克（以雞蛋清、鹽、澱粉適量醃漬）用油同炒熟，加入適量湯、鹽、味精、蔥段，即可食用。
	白果蒸雞蛋	補虛收斂，適用於婦女白帶過多、小兒消化不良腹瀉、小兒遺尿。	乾白果仁2枚研末備用：將雞蛋一端打一小孔塞入白果粉，用紙封口朝上，蒸熟食用。
	糖煮白果	斂肺氣，定喘嗽，止帶濁，縮小便。	去殼水發白果150克，蒸熟後加白糖100克、清水適量，入鍋煮沸，用澱粉25克勾芡，即可食用。
	白果蒸圓肉	補虛健體，適用於心悸、健忘、失眠、產後血虛、年老體弱。	白果5枚（去殼），桂圓肉7～10枚，水適量，一起蒸熟後食用。
湯粥類	**雪耳銀杏湯**	滋潤補血，細嫩肌膚。	雪耳20克、銀杏12粒、紅棗6枚及適量的冰糖以小火同煮即成。
	白果豬肚湯	清補潤肺。	豬肚1副，以鹽或澱粉擦洗淨，用開水燙過。把白果、整副豬肚和黨參、枸杞、蜜棗、黃耆、山藥、薏米各適量一起放砂鍋裡加水煮開，改中小火煮約2小時至熟，加鹽調味即可。
	白果雞蓉粥	鮮美營養，止咳平喘。	雞胸肉剁細成雞蓉，加生抽、油、料酒、糖、胡椒粉、嫩肉粉、薑絲醃好備用。煮好一鍋白粥（還可以在煲白粥時放少許乾蝦仁一起煮），把白果加到粥裡繼續煮約10分鐘，再放入雞蓉煮熟，加點鹽、香油和蔥花即成。
飲品類	**糖水白果**	宣肺化痰，止咳定喘。	白果仁50克炒熟，拍破果皮，去殼去衣，清水洗淨切丁。鍋內加清水250克，投入白果丁，旺火燒沸後轉小火燜煮片刻，入白糖50克，燒滾，加入糖桂花少許後即可飲用。

其他藥食同用的補益中藥

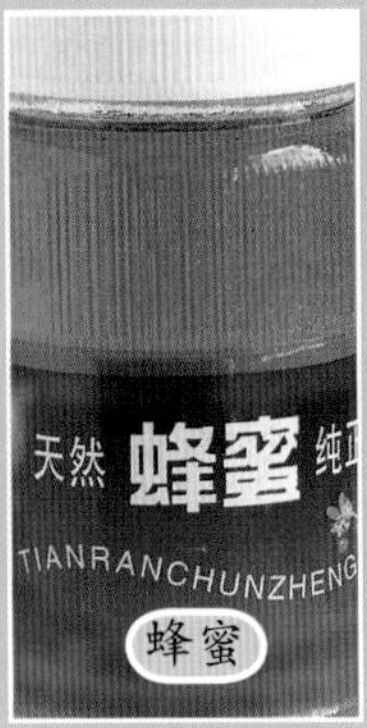

蜂蜜

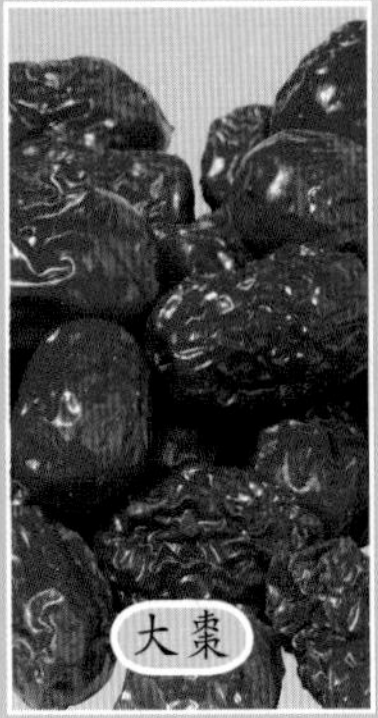
大棗

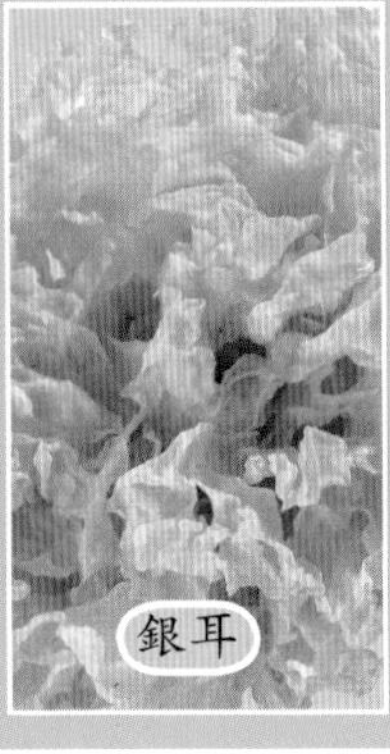
銀耳

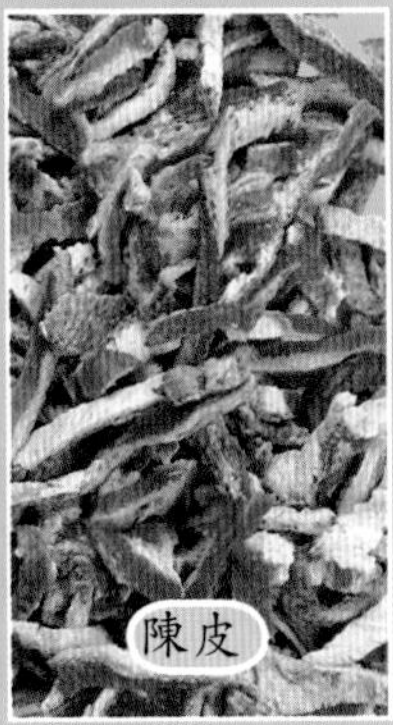
陳皮

蜂蜜

性味：性平、味甘

歸經：歸肺、脾、大腸經

適用體質：氣虛體質

養生劑量：10～20克

適用劑量：15～30克

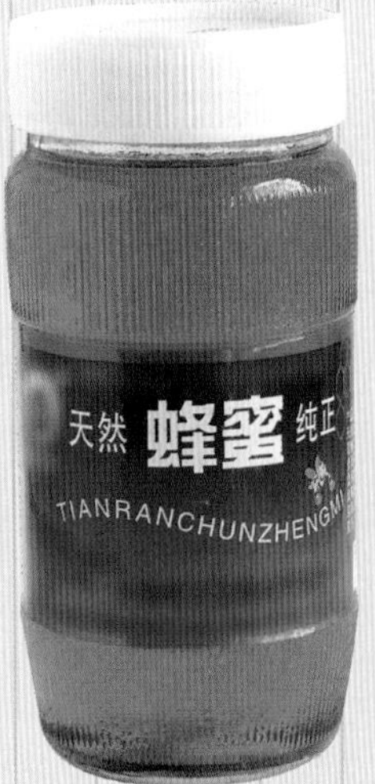

蜂蜜有潤肺止咳、潤燥通便、補中緩急、解毒的功效。在遠古時代，蜂蜜被認為是最有價值的食品，甚至有些地方可以用蜂蜜來繳稅。《神農本草經》記載：「蜂蜜味甘、平，主心腹邪氣、諸驚癇痙，安五臟諸不足，益氣補中，止痛解毒，除眾病和百藥，久服強志細身、不饑不老。」

餐桌宜忌

過敏者不宜。

糖尿病患者用量不宜過多。

外用妙法

滋潤皮膚、祛除皺紋：蜂蜜1匙，雞蛋1個，麵粉少許。雞蛋取蛋清，加入蜂蜜、麵粉，攪拌均勻，敷面20分鐘之後洗掉即可。

選購祕笈

優質蜂蜜是呈透明白色、淡黃或深黃色的黏稠液體，底層可有少量結晶。

家庭醫生

- **慢性皮膚潰瘍**：將蜂蜜用棉花棒塗擦至潰瘍表面，每日2～3次。
- **慢性支氣管炎**：蜂蜜20克，梨1顆，貝母3克，將梨洗淨去核切塊，與貝母一起放入碗中蒸約1小時，加蜂蜜調和服用。
- **胃潰瘍及十二指腸潰瘍**：蜂蜜15～30克，早、中、晚飯前1小時及晚飯後3小時服用。

天然養生

- **益氣養陰**

蜂蜜500克，大棗肉500克，枸杞50克。將大棗與枸杞洗淨切碎，加水適量，煎煮至爛熟後，搗爛成糊，加入蜂蜜攪拌，再煮沸3～5分鐘。冷後放置於瓶中儲存，每日不拘時服用或早中晚服用30～45克。

- **增強體質**

蜂蜜10～20克，蜂王漿200毫克，將蜂蜜和蜂王漿用溫開水溶開後服用。

- **益氣補虛**

牛奶250克，蜂蜜30克，每日早晚將牛奶與蜜蜂調勻後服用。

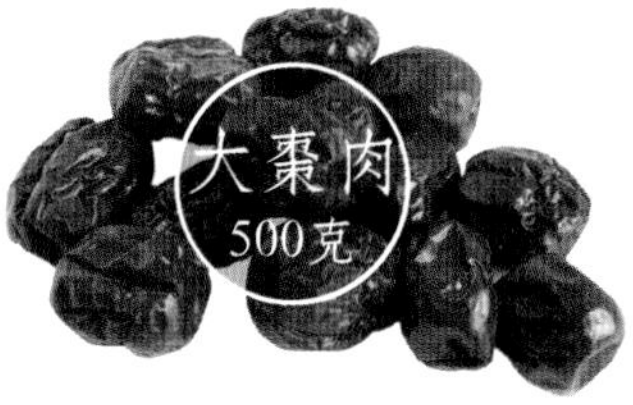
大棗肉
500克

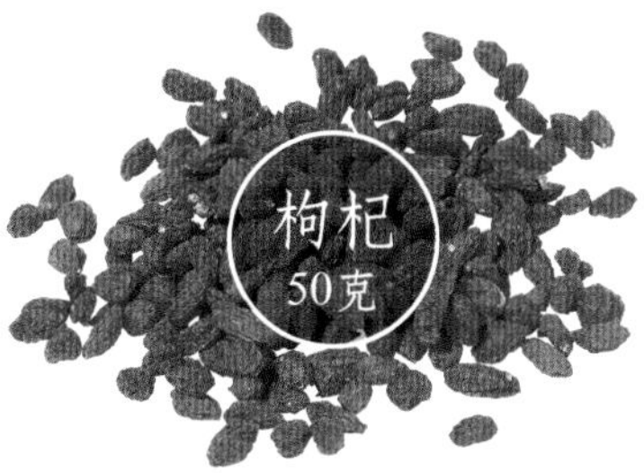
枸杞
50克

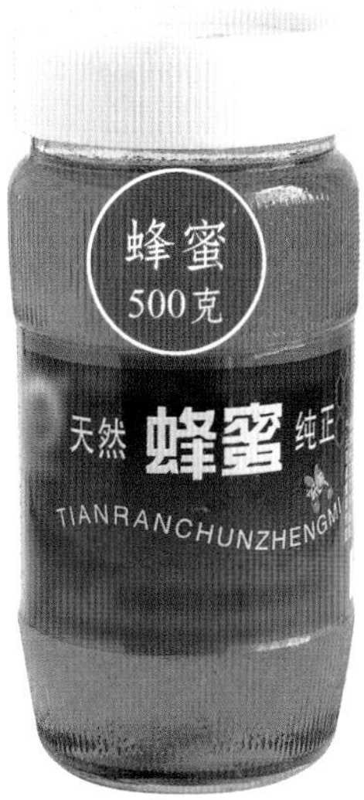
蜂蜜
500克
天然
蜂蜜
纯正

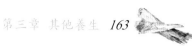

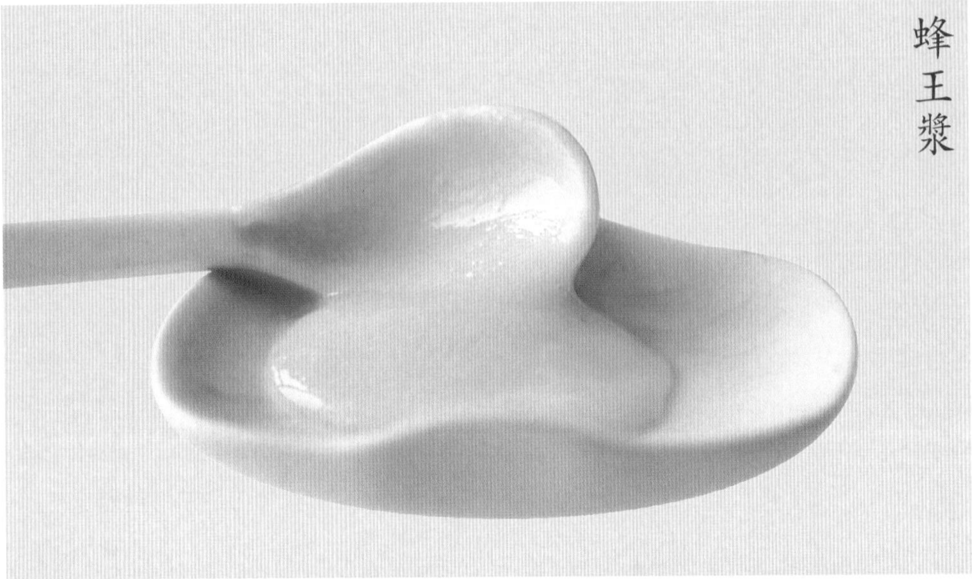

蜂蜜：蜂蜜內服可治療肺燥咳嗽、咽痛音啞、脾胃虛弱、脘腹虛痛、腸燥便祕；外用可治療癰瘡腫毒、水火燙傷。同時，蜂蜜也是蜜丸類中成藥的黏合劑。

蜂王漿：蜂王漿為工蜂咽腺的分泌物，又名蜂乳、蜂皇漿，有滋補強壯、益肝健脾的功能。臨床應用上主要用於腸胃病、肝病、神經衰弱、心腦血管疾病、營養不良、更年期綜合症等，均具明顯的輔助治療作用。

蜂膠：蜂膠為蜜蜂分泌的黃褐色或黑褐色膠狀物，用以修補蜂箱或蜂房等的隙縫。它有解毒療瘡的功能，外用可治療雞眼、胼胝、足疣、濕疹、癤腫及燙傷。蜂膠應用在心腦血管疾病的預防上效果尤佳，還具有廣譜抗菌作用，它能抑制多種細菌、病菌、病毒及病原體的滋生，能預防多種疾病，是珍貴的天然廣譜抗生物質。蜂膠還具促進機體免疫功能及組織再生作用之效，對深度燒傷、創傷有明顯療效。

蜂毒：蜂毒為工蜂尾部螫刺腺體中的毒液，有祛風濕、消腫止痛、平喘之功能。蜂毒主要用於疾病的防治方面。它是治療風濕、類風濕關節炎最好的藥物，療效高於其他中西醫藥。此外，蜂毒還對神經炎、神經痛具顯著療效。

蜂蠟：蜂蠟為蜜蜂分泌的蠟，有收澀斂瘡、生肌止痛的功能。外用可治療瘡瘍潰破久不收口、創傷、水火燙傷。口腔咀嚼蜂蠟能治療咽頰炎和上頷竇炎。

蜂房：蜜蜂的巢房，有清熱解毒、祛風止癢、消腫止痛的功能，可治療癰瘡腫毒、濕疹、疥癬、風濕痛、扁桃腺炎、乳腺炎、鼻竇炎及支氣管炎等。

藥膳養生館

菜點類		功效	製作
	酥油蜜粥	可治脫髮心煩、心悸失眠、頭暈眼花、腰膝痠軟。	酥油20克，蜂蜜30克，白米100克。先將白米加水適量煮粥，待沸後加入酥油和蜂蜜，粥熟即可服用，每日1次，連服5~7日。
	柏子仁粥	潤腸通便、養心安神。適用於心悸、失眠、健忘、長期便祕或老年性便祕。	柏子仁15克、白米100克、蜂蜜適量。先將柏子仁去除皮、殼、雜質，搗爛，與白米同煮粥，待粥將成時，加入蜂蜜，稍煮開鍋即可。每日2次，連服3天。
	人參蜂蜜粥	調中補氣，潤腸通便，豐肌澤膚。	人參3克，蜂蜜50克，生薑汁5克，韭菜汁5克，白米100克。將人參切片，置清水中浸泡1夜，連同泡參水與洗淨的白米一起放砂鍋中，小火煨粥，粥將熟時放入蜂蜜、生薑汁、韭菜汁調勻，再煮片刻至熟即成。
	補虛潤肺松子粥	補虛，養液，潤肺，滑腸。適用於中老年及體弱早衰、產後體虛、頭暈目眩、肺燥咳嗽、慢性便祕等症。	松子仁50克，白米50克，蜂蜜適量。將松子仁研碎，與白米同煮粥。粥熟後沖入適量蜂蜜即可食用。
	蜂蜜粥	蜂蜜有補中、潤燥、止痛、解毒之功效。枸杞有滋肝補腎、益精明目的功效。	把白米、糯米浸泡至發脹，撈出瀝乾，放入鍋中，加水，大火煮至粥大開，改中火，熬至米粒開花，粥狀黏稠，加入桂花蜜、白糖攪拌均勻；快出鍋時，放入枸杞，再煮約5分鐘，即可出鍋。
	山藥粥	滋補腎、脾。	山藥（去皮）50克，白米50克，蜂蜜、食用油各適量。將山藥切成小塊用油炒。將白米熬成粥，加入炒過的山藥煮開至熟，加蜂蜜調勻後即可食用。
	蜂蜜桃仁湯	適用於高血壓患者和防治腦中風，可預防腦血栓形成。	蜂蜜15克，桃仁10克，草決明12克。將桃仁、草決明加水煎熬，濾除藥渣，取其液加蜂蜜調勻，每日飲用2次，20天為1療程。

大棗

性味：性溫、味甘

歸經：歸脾、胃經

適用體質：氣虛體質

養生劑量：10～20克

適用劑量：15～30克

大棗具有補中益氣、養血安神、緩和藥性等功效。古籍《山海經》、《爾雅》及《神農本草經》等對大棗均有記載，《神農本草經》將其列為上品，稱大棗有「主心腹邪氣，安中養脾，助十二經。平胃氣，通九竅，補少氣、少津、身中不足，大驚，四肢重，和百藥」等功效。

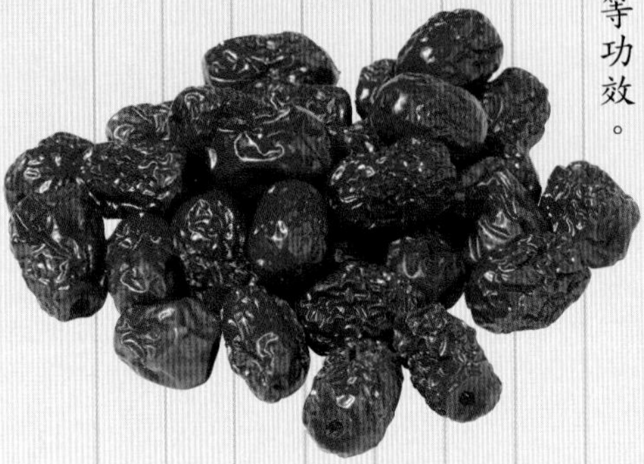

家庭醫生

食欲不振：大棗10枚，山藥10克，蓮子10克，白米100克。將大棗、山藥及蓮子洗淨與白米同煮為粥，早晚食用。

癔病：大棗15枚，浮小麥①50克，甘草10克。將以上3味藥洗淨，煎煮約1小時，去甘草後食用。

天然養生

益氣補虛

大棗30克，花生30克，羊肉100克，調料少許。將羊肉洗淨切為小塊，放入花生、大棗及調味料，加水適量，用小火燉煮約2小時至熟，食肉喝湯。

補氣健身，抗過敏

鮮棗50～100克，或大棗20～50枚。將大棗洗淨後不拘時食用，至過敏症狀消失為止。

餐桌宜忌

大棗不宜與胡蘿蔔、黃瓜一起吃。

大棗味甘，性溫，食用過多會助濕、生痰、蘊熱，有濕熱、痰熱者不宜食用。

選購祕笈

好的紅棗皮色紫紅，果大而均勻，果形短狀圓整，縐紋少，痕跡淺，皮薄核小，肉質厚而細實。

①浮小麥：即小麥水淘時浮起水面者。

藥膳養生館

		功效	製作
菜點類	花生大棗燉豬蹄	補脾養血，滋中益氣。	花生仁100克，大棗50克，豬蹄1000克，紹興酒10克，蔥段10克，薑片5克，鹽4克，味精2克。豬蹄用沸水燙後洗淨，刮去老皮，放鍋中，加清水煮沸，撇去浮沫。加紹興酒、蔥段，中火加熱約35分鐘，再加入花生仁、大棗，加鹽、味精、薑片調味，再大火燉約15分鐘至熟即可。佐餐食用。
湯粥類	大棗蓮子粥	益氣健脾，補虛健身。	大棗（去核）10枚，山藥塊10克，蓮子10克，白米100克，將大棗、山藥塊及蓮子洗淨與白米同煮為粥，早晚食用。
湯粥類	大棗羊肉湯	益氣補虛，健脾養血。	大棗30克，花生30克，羊肉100克，調料少許。將羊肉洗淨切為小塊，放入花生、大棗及調料，加水適量，用小火燉煮約2小時至熟，食肉喝湯。
湯粥類	大棗首烏粥	補肝腎，養精血，烏鬚髮。	大棗30枚，何首烏10克，桑葚10克，白米100克，紅糖少許。將何首烏用水煎煮約40分鐘，然後在何首烏藥液中放入大棗、桑葚及白米同煮成粥，食前加紅糖少許調味，早晚服用。
湯粥類	大棗果仁湯	補肺腎，止咳嗽，益精血。	大棗20枚，杏仁、白果仁、核桃仁各10克，雞肉200克，鹽等調料少許。將雞肉洗淨切小塊，與諸藥同放鍋中，加水適量，用小火燉煮約1小時至熟，加鹽等調料調味，分早中晚食用雞肉、諸藥及大棗，喝湯。
湯粥類	大棗洋參膏	益氣養血，健脾養心。	大棗、桂圓肉各200克，核桃仁100克，西洋參薄片10克，蜂蜜50克。將大棗、桂圓肉、核桃仁、西洋參片洗淨，加水適量，用小火熬煮至爛熟後，將材料搗爛，加入蜂蜜，再用小火煮沸即可。
飲品類	棗參酒	補氣醒腦，安神益智。	大棗100克，石菖蒲50克，人參10克，低度白酒500克。將石菖蒲及人參洗淨切片，大棗破開去核，放入白酒中，浸泡2週後飲用，每日早晚飲用20～30克。
飲品類	參棗茶	益氣健脾，養心安神。	黨參10克，大棗20枚，將兩藥煎煮2次，每次約40分鐘，合併藥液後代茶飲。

銀耳

銀耳，又稱雪耳、白木耳，為藥食兩用之佳品，既是上等的營養滋補佳品，又是扶正固本的良藥，所以被譽為「食用菌之王」。《隨息居飲食譜》中稱：「木耳，甘平，補氣，耐饑，色白者勝。」

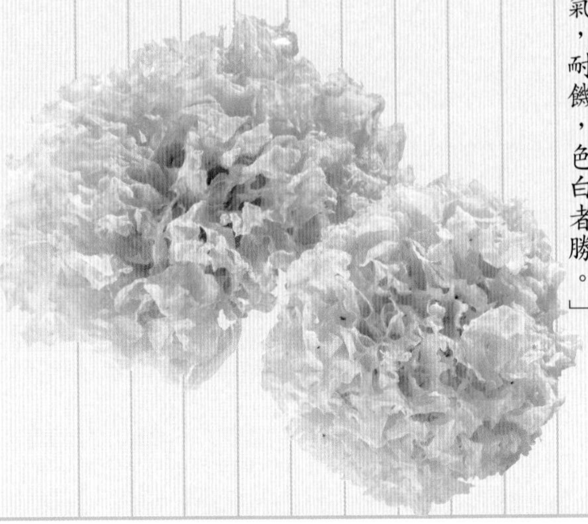

性味：性平，味甘、淡

歸經：歸肺、胃經

適用體質：陰虛體質

養生劑量：3～5克

適用劑量：5～10克

家庭醫生

- **乾咳痰血**：銀耳10克，百合10克，秋梨1顆，冰糖適量。將秋梨洗淨，去核切小塊，加入水發銀耳、百合、冰糖，放入碗中蒸約1小時後服用。

- **婦女更年期綜合症**：銀耳10克，百合10克，懷牛膝10克，紅糖少許。牛膝煎煮約1小時後濾取藥液，將水發銀耳及百合放入藥液中煎煮約1小時，加紅糖調勻後食銀耳及百合，喝湯。

天然養生

滋陰潤肺

銀耳10克，百合5克，北沙參5克，將諸藥水煎2次，合併藥液，服前加冰糖少許，早中晚服用。

益氣安神

銀耳10克，桂圓肉10克，大棗5枚，冰糖少許。用溫水將銀耳發開，切碎；桂圓肉及大棗洗淨切碎，加冰糖少許，與碎銀耳同放碗中蒸約1小時後食用。

潤肺止咳

銀耳10克，甜杏仁10克，貝母5克，將諸藥水煎2次，合併藥液，服前加冰糖少許，早中晚服用。

餐桌宜忌

有風寒咳嗽或濕熱生痰者忌用。

選購祕笈

優質銀耳的耳花大而鬆散，耳肉肥厚，色澤呈白色略帶微黃，蒂無黑斑或雜質，朵形較圓整，大而美觀，清香無異味。

藥膳養生館

		功效	製作
菜點類	銀耳陳皮燉乳鴿	滋陰補肺。	乳鴿2隻（每隻約重400克），水發銀耳100克，水發陳皮10克，鹽10克，雞精2克，高湯750克。乳鴿宰殺洗淨，剁成塊，放入沸水鍋中略汆，撈出用水沖涼，裝入湯碗中。水發銀耳洗淨切塊，放入沸水鍋中汆一下，也放入湯碗中，再放入水發陳皮。鍋置中火上，下高湯燒沸，加入鹽、味精、雞精攪勻，盛入湯碗中，上籠屜用旺火蒸約30分鐘，至熟即成。
	冰糖銀耳花	健美減肥。	水發銀耳150克，冰糖30克，油菜12棵，胡蘿蔔50克，白糖10克。銀耳撕成小片放在碗內，加白糖醃漬。油菜剝去老皮，削尖菜根，用刀在菜根上切成十字交叉口。胡蘿蔔洗淨，切成細絲。將胡蘿蔔絲、油菜分別入沸水中燙熟，撈出，瀝淨水分，把胡蘿蔔絲夾在菜根的切口處，順擺盤內。銀耳放在沸水中燙熟，撈出，瀝乾水分放在盛油菜的盤中。冰糖拍砸成細屑，灑在銀耳上即成。
	涼拌銀耳	補氣養血，皮膚白嫩。	將乾銀耳用熱水泡一段時間，待銀耳完全泡開後，撈出瀝乾水分。加入鹽、醋、雞精、白糖及香油各少許，拌一下即可。
湯粥類	銀耳粥	滋陰潤肺，養胃強身。	銀耳10克，白米50克，將銀耳水發洗淨，切碎與米同煮為粥食用。
	百合銀耳粥	滋陰潤肺，養胃生津。	鮮百合50克，銀耳10克，白米100克。將百合洗淨切碎，銀耳用溫水發開後洗淨切碎，與白米同煮為粥。
	桂圓銀耳羹	滋陰養血，益氣安神。	銀耳10克，桂圓肉10克，大棗5枚，冰糖少許。用溫水將銀耳發開切碎，桂圓肉及大棗洗淨切碎，加冰糖少許，同放碗中蒸約1小時後食用。
	銀百秋梨羹	滋陰潤燥，止咳化痰，適用於乾咳少痰者。	銀耳10克、百合10克、秋梨1顆，冰糖適量。將秋梨洗淨去核切小塊，加入水發銀耳及百合、冰糖，放入碗中蒸約1小時後，食梨喝湯。
	沙參銀耳湯	滋陰潤肺，止咳化痰。	銀耳10克，百合5克，北沙參5克。將諸藥煎2次，合併藥液，服前加冰糖少許，早中晚服用。

陳皮

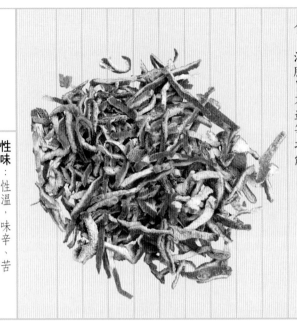

性味：性溫，味辛、苦

歸經：歸脾、肺經

適用體質：氣滯體質

適用劑量：3~9克

陳皮，別名陳橘皮、陳柑皮、廣皮、新會皮。為芸香料常綠小喬木植物橘及其同屬多種植物的成熟果實之果皮。因以貯藏的時間越久越好，故稱「陳皮」。有順氣、消食、治腸胃不適等功能。

家庭醫生

虛寒嘔吐：陳皮1塊，紅棗3枚。紅棗去核與陳皮共煎水飲服。每日1次，

腸胃不適、口臭：陳皮30克，水煎服，每日2次。15天為1療程。

消妊娠水腫：綠豆75克洗淨泡水中約20分鐘。入鍋加水與陳皮絲4條煮滾，加綠豆煮約10分鐘，改慢火煮至綠豆化成沙，加冰糖服用。

天然養生

健胃消食

山楂25克，陳皮15克，炒麥芽25克，水煎飲用。

健脾順氣

用陳皮9克、魚骨12克與白米同煮粥，熟後去陳皮和魚骨，加50克瘦肉片再煮，加鹽少許調味食用。每日2次，早、晚餐食用。

補肝益腎，明目

將枸杞10克、陳皮3克放兩層紗布袋內，與桂圓肉10枚 起放鍋內加水，小火煮沸約30分鐘盛出，溫後加蜂蜜食用。每天下午1次。

清熱毒，通便

陳皮汁30克、鮮蘆苓汁30克、大黃汁15克、大豆汁30克。共倒入淨杯攪勻後飲用。

餐桌宜忌

氣虛、陰虛、燥咳者不宜。

吐血症慎服。

不宜多服、久服。

選購祕笈

以廣東所產為佳。以皮薄而大、色紅、香氣濃郁者為佳。

藥膳養生館

類別	名稱	功效	製作
菜點類	陳皮河蝦	鮮香，營養。	剪去250克河蝦的鬚，洗淨瀝乾；九製陳皮① 15克切末。油鍋燒熱，入蝦，旺火熱油爆熟撈出。鍋留底油，放入蔥段、薑片煸香，加入料酒、高湯、鹽、白糖、陳皮和蝦，用中火慢慢地收汁，最後滴上香油，出鍋裝盤。
菜點類	陳皮芋頭鴨	滋陰潤燥，養胃理氣，提升免疫力。	洗淨鴨腿350克去骨切塊；芋頭150克削皮切丁；蔥與陳皮切絲。鍋中放油燒熱，放蔥絲、薑塊煸香，放鴨肉塊炒熟，加醬油、茴香、水燒滾，放黃酒、鹽、白糖、陳皮絲，蓋上鍋蓋，小火燜燒。鴨肉將酥時加芋頭丁，燜爛收汁，去薑塊、茴香即可。
菜點類	陳皮牛肉	止咳化痰，生津開胃，可治維生素C缺乏症。	黃牛肉、陳皮、乾辣椒切丁。鍋燒熱放油燒至八成熱，入牛肉丁炸至略脆撈出。鍋留底油燒熱，入乾辣椒丁、陳皮丁煸香，速放花椒、蒜片、薑片翻炒，加醬油、糖、醋、鹽、酒釀滷，下牛肉丁，加高湯，小火煨約30分鐘，熟後收汁，淋香油即可。
湯粥類	陳皮砂仁酸棗粥	具鎮靜作用，可治帕金森氏綜合症。	砂仁10克先煮成湯，再放入適量白米、酸棗仁15克煮成粥後，再放入陳皮5克，混合食用。每日2次，早、晚服食。
湯粥類	陳皮海帶粥	軟糯可口。有補氣養血、清熱利水、安神健身的作用。	海帶100克溫水浸軟洗淨，切末；陳皮2克洗淨；白米100克淘淨，放鍋內，加水適量，置火上，煮沸後加陳皮、海帶末，不時攪動，小火煮粥，加白糖調勻即可。
飲品類	陳皮公英飲	可治療膽囊炎。	取陳皮30克，蒲公英15克。每日2次用水煎服。一般飲3～5劑即可見效。
飲品類	陳皮茴香飲	可治療萎縮性胃炎。	取陳皮30克，炒小茴香12克，乾薑3克。每天1次，水煎飲用。3個月為1療程。

①九製陳皮：「九製」是為了形容陳皮加工的工序之多，其實際工藝流程為：製坯—加料浸漬—乾燥—加料乾燥—連續加料乾燥—加甘草粉—成品。

附錄

中藥的藥性（四氣①）

中藥的性質可分為寒、涼、平、溫、熱五種性質。

中藥藥性的作用有：

寒涼性質的中藥，具有清熱、瀉火、解毒、涼血、養陰或補陰等作用，主要用於熱證或機能亢進之疾病。

溫熱性質的中藥，具有散寒、溫裡、化濕、行氣、補陽等作用，主要用於寒證或機能減退之症候。

平性中藥，藥性平和，多為滋補藥，用於體質衰弱或寒涼、溫熱性質中藥所不適應者。

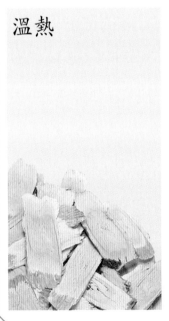

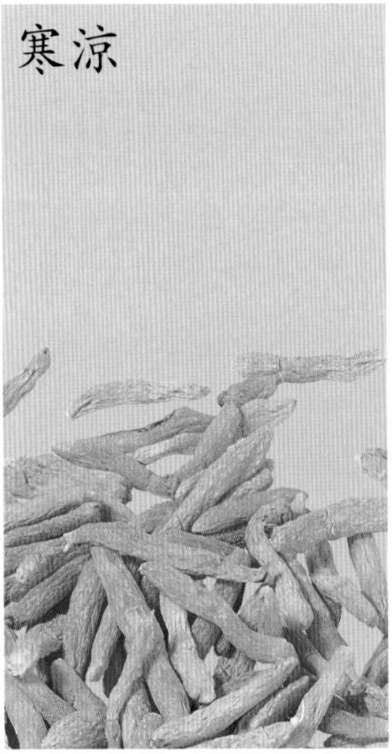

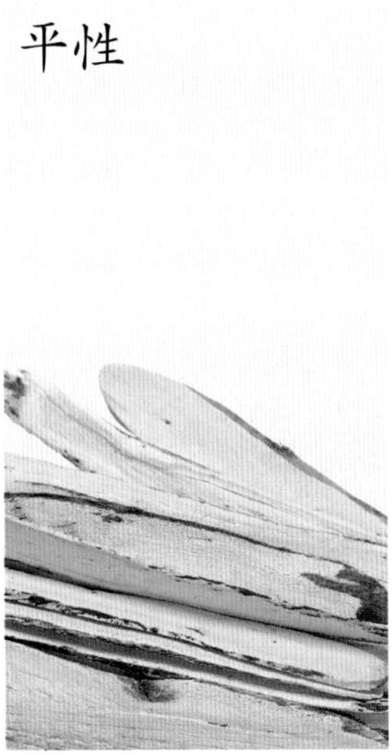

①四氣：中藥具有的寒、涼、溫、熱四種不同的特性被稱為「四氣」，也稱為「四性」。這四氣之外，有些中藥性質平和，既不過熱，也不過寒，這類中藥也稱「平性」藥。但每一種平性藥，其實還是有偏溫或偏涼的特性，所以中醫對藥物的性質描述還是習慣稱為四氣，而不是五氣。

中藥的五味

中藥的五味，是指其具有辛、酸、甘、苦、鹹五種滋味。中藥的五味有兩種意義，一是指藥物本身的滋味，二是指藥物的作用範圍。

辛味藥

「能散能行」，是指具有辛味的中藥具有發散、行氣、行血的作用，用於治療外感表證、氣血瘀滯等疾病。所謂「辛散」，是指辛味中藥（如麻黃）具有發散表邪的作用，可用於治療外感性疾病；「辛行」，是指辛味中藥（如木香、川芎等）具有行氣、行血的作用，用於治療氣滯血瘀型疾病。

酸味藥

「能收，能澀」，是指其有收斂、固澀的作用，用於治療虛汗、久瀉、尿頻及出血等。另外，酸味藥尚有生津、開胃、消食的作用，用於食積、燥渴、胃陰不足等疾病。

甘味藥

「能補、能和、能緩」，是指其具有補益、和中、緩急等作用，用於治療虛證、脾胃不和、拘急疼痛等症。所謂「能補」，是指甘味中藥多具有補益作用，主要用於體質虛弱的疾病；「能和」，是指具有調和脾胃及調和藥性等作用；所謂「能緩」，是指具有緩和脘腹及四肢拘急疼痛、緩和藥性的作用。

苦味藥

「能瀉、能燥、能堅」，是指其具有瀉下、燥濕和堅陰等作用。所謂「能瀉」，是指苦味中藥具有通瀉、降泄、傾洩的作用，主要用於熱結便祕、氣逆咳喘、熱盛心煩等疾病；所謂「能燥」，是指苦味中藥具有燥濕的作用，主要用於寒濕或濕熱性疾病；所謂「能堅」，是指苦味藥能瀉火堅陰，即透過瀉火而達到存陰的目的。另外，輕度的苦味還具有開胃作用。

鹹味藥

「能下、能軟」，是指其具有潤下和軟堅散結的作用。所謂「能下」，是指鹹味藥有潤下通便的作用，可以用於大便乾結；所謂「能軟」，是指鹹味藥有軟堅散結的作用，用於治療痰核等疾病。

中藥配伍的禁忌

中藥的配伍，是指將兩種或兩種以上的藥物進行配合使用。透過配伍的方法，使中藥之間相互作用，或提高藥效，或減少、消除副作用，以保證用藥的安全和提高療效。有些中藥的配伍具有相互抵銷甚至對抗的作用，會使中藥的副作用增強，要絕對禁止使用這些相反配伍。中藥的相反配伍，主要包括中藥學中特別提出的「十八反」和「十九畏」。

中藥的「十八反」歌訣

本草明言十八反：「半蔞貝蘞芨攻烏，藻戟遂芫俱戰草，諸參辛芍反藜蘆。」

「十八反」歌訣的意思是：烏頭反半夏、瓜蔞、貝母、白蘞、白芨；甘草反海藻、大戟、甘遂、芫花；藜蘆反人參、丹參、沙參、苦參、玄參、細辛、芍藥。其中玄參為《本草綱目》增入，所以實有十九種中藥，但仍沿襲「十八反」的說法。本草著作中已明確提出以上中藥配伍應用時會產生副作用，對人體造成損害，所以不能相互配伍應用。

中藥的「十九畏」歌訣

「硫黃原是火中精，樸硝一見便相爭；水銀莫與砒霜見，狼毒最怕密陀僧；巴豆性烈最為上，偏與牽牛不順情；丁香莫與鬱金見，牙硝難合荊三稜；川烏草烏不順犀，人參最怕五靈脂；官桂善能調冷氣，若逢石脂便相欺；大凡修合看順逆，炮濫炙熔莫相依。」

「十九畏」歌訣的意思是：在諸多中藥之中，硫黃與樸硝，水銀與砒霜，狼毒與密陀僧，巴豆與牽牛，丁香與鬱金，牙硝與荊三稜，川烏、草烏與犀角，人參與五靈脂，官桂與石脂均不能相互配伍應用，在炮製和使用過程中都要特別注意。

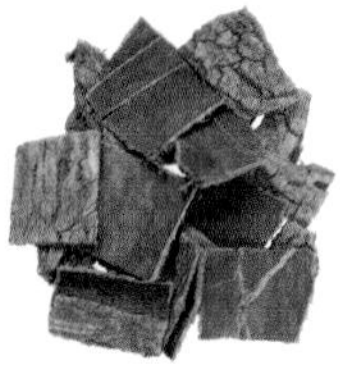
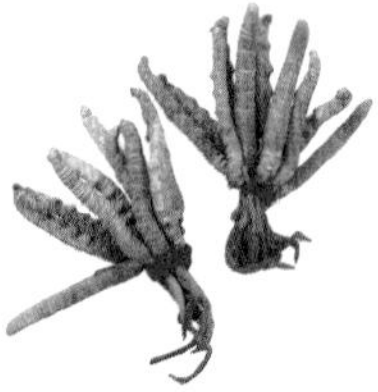
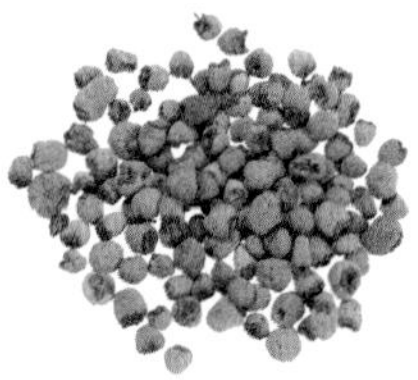
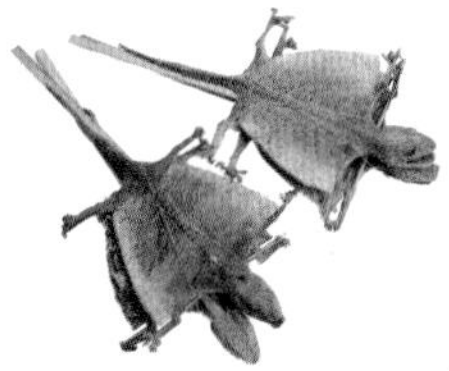

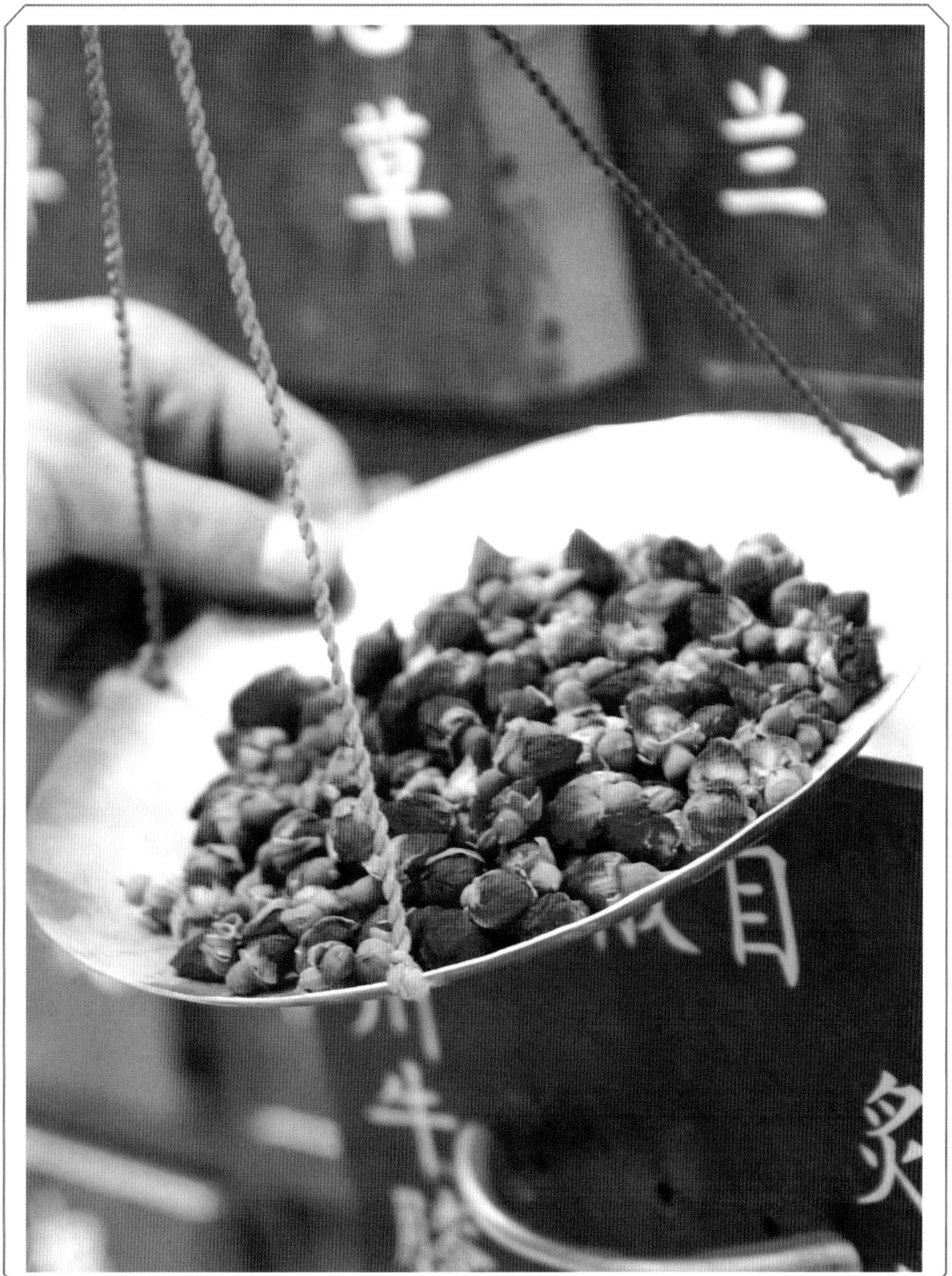

中藥的煎煮和服用方法

中藥的煎煮之法

煎煮器具

中藥煎煮最好用特製的砂鍋，也可用搪瓷鍋或鋁鍋，近年來認為陶瓷器具較好，但絕對不能用銅、鐵、錫等器具，以免影響中藥療效。

煎前浸潤

中藥在煎煮前先用常溫水或溫水浸泡30～60分鐘，夏季浸泡時間可短些，冬季可以長些。特別需要注意的是，浸泡中藥絕對不能用沸水。

煎煮用水

新鮮清潔的自來水、井水、泉水均可。

煎藥的用水量

一般以水的液面浸沒過中藥飲片2公分為宜。

煎煮火候與時間

火候指火力大小與火勢急慢（大火、急火稱武火；小火、慢火稱文火）。一般未沸前用大火，沸後用小火。煎煮時間一般為水沸後20～30分鐘。用於治療感冒的解表中藥或清熱藥宜用大火，時間宜短，煮沸時間為10～20分鐘即可。用於治療身體虛弱的滋補中藥宜用小火，時間宜長一些，需要30～50分鐘。

煎煮次數與方法

中藥湯劑一般要煎煮2～3次，治療一般性疾病的中藥煎煮以2次為宜，頭煎20～30分鐘，二煎10～20分鐘。用於治療體虛的滋補中藥以3次為宜，頭煎為40～50分鐘，二煎為20～30分鐘，三煎為10～20分鐘。

煎煮絞取藥汁

最後一次煎煮時，藥液濾出後，要將藥渣用雙層紗布包好，絞取藥渣內的剩餘藥液。有研究表明，絞取藥渣內的藥液可增加藥液有效成分15%～25%。

特殊中藥的煎煮方法

先煎

有些礦物類（如石膏）及貝殼類藥物（如牡蠣、石決明等），應將藥物打碎後，先放入水中煎20～30分鐘，再放入其他藥物同煎，叫先煎。

後下

一些氣味芳香的藥物（如薄荷，香薷等）宜在其他藥煎煮後，停火前的5～10分鐘時再放入藥鍋中同煎，叫後下。

包煎

粉末狀的藥物（如滑石）、有黏性物質的藥物（如車前子）及有絨毛的藥物（如旋覆花），宜先將藥物用紗布包好，再放入藥鍋內與其他藥物同煎，叫包煎。

另煎

有些比較貴重的藥物（如人參、三七、羚羊角等），則宜單獨煎煮服用，以免在與其他藥物的煎煮過程中損失其有效成分。

溶化

又稱烊化，是指有些膠質性中藥（如阿膠、鹿角膠、龜膠等）或具黏性易溶的藥物（如飴糖），不需要經過煎煮，直接用煎好的藥液溶化後即可服用。

泡服

一些用量少，且藥物中的有效成分易溶出的中藥（如番瀉葉、膨大海等）不需煎煮，直接用開水浸泡後即可服用。

沖服

某些細粉性中藥（如三七粉）或液體性中藥（如竹瀝水）可直接用溫水沖服，以避免藥效損失。

煎湯代水

某些中藥（如灶心土、玉米鬚等），可先煎煮後留水去渣，再用其水煎煮其他中藥。

中藥的服用之道

將煎煮2次或3次的中藥液體合併，攪拌均勻後分為2～3份，分別於早晚或早中晚服用。中老年人用於滋補身體的補益中藥最好是在飯前服用，特別是早晨空腹時服，有利於滋補成分的吸收。

中藥圖鑑

補氣中藥

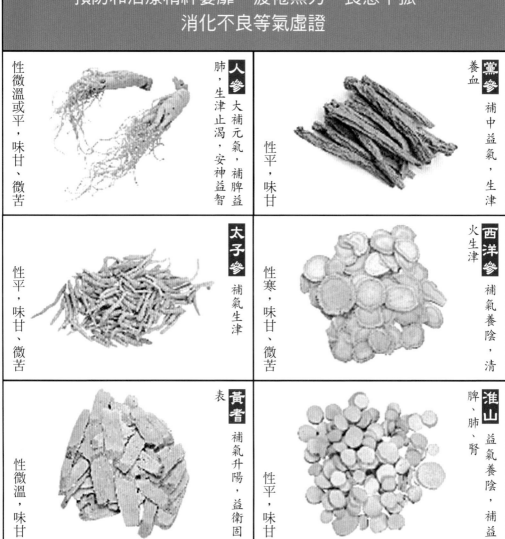

預防和治療精神萎靡，疲倦無力，食慾不振，
消化不良等氣虛證

人參

大補元氣，補脾益肺，生津止渴，安神益智

性微溫或平，味甘、微苦

黨參

補中益氣，生津養血

性平，味甘

太子參

補氣生津

性平，味甘、微苦

西洋參

補氣養陰，清火生津

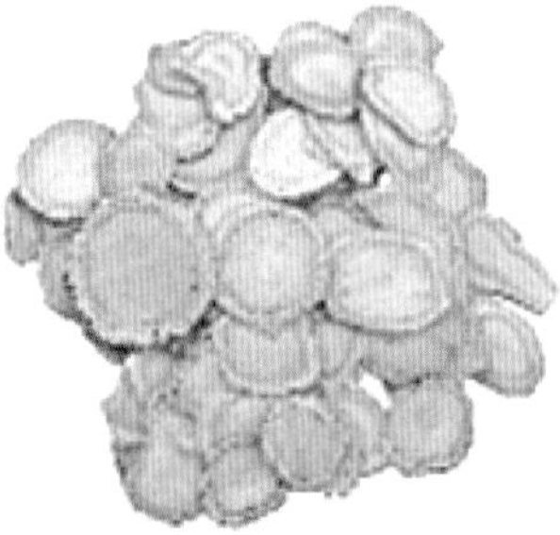

性寒，味甘、微苦

黃耆

補氣升陽，益衛固表

性微溫，味甘

淮山

益氣養陰，補益脾、肺、腎

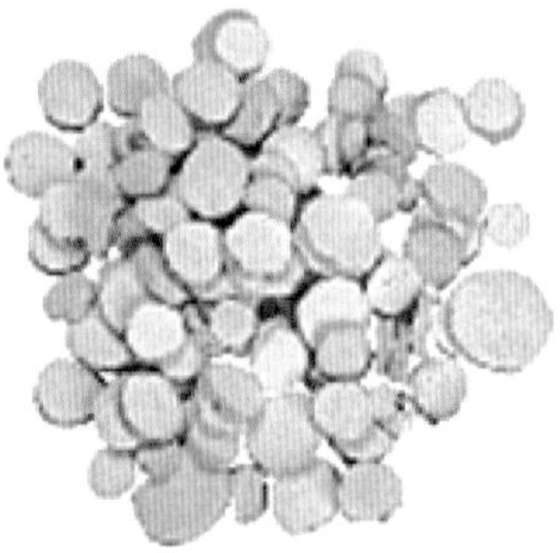

性平，味甘

補血中藥

預防和治療面色蒼白或萎黃，心悸失眠，手足發麻等血虛證

當歸 養血，暖宮，治腹痛，豐胸，祛斑

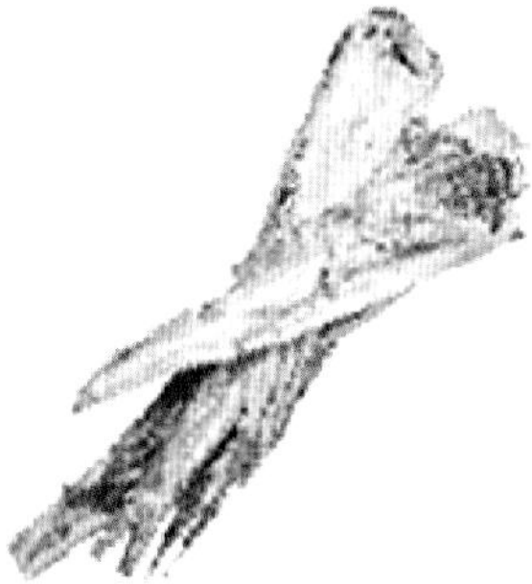

性溫、味甘、辛

白芍 養血斂陰，平抑肝陽，柔肝止痛

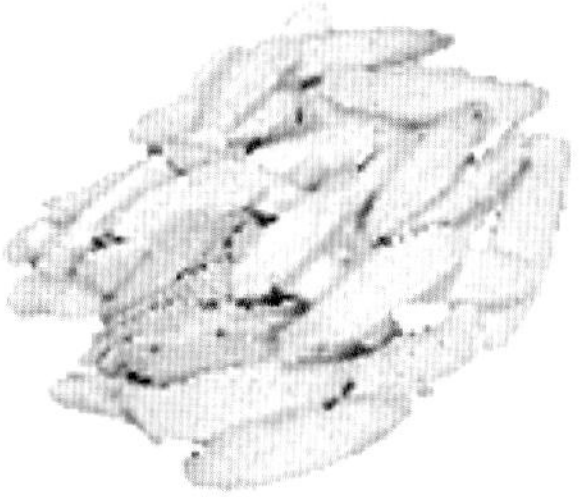

性微寒，味苦、酸

何首烏 養血，益肝，補腎，治血虛髮白

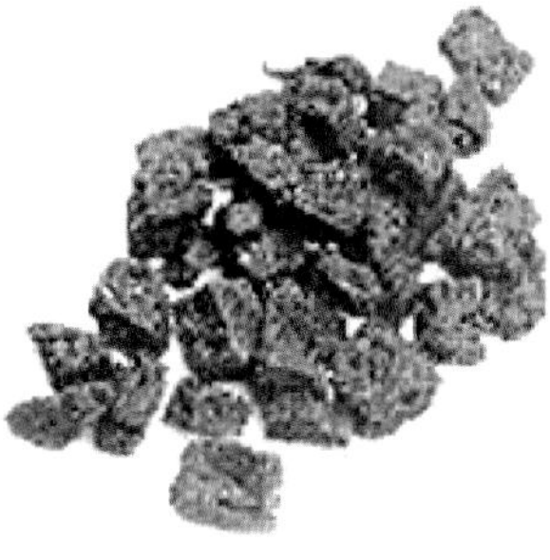

性溫，味苦、甘、澀

地黃 養血滋陰，補精益髓

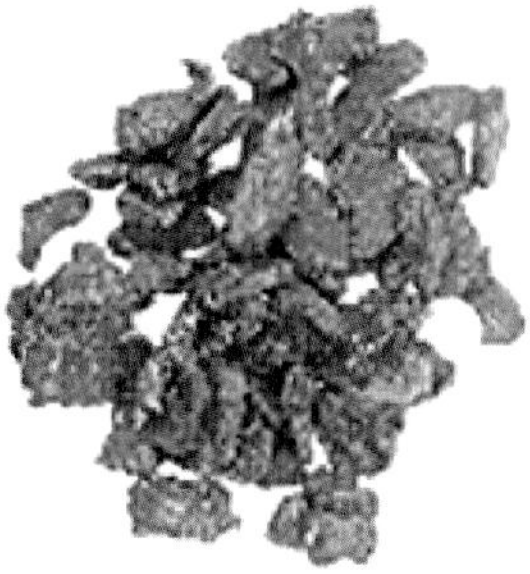

性溫，味甘

桂圓肉 補心脾，益氣血

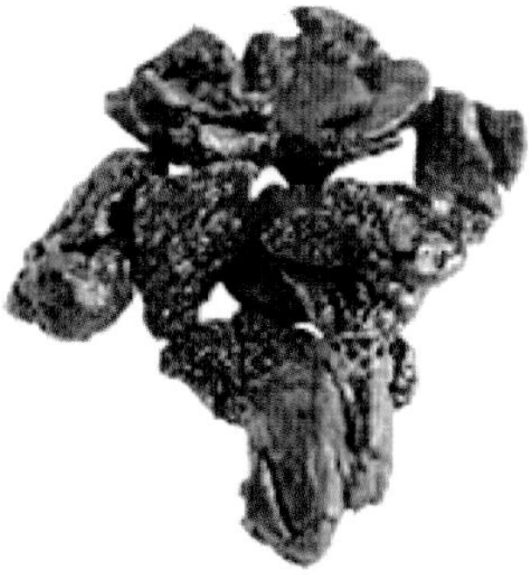

性溫，味甘

阿膠 補血活血，補虛潤肺

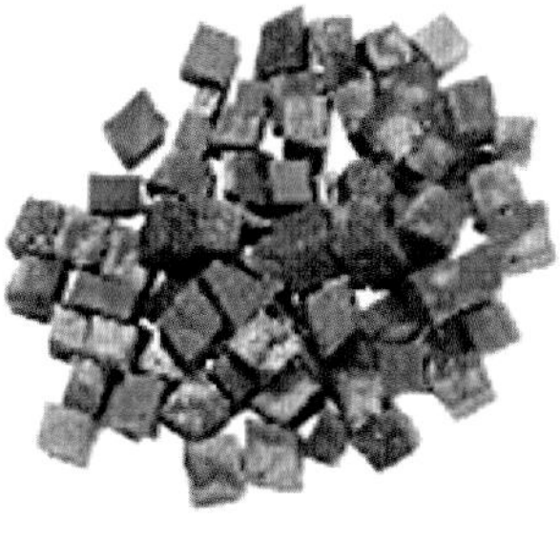

性平，味甘

補陽中藥

預防和治療腰膝痠軟，倦怠無力，畏寒肢冷，
性功能低下等陽虛證

冬蟲夏草

益腎補肺，補虛滋陰

性溫，味甘

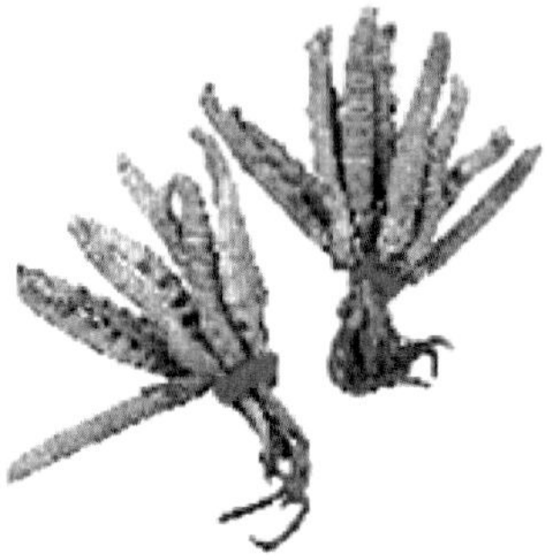

鹿茸

補腎陽，益精血，強筋健骨

性溫，味甘、鹹

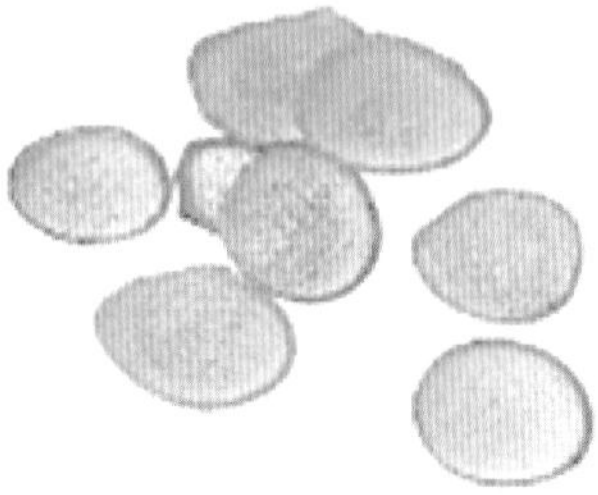

杜仲

補肝腎，強筋骨，安胎

性平，味甘

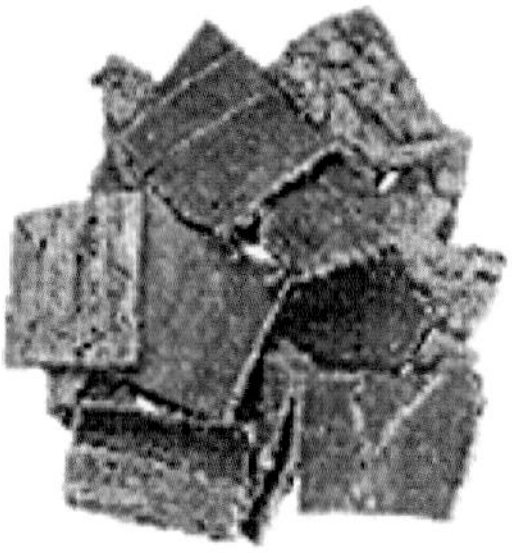

肉蓯蓉

補腎陽，益精血，潤腸通便

性溫，味甘

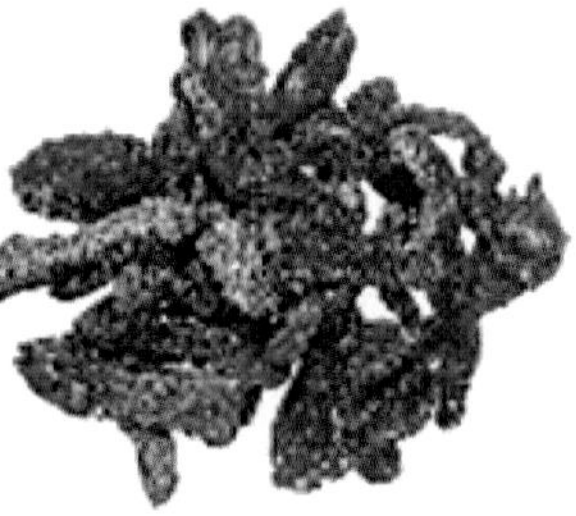

蛤蚧

補肺氣，助腎陽，益精血，定喘嗽

性平，味鹹

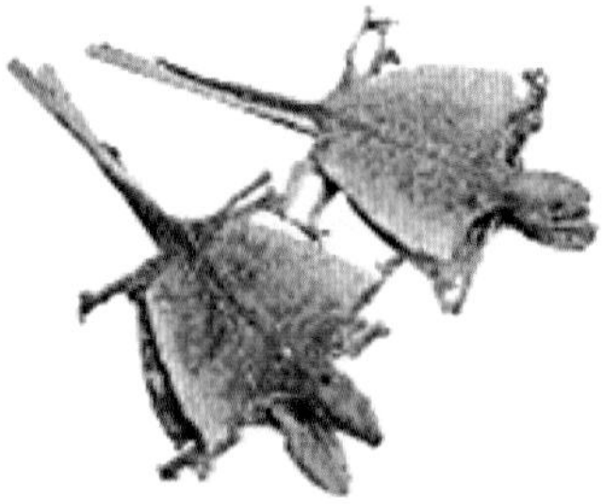

海馬

補腎壯陽，滋補溫內

性溫，味甘

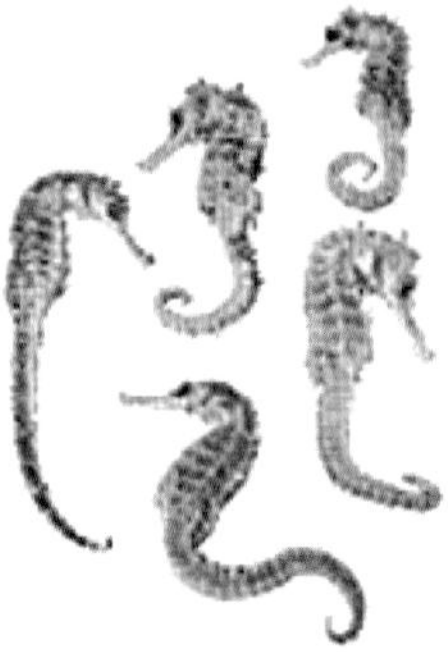

補陰中藥

預防和治療五心煩熱，口燥咽乾，潮熱盜汗等陰虛證

百合

潤肺止咳，清心安神

性平，味甘、微苦

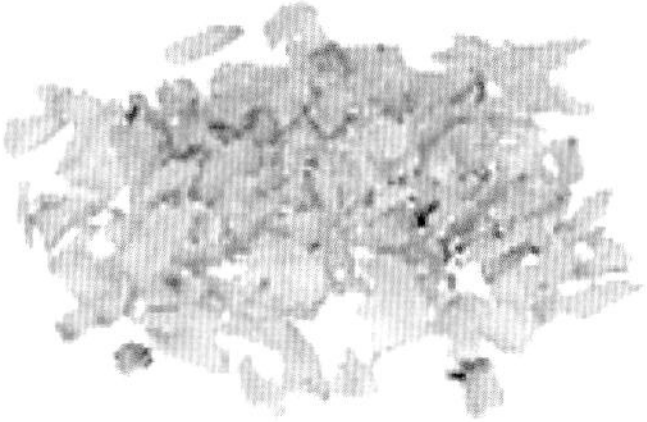

枸杞

滋補肝腎，明目，潤肺

性平，味甘

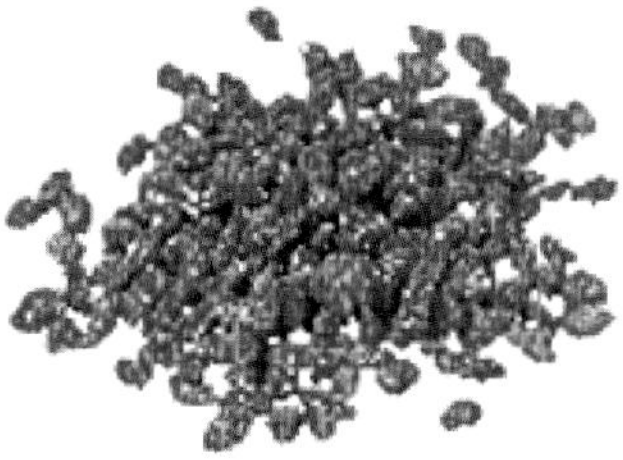

石斛

養胃生津，滋陰清熱，定志除驚。

性涼，微寒，味甘、淡

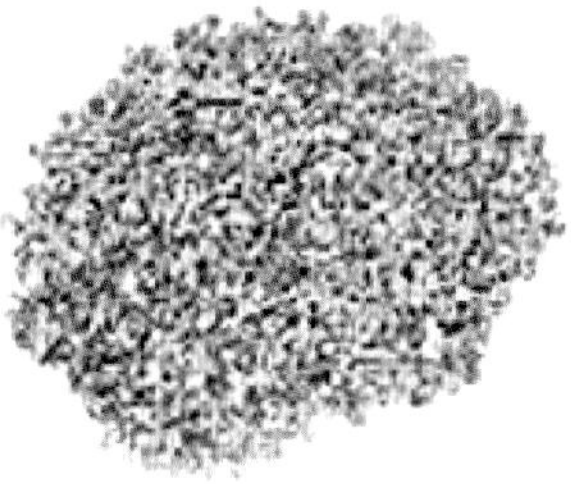

麥冬

潤肺養陰，益胃生津，清心除煩，降血糖

性微寒，味甘、微苦

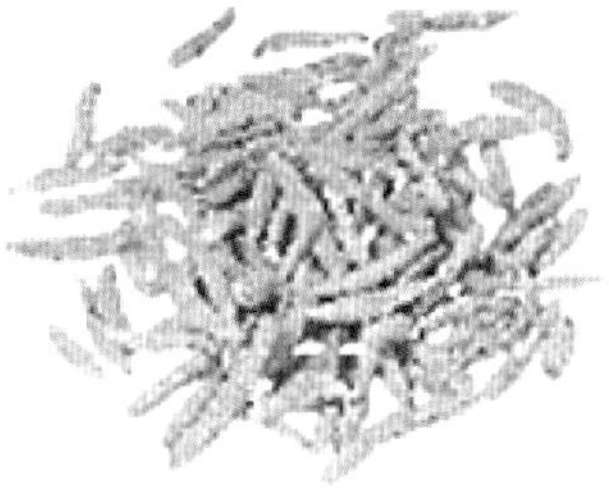

黃精

滋陰潤肺，補脾益氣

性平，味甘

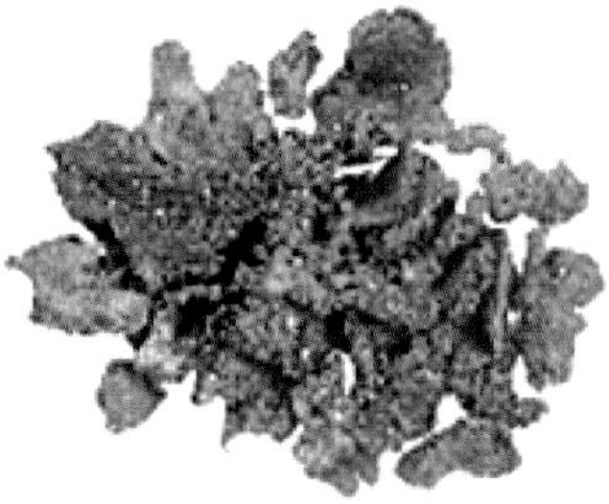

女貞子

補肝滋腎，清熱明目

性平，味甘

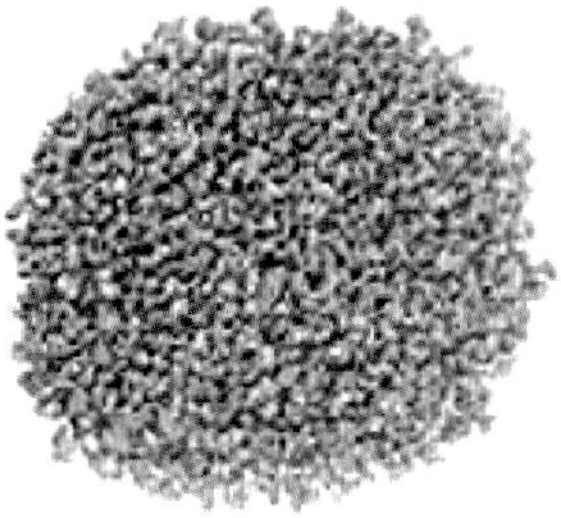

消除濕毒中藥

預防和治療因水濕或痰濕之毒而引起的水腫、肥胖及風濕關節疼痛

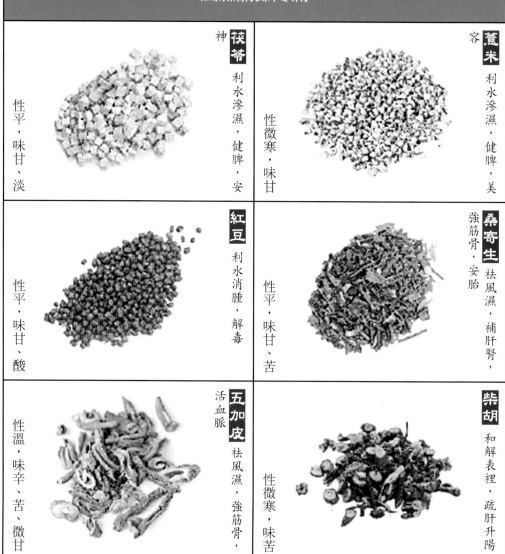

茯苓

利水滲濕，健脾，安神

性平，味甘、淡

薏米

利水滲濕，健脾，美容

性微寒，味甘

紅豆

利水消腫，解毒

性平，味甘、酸

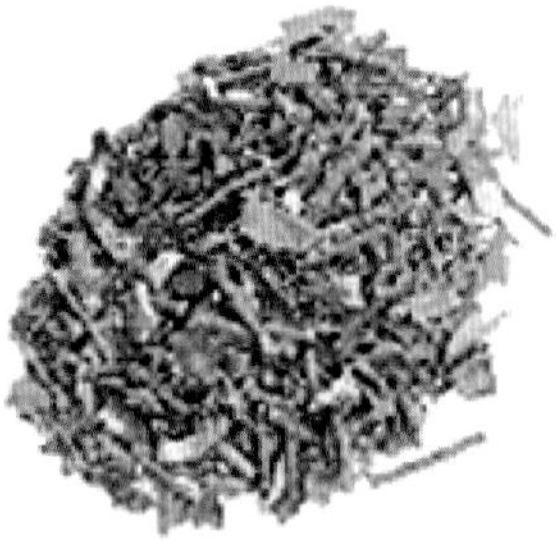

桑寄生

祛風濕，補肝腎，強筋骨，安胎

性平，味甘、苦

五加皮

祛風濕，強筋骨，活血脈

性溫，味辛、苦、微甘

柴胡

和解表裡，疏肝升陽

性微寒，味苦

消除熱毒中藥

預防和治療因火熱之毒而引起的咽喉腫痛，
面部痤瘡及肝陽上亢

金銀花

清熱解毒

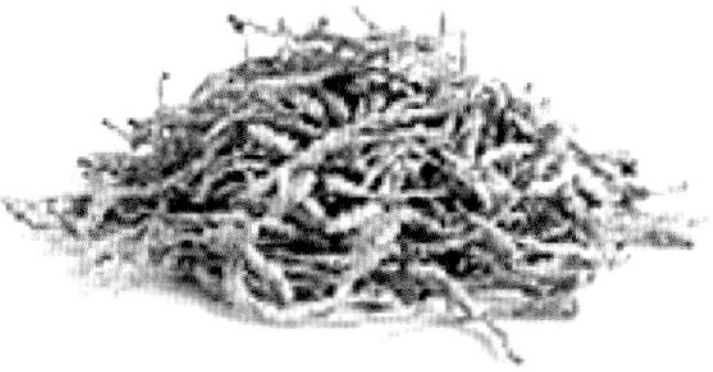

性寒，味甘

綠豆

清熱解毒，消暑

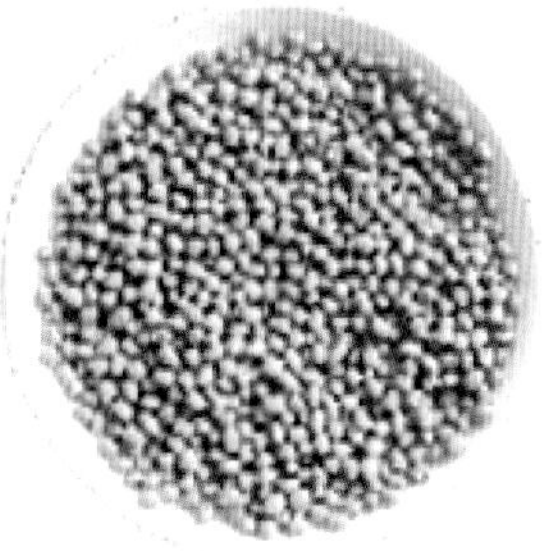

性寒，味甘

決明子

清肝明目，潤腸通便

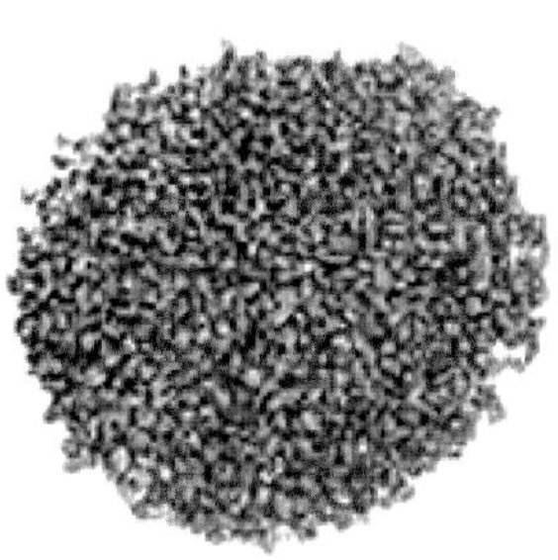

性微寒，味甘、苦、鹹

夏枯草

清肝火，散鬱結，降血壓

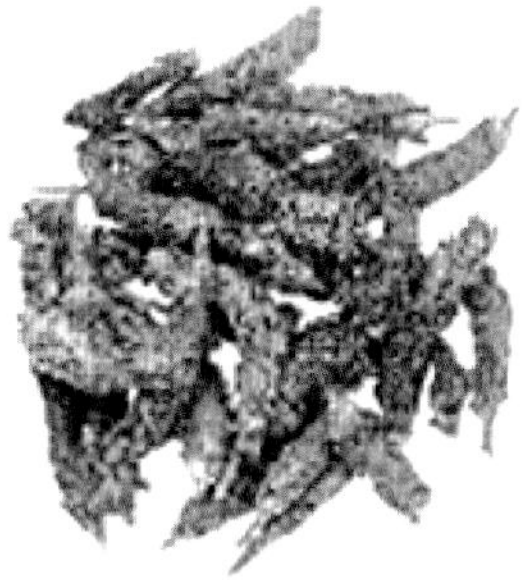

性寒，味辛、苦

槐米

涼血止血，清肝降火

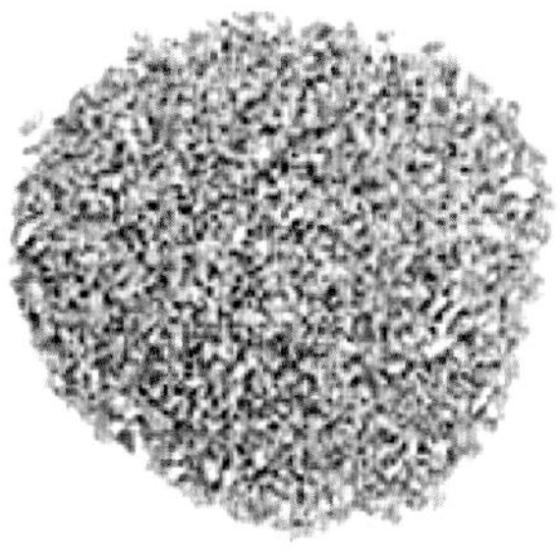

性微寒，味苦

穿心蓮

清熱解毒，涼血，消腫

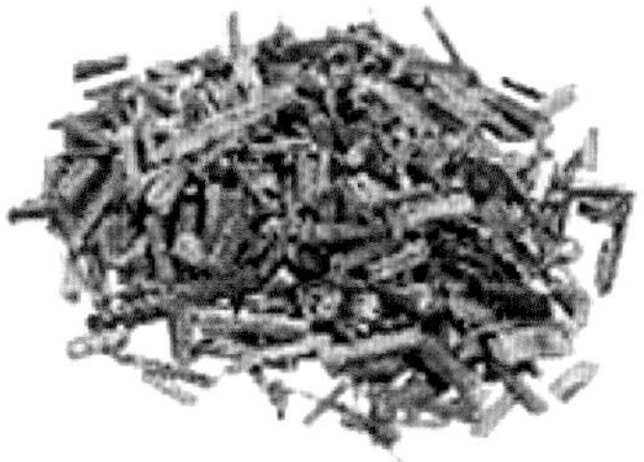

性寒，味苦

清除腸道積滯中藥

預防和治療因宿食積滯之毒而引起的消化不良、腹脹、便祕及口臭

山楂

消食化積，活血散瘀

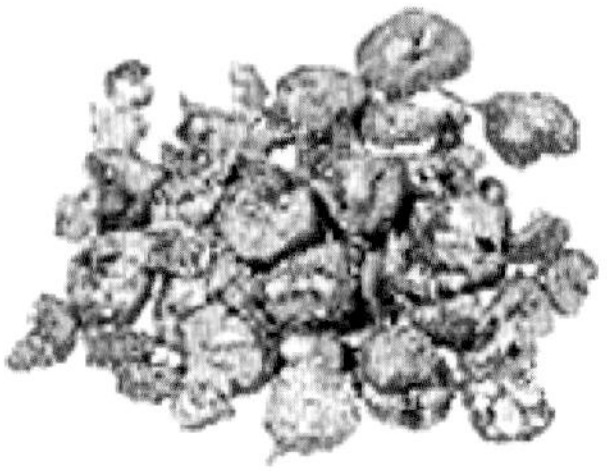

性微溫，味甘、酸

麥芽

消食和中，回乳

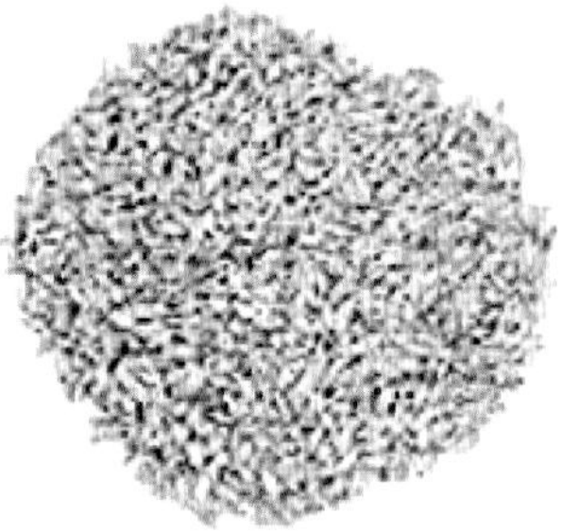

性平，味甘

穀芽

消食和中，健脾開胃

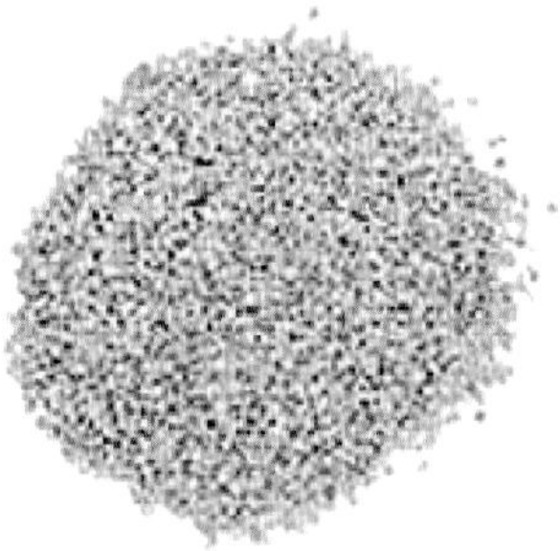

性微溫，味甘

雞內金

運脾消食，防治結石，防脫髮

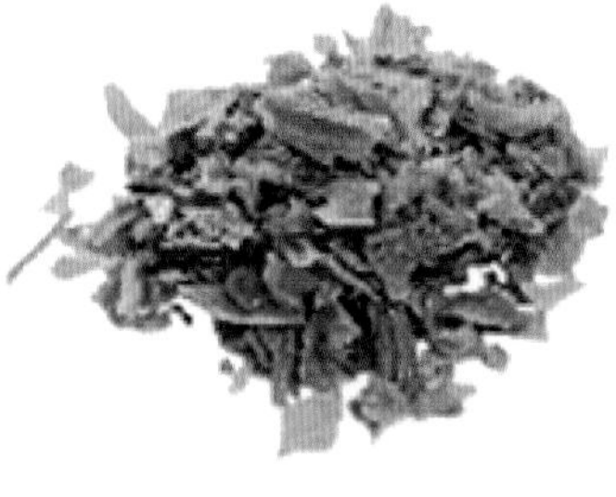

性平，味甘

蘆薈

瀉下，清肝，養顏

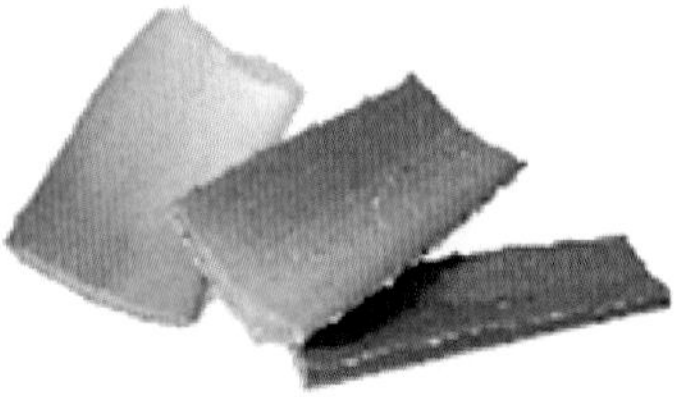

性寒，味苦

檳榔

行氣導滯，利水消腫

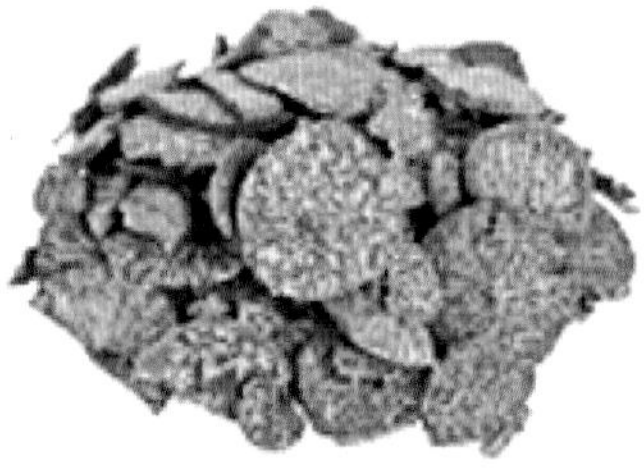

性微溫，味辛

活血化瘀中藥

預防和治療心腦血管疾病及婦科疾病

三七

活血止血，消腫定痛

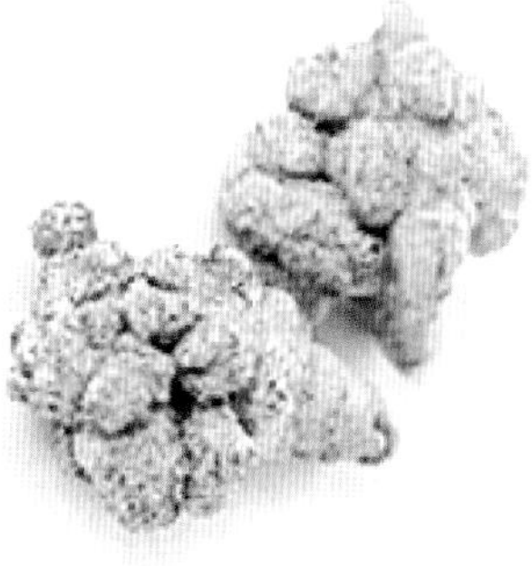

性微溫，味甘、微苦

川芎

活血行氣，祛風止痛

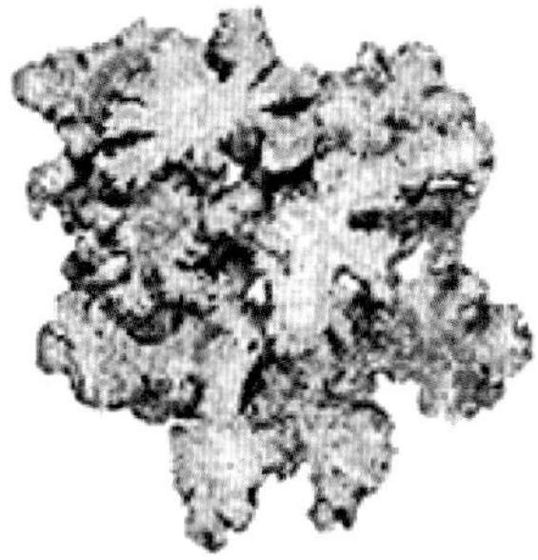

性溫，味辛

丹參

活血化瘀，涼血止痛，益肝腎

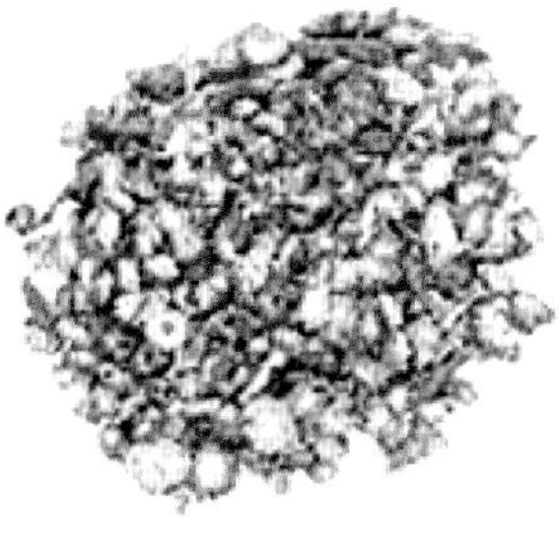

性微溫，味苦

益母草

活血化瘀，抗氧化，防衰老，養顏美容

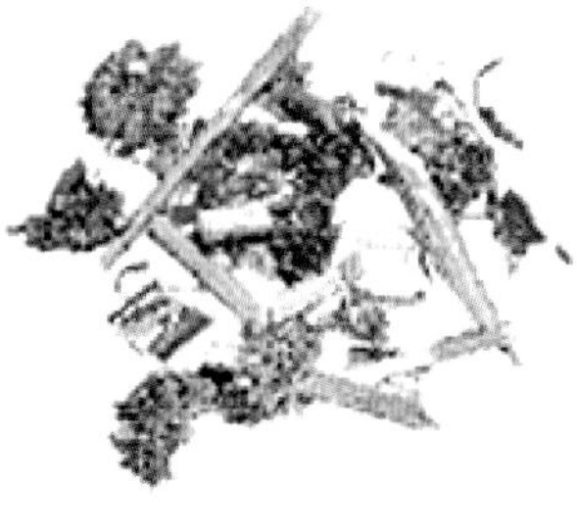

性微寒，味苦、辛

香附

疏肝理氣，調經止痛

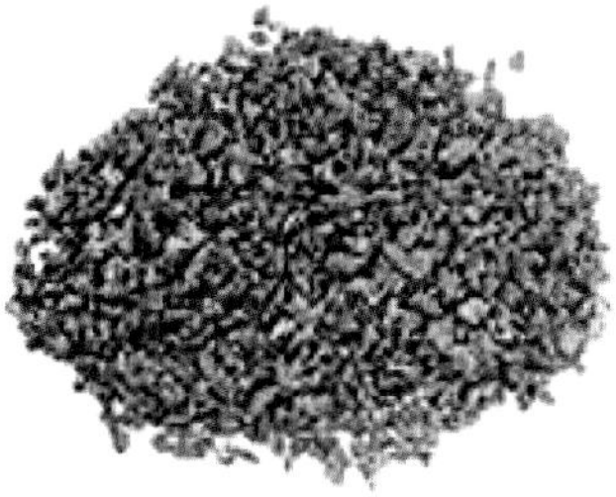

性寒，味苦、辛

紅花

活血通經，散瘀止痛

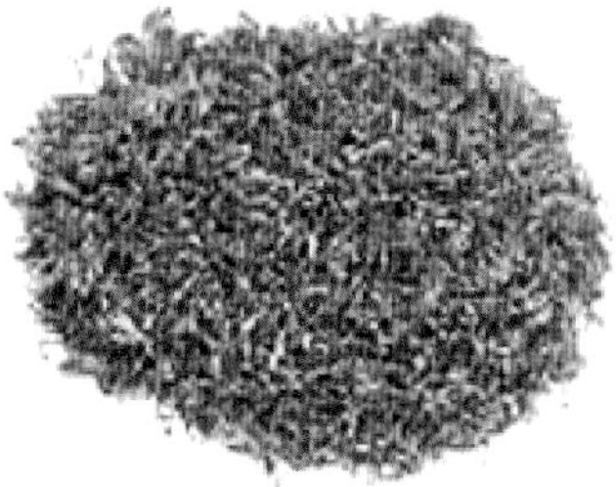

性溫，味辛

安神中藥

預防和治療失眠多夢

靈芝 補氣養血，養心安神，止咳平喘

性平，味甘

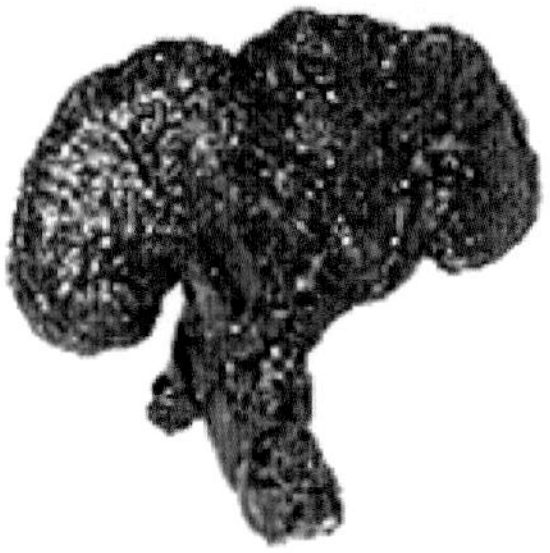

酸棗仁 養心安神，斂汗

性平，味甘酸

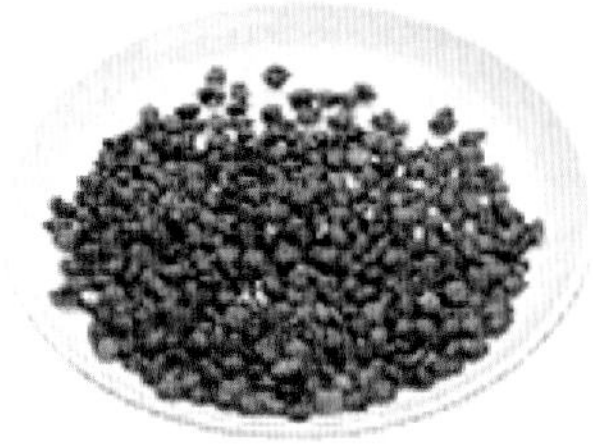

柏子仁 養心安神，潤腸通便

性平，味甘

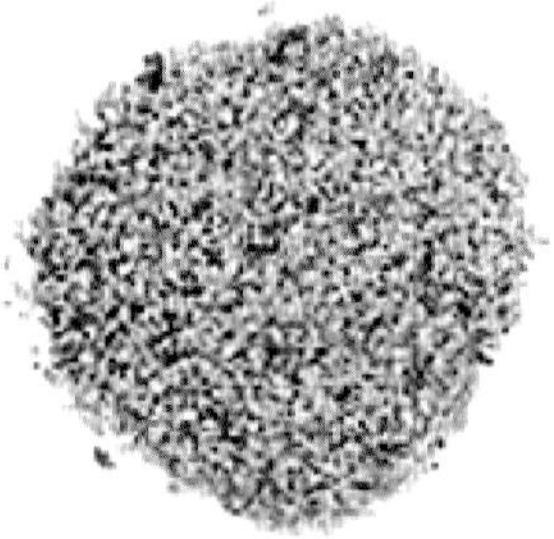

遠志 寧心安神，祛痰開竅

性溫，味辛、苦、微甘

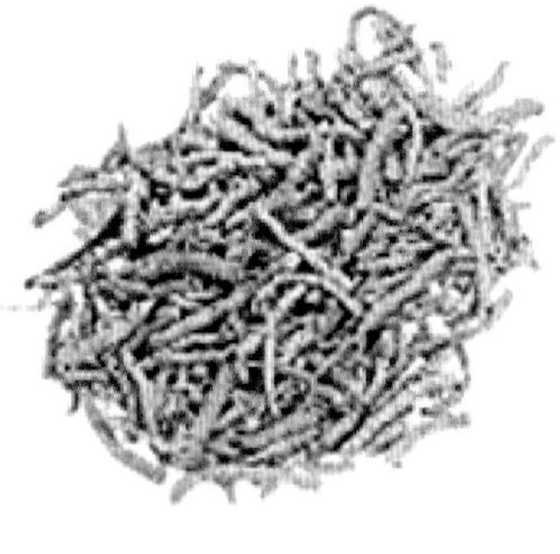

石菖蒲 開竅寧神，化濕和胃

性溫，味辛

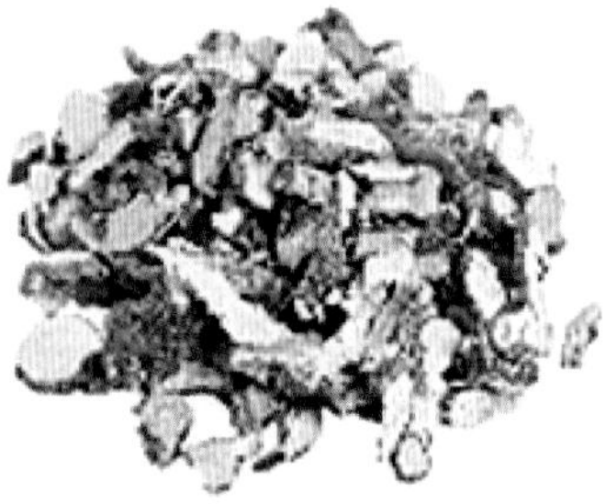

夜交藤 養心安神，祛風通絡

性平，味甘

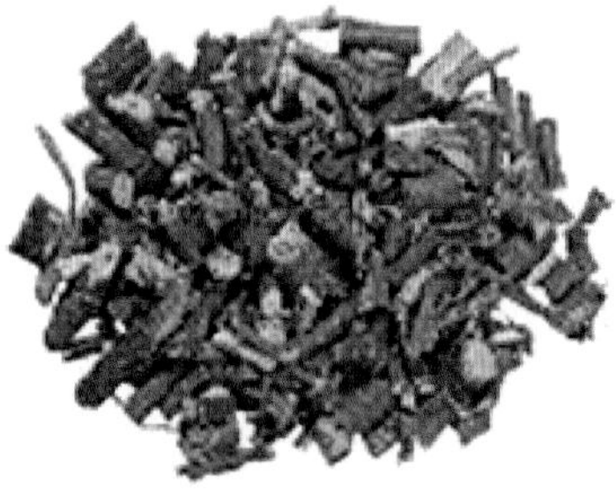

收斂固精中藥

預防和治療自汗盜汗及遺精滑洩、帶下過多

五味子 斂肺滋腎，生津斂汗，澀精止瀉，寧心安神

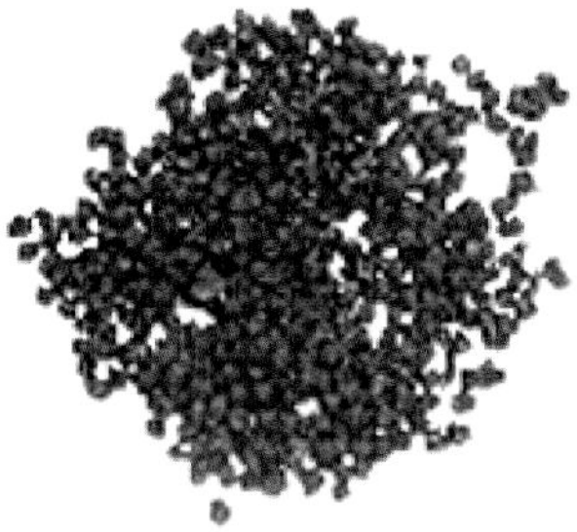

性溫，味甘酸

蓮子 補脾止瀉，益腎固精，養心安神

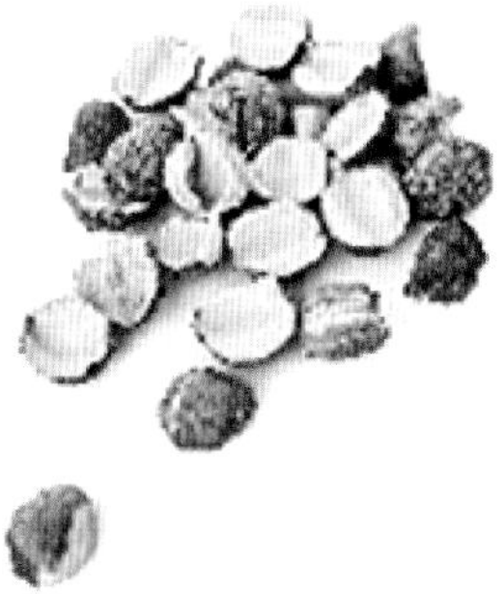

性平，味甘、澀

芡實 補脾去濕，益腎固精

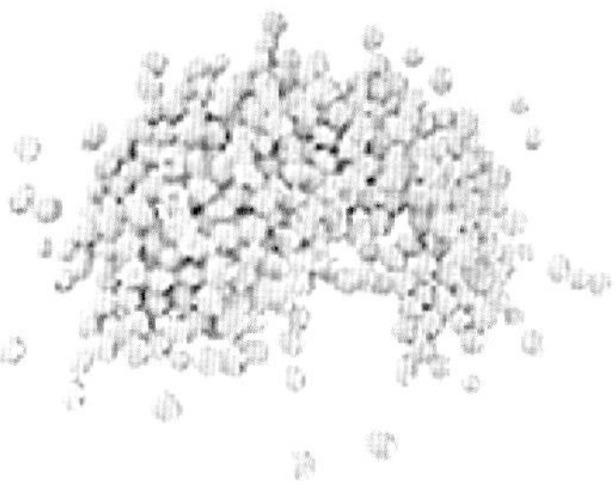

性平，味甘、澀

覆盆子 益腎，固精，縮尿

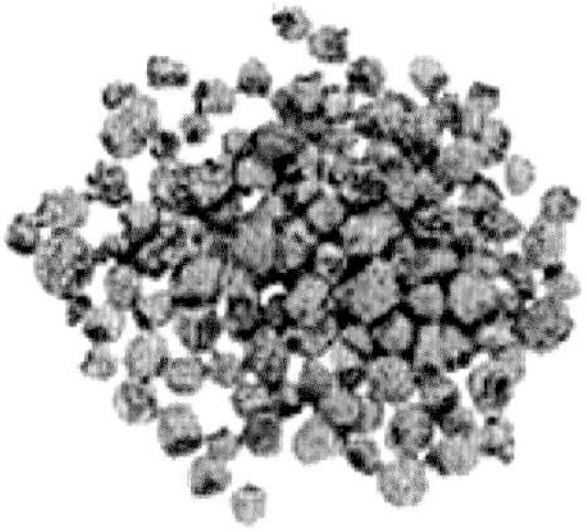

性微溫，味甘酸

金櫻子 固精澀腸，縮尿止瀉

性平，味酸澀

白果 斂肺平喘，收澀止帶

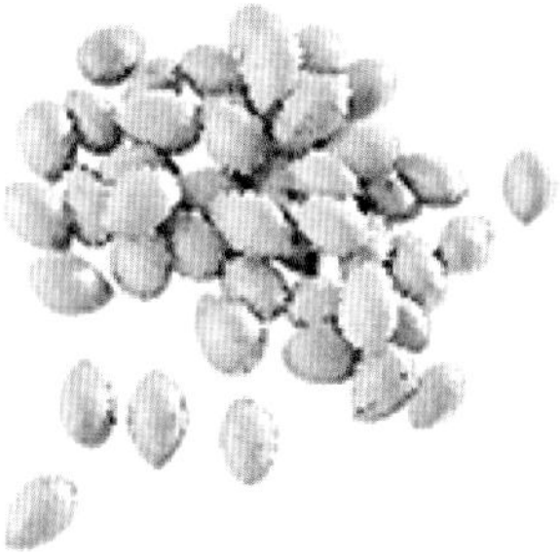

性平，味甘、澀、苦

其他藥食同用的補益中藥

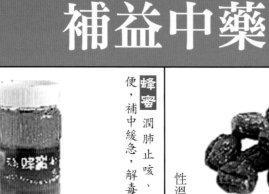

大棗 補中益氣，養血安神，緩和藥性

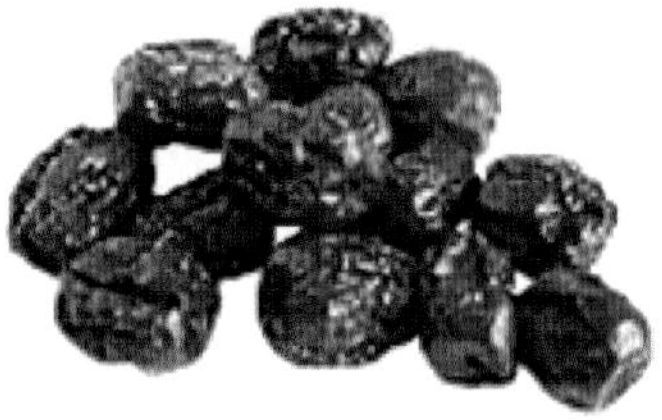

性溫，味甘

蜂蜜 潤肺止咳、潤燥通便，補中緩急，解毒

性平，味甘

陳皮 理氣調中，燥濕化痰

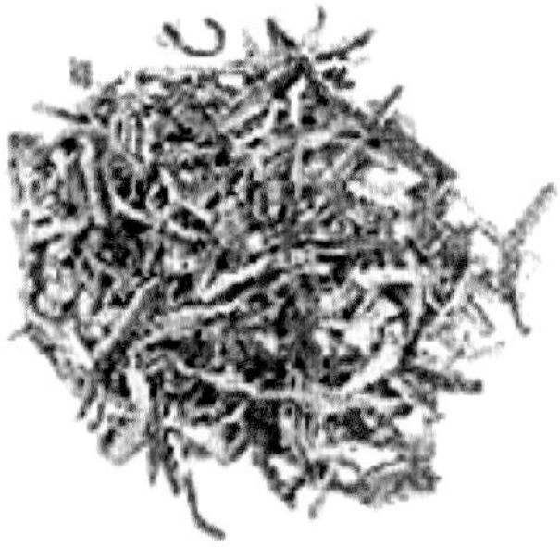

性溫，味辛、苦

銀耳 滋陰潤肺，養胃生津

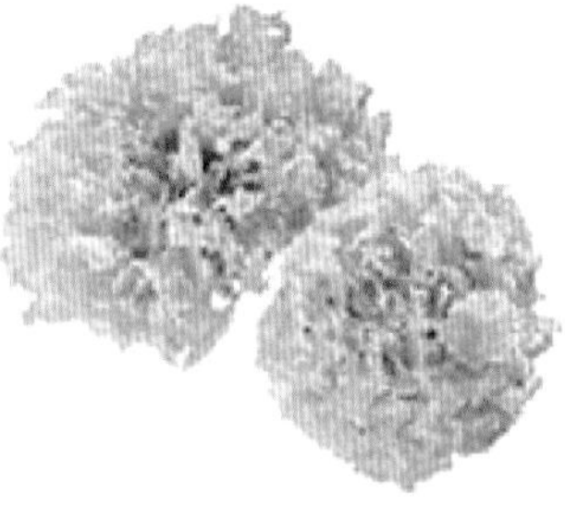

性平，味甘、淡

白扁豆 補脾胃，和中化濕

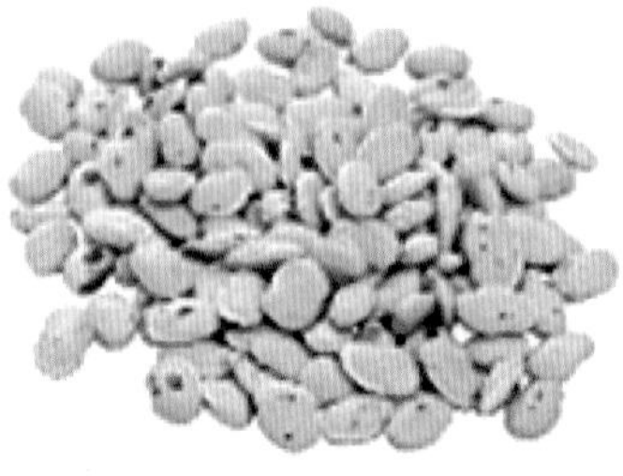

性微溫，味甘

黑芝麻 補肝腎，潤五臟

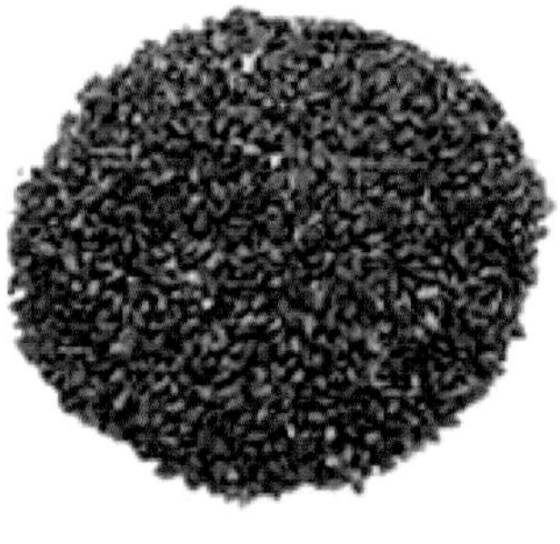

性平，味甘

國家圖書館出版品預行編目資料

一味中藥補養全家 / 張國璽作. -- 初版. -- 新北市：華志文化, 2012.01
面； 公分. --（健康養生小百科；5）

ISBN 978-986-87431-7-5（平裝）

1. 藥膳 2. 食療 3. 食譜

413.98 100024632

華志文化事業有限公司
系列／健康養生小百科005
書名／一味中藥補養全家

作者 張國璽醫師
執行編輯 林雅婷
美術編輯 黃美惠
文字校對 陳麗鳳
企劃執行 康敏才
總編輯 黃志中
社長 楊凱翔

出版者 華志文化事業有限公司
電子信箱 huachihbook@yahoo.com.tw
地址 116台北市興隆路四段九十六巷三弄六號四樓
電話 02-29105554

總經銷商 旭昇圖書有限公司
地址 235新北市中和區中山路二段三五二號二樓
電話 02-22451480
傳真 02-22451479
郵政劃撥 戶名：旭昇圖書有限公司（帳號：12935041）
電子信箱 s1686688@ms31.hinet.net

出版日期 西元二〇一二年一月出版第一刷
售價 二八〇元

華志文化

華志文化

華志文化